普通高等教育"十一五"规划教材

简明食品毒理学

孙　震　主编

化学工业出版社

·北京·

本书共分十二章，系统地介绍了毒理学的发展，基本概念，外源性化学物在体内吸收、分布、转化、排泄的基本知识和外源性化学物在体内过程的研究方法；以及它们产生的各种毒效应和影响这些效应的宿主和环境因素及毒物的联合作用；毒物对机体产生毒性的作用机制；详尽地说明了外源化学物的一般毒性、致癌作用、发育毒性与致畸作用及其评价方法；并详细介绍了安全性评价、危险度评价的概念和过程；书中还结合近年来毒理学的理论与实践的一些进展介绍了毒理学研究的新技术。

此外，书中最后还介绍了食品毒理学的主要实验，附录中列出了常用重要毒理学计算用表。

本书是专为食品质量与安全专业的学生编写的教材，同样也适合于从事食品科学、食品工程、粮油加工、食品检验、卫生检验、外贸商检、畜（水）产加工、兽医卫检和预防医学等相关工作，需要一些毒理学基本知识的读者，亦可作为农业、轻工、生物、医药卫生、环境保护等各学科方向的有关研究人员、专业技术工作者及食品监督检验和管理人员的参考书。

图书在版编目（CIP）数据

简明食品毒理学/孙震主编 . —北京：化学工业出版社，2009.9（2022.6 重印）

普通高等教育"十一五"规划教材

ISBN 978-7-122-06347-2

Ⅰ. 简… Ⅱ. 孙… Ⅲ. 食品-毒理学 Ⅳ. R994.4

中国版本图书馆 CIP 数据核字（2009）第 125789 号

责任编辑：赵玉清　　　　　　　　　　文字编辑：张春娥
责任校对：战河红　　　　　　　　　　装帧设计：关　飞

出版发行：化学工业出版社（北京市东城区青年湖南街 13 号　邮政编码 100011）
印　　装：北京虎彩文化传播有限公司
787mm×1092mm　1/16　印张 15¾　字数 391 千字　2022 年 6 月北京第 1 版第 8 次印刷

购书咨询：010-64518888　　　　　　售后服务：010-64518899
网　　址：http://www.cip.com.cn
凡购买本书，如有缺损质量问题，本社销售中心负责调换。

定　　价：48.00 元

前　言

食品毒理学历来是食品质量与安全专业、食品科学专业及其以食品安全为前提的相关专业的重要学位课程，是一门理论教学和实验技术并重的专业课。近年来，由于各个院校学科的发展和课程的增多，课程的学时缩短是大势所趋，一些高校的食品毒理学课程的学时仅有20课时左右，现有的教材难以适应教学工作的变化，给教学工作带来了较大的困难。

本书在内容的取舍上注意到食品毒理学的基础性、系统性、应用性和先进性，较好地处理了基础与前沿、传统与现状的关系。在系统介绍食品毒理学基本概念、原理和方法的基础上将相关学科的最新技术应用到食品毒理学中，使之成为一本为食品质量与安全专业的学生编写的教材，同样也适合于从事食品科学、食品工程、粮油加工、食品检验、卫生检验、外贸商检、畜（水）产加工、兽医卫检和预防医学等相关工作，需要一些毒理学基本知识的读者，亦可作为农业、轻工、生物、医药卫生、环境保护等各学科方向的有关研究人员、研究生、专业技术工作者及食品监督检验和管理人员的参考书。

本书编写人员均为江南大学食品学院具有博士学位的中青年教师，具有本领域教学与科研的丰富经验。各章节编写分工如下：孙震，第一章（绪论）、第二章、第七章、第十二章（实验）、附录；孙进，第三章、第八章、第九章；孙秀兰，第十章、第十一章；王周平，第五章、第六章；杨静秋（硕士），第四章。最后由孙震统稿。

限于编写人员的学识和写作水平，加之编写时间仓促，难免存在许多不足之处，恳请广大读者随时提出宝贵意见和建议，以便我们今后改正和进一步完善。

编　者
2009 年 4 月于无锡

前　言

目　录

第一章 绪 论

●● 第一节 毒理学概述 ●●

一、食品毒理学概念

毒理学（toxicology）是一门研究外源性化学物对生物有机体有害作用的综合性学科。"toxicology"一词是由希腊文"toxikon"与"logos"两个词组合演变而来，前者义为"弓箭"，后者义为"描述"，原文含义是"描述毒物的科学"，所以有人称之为"毒物学"。

外源性化学物（xenobiotics）泛指存在于外界环境中，而能被机体接触并进入体内呈现一定的生物学作用的一些化学物质。

常见的外源性化学物包括：天然有害的化学物质，如动植物毒素、微生物毒素等天然生物毒物；人工合成的化学物质，如农用化学品、工业化学品、化妆品、日用化学品、药物、食品添加剂、食品加工过程中形成的有害物质、各种环境污染物、重金属元素等。它们不是人体的组成成分，也不是人体所需的营养物质；包括在食品生产、加工中人类使用的物质，也包括食物本身生长过程中存在的物质。

早期，毒理学属于药理学、法医学及病理学研究的范畴，其主要任务是探讨化学物质进入机体后引起的病理变化、毒作用机理、中毒症状和后果以及寻找有效的解毒方法和治疗方法。继而形成的经典毒理学（classical toxicology）是研究化学物质的测定、事故、特性、效应和调节的中毒有害作用机理和保护作用的一门学科。主要研究内容是外源性化学物对生物有机体的有害作用及机理。

20世纪40年代以来，由于社会生产的快速发展，人工合成的化学物大量进入人类环境，因此而严重污染了环境，导致各种疾病发生，这引起了各国科学工作者的重视，再加上科学技术飞速发展的促进，使毒理学获得了长足进步，形成了多学科交叉的现代毒理学。现代毒理学（modern toxicology）是研究环境、物理、化学和生物因素对生物体的毒作用性质、量化机理及防治措施的一门科学。包括毒性作用机制、毒素和毒性测定、化学物质毒性分级以及各种应用毒理学如食品毒理学、卫生毒理学和机制毒理学，可为制订法规、申报药品和保健食品提供必备的权威性研究资料及环境因素的危险性评价。

食品毒理学是现代毒理学的一个分支学科，属于预防医学的范畴，它随着预防医学的发展而建立起来，是现代食品卫生学的一个重要组成部分，也是食品质量与安全专业不可或缺的一项知识，其是毒理学的基础知识和研究方法在食品科学中的具体应用。

因此，食品毒理学（food toxicology）是应用毒理学方法，研究食品中有毒有害外源化学物的性质、来源以及对人体健康的损害作用及其作用规律，评价其安全性，并确定其安全限值，以及提出预防管理措施的一门学科。

二、食品毒理学的任务

食品毒理学是应用毒理学方法研究食品中可能存在或混入的有毒、有害物质对人体健康的潜在危害及其作用机理的一门学科，包括急性食源性疾病以及具有长期效应的慢性食源性危害。涉及从食物的生产、加工、运输、储存直至销售的全过程的各个环节，食物生产的工业化和新技术的采用，以及对食物中有害因素的新认识。所研究的外源化学物，除包括工业品及工业使用的原材料、食品色素与添加剂、农药等传统的物质外，近来又出现了二噁英污染、氯丙醇、丙烯酰胺、疯牛病、兽药（包括激素）残留、霉菌毒素污染等新的毒理学问题。在食品加工过程中，有时可以形成多种污染物，如烤鸭和烤羊肉串可以产生某些致癌物和致突变物（如多环芳烃和杂环胺等）；腊肉、咸鱼和腌制蔬菜中可以产生致癌物（如亚硝胺）。另外，还须指出的是维持人类正常生理所必需的营养素，如各种维生素、必需微量元素，甚至脂肪、蛋白质和糖等的过量摄取也可以引发某些毒副作用，尤其是一些微量元素，如锌、硒、锰等。因此，在食品毒理学领域研究外源化学物的同时，也应研究必需营养素过量摄入所引起的毒性作用。

食品毒理学的作用就是从毒理学的角度，研究食品中可能含有的外源化学物质对食用者的毒作用机理，检验和评价食品（包括食品添加剂）的安全性或安全范围，从而达到确保人类健康的目的。

三、毒理学的研究领域

目前国际上较为认同的毒理学研究工作可分为以下三个领域。

（1）描述毒理学（descriptive toxicology） 该领域主要是观察和识别外源性化学物对人体和环境的毒性作用和影响，包括用动物实验来预测外源性毒物的潜在危害和对接触人体（群）的直接观察，为外源性化学物的安全性评价和管理提供科学依据。

（2）机制毒理学（mechanistic toxicology） 该领域旨在探讨外源性化学物对生物体产生有害影响的作用机制和原理。这类研究通常在细胞组织学、生物化学和分子生物学水平进行。通过研究能明确外源性化学物产生毒性的生物学过程。

（3）管理毒理学（administrative toxicology） 该领域根据描述毒理学和机制毒理学提供的资料，负责确定是否允许人工合成的新化学物进入人类环境，并提出相应的安全使用（或接触）标准和管理措施，按照政策法令对现存的外源性毒物进行管理和控制，参与政策法令的制定并且履行监督和执法职能。

●● 第二节　毒理学发展简史 ●●

一、毒理学的起源和发展

毒理学是一门既古老又年轻的学科。有人将其形成发展的历史分为原始阶段、毒理学形成阶段和现代毒理学发展阶段等三个阶段。

1. 原始阶段

人类对自然界中存在的有毒物质的认识可以追溯至 5000 年前，当神农尝百草时就已开始区分食物、药物与毒物，人类在识别食物的同时鉴别着药物和有毒的动植物以及有毒的矿物质，并且应用动物毒汁或植物提取物用以狩猎、战争或行刺，如我国早先用作箭毒的乌头碱、毒芹等，这些行为已经为毒理学的形成奠定了基础。在中国古代医学文献中，"神农尝百草"是鉴别药物与毒物的典型记载；宋代宋慈著《洗冤集录》（公元 1247 年），对服毒、解毒和检验毒物的方法有相当系统的记载，是世界上第一部法医毒理学著作。明朝时代《天工开物》一书中不仅描述了有毒物质，而且提出了一些预防生产过程中的中毒防护措施。明代李时珍的《本草纲目》不仅对许多毒物都有记载，而且对生产性铅中毒的危害作了详尽描述："铅生山穴石间……其气毒人，若连月不出，则皮肤痿黄，腹胀不能食，多致病而死。"其可视为世界上第一部药物学与毒理学的专著。

在国外，中世纪古希腊、古罗马和古埃及的文献中，也有关于有毒植物和金属毒物中毒等的记载，如伞形科有毒草类植物（毒芹、钩吻叶芹等）、蛇毒、硒、砷、锡、金、汞、铅、铜等对人体的毒性。

1198 年 Maimonides 发表了世界上第一本有关毒物的专著《毒物及其解毒药》（Poisons and Their Antidotes），描述了治疗昆虫蜇咬、毒蛇和狂犬咬伤的方法，探讨了生物利用度，注意到牛奶、奶油和黄油可以延缓小肠对毒物的吸收，并且驳斥了某些当时流行的非科学的中毒治疗方法。

古代人类对外源性毒物与毒性知识的应用，主要反映在两个方面。一是在实践中逐渐积累了用天然毒物治疗疾病和解救中毒的经验；另一方面，被识别和发现的各种天然毒物也被用于狩猎、战争冲突和谋杀。

2. 近代毒理学的萌芽和发展

（1）萌芽 一直到中世纪末期，社会上发生的中毒事件均以毒杀和误服占很大的比例。欧洲文艺复兴时期，著名的医学家瑞士人 Paracelsus（1493—1541）最早指出毒理学实验研究的重要性，明确指出剂量的概念，指出所用物质都是有毒的，是否为毒物只是由于剂量不同（All substances are poisons，there is none which is not a poison. The right dose differentiates a poison from a remedy——Paracelsus）。同时 Paracelsus 提出了至理名言 "The dose make the poison"。在此期间他与其他学者共同研究职业性铅中毒、汞中毒、煤烟和烟垢的毒性危害等，并提出了职业毒理学、法医毒理学和环境毒理学的早期概念，对药理学、毒理学、治疗学等生物医学的诸多领域都做出了前所未有的重要贡献，为近代毒理学的起源奠定了基础。

（2）发展 进入 19 世纪欧洲工业革命后，由于生产环境的极端恶劣，体力劳动极其繁重又缺乏防护，因而职业中毒非常严重与频繁，如陶瓷工人发生铅中毒，多数采矿工人发生汞中毒、磷中毒，矿工多数患有硅沉着病（旧称硅肺、矽肺），甲醛中毒也屡见不鲜，为了适应当时的需要，学者们在研究职业中毒过程中展开了大量的实验研究工作，并出版了第一批毒理学书籍，促进了毒理学的发展。

近代毒理学的形成始于 18 世纪下半叶，巴黎大学西班牙学者 Orfila（1787—1853）首次于 1815 年提出毒理学是一门独立科学，并定义其为研究毒物的科学。他又在法国对当时认为有毒的物质用数千只狗进行了实验验证，第一次用化学分析方法，系统地阐明了化学物质引起的中毒症状与该物质在机体内的浓度之间存在 "剂量-效应（反应）关系"，并写出了第一部专门研究化学物质有害作用的论著，为现代毒理学奠定了基础。Orfila 被视为现代毒理学奠基人。随后 Kobert（1854—1919）和 Lewin（1854—1929）相继于 1893 年和 1920 年出版了毒理学教科书，爱尔兰医师 Marsh（1790—1860）创立了砷的检测方法，为现代毒理学和药理学的发展进一步奠定了科学基础。

进入 20 世纪以来，毒理学家们也有很多突出的成就，如对砷的毒作用机理探讨

（Voegtlin，1923），氰化物中毒的治疗（Chen，1934），BAL 对砷中毒的治疗（Peter 等，1945），对有机磷农药的研究（Muller，1944—1946）等，促进了近代毒理学的成熟。19 世纪末到 20 世纪初近代毒理学成为了一门独立的学科。

但在 20 世纪 50 年代以前，多数的毒理学研究是描述性的，主要依靠形态学的变化进行判断，着重研究中毒的后果、中毒的症状，可认为是药理学和法医学的延伸。

3. 现代毒理学阶段

毒理学真正摆脱了以描述为主的时期，是 20 世纪 50 年代由于社会生产的快速发展，外源化学物日渐增多，大量化学物进入人类环境，这些外源化学物对生物界、尤其是对人类的巨大负面效应引起了关注，如震惊世界的反应停事件、水俣病事件、TCDD 污染以及多种化学物的致癌作用等，毒理学者因此而作了很大努力，做了许多相关的研究工作，再加之科学技术的发展，使毒理学研究有了长足的进步。此后化学物中毒机理的研究也伴随着生理学、化学与物理学的发展而广泛展开，特别是生物化学与遗传学的飞速发展，推动毒理学从不同领域、不同角度、不同深度形成了众多的、交叉的分支学科，为毒理学发展提供了必要的基础理论。可以说现代毒理学的发展和生命科学的发展是同步进行的，生命科学的新理论、新技术又推动了现代毒理学的迅速发展。

随着生产发展，外源性化学物的大量使用造成的中毒事件频发引起了人们的重视，欧美各国先后通过了有关外源性化学物的管理法规，规定了新化学物在投放市场前需经过毒理评价，为毒理学的发展提供了社会需求。1906 年美国率先通过了第一部《美国食品与药品法》。1938 年美国建立了美国联邦管理和执法机构——食品和药品管理局（FDA）。20 世纪 50 年代，美国著名的毒理学家 Lehman（1900—1979）等人出版的《食品、药品和化妆品中化学物的安全评价》首次通过 FDA 为毒理学研究提供指南。20 世纪 70 年代，美国环境保护局（EPA）开始制定危险度评定方法，并通过了《有毒物质控制法》和《污染治理法》。从 1975 年开始，毒理学的一个新的分支——"管理毒理学"应运而生，产品安全评价和危险度评定开始成为毒理学研究的主要目的和产物，各种危险度评定的规范和指导原则得以正式颁布。1992 年，美国 EPA 又提出了生态危险度评定的框架，并于 1996 年正式颁布。目前，现代毒理学研究已从传统的自然毒素鉴定和参与药品开发，扩展到识别、评价和控制空气、水、食品、化妆品、动物饲料等人类环境中的外源性化学物，以及这些外源性化学物对人类健康和环境的危害。

二、我国食品毒理学的发展

尽管我们的祖先在毒理学的早期形成中做出了卓越的贡献，但我国毒理学研究在很长一段时间内一直停滞不前，直至 20 世纪 50 年代现代毒理学才在我国建立和发展。

我国食品毒理学早期的代表性工作是 20 世纪 60 年代初开始从事农药残留量标准制定及水果保鲜的研究工作。我国卫生部于 1975 年组织举办了第一期食品毒理学培训班，为各省、市防疫部门和高等院校培养了一大批食品毒理学工作者，在短时间内形成了一支庞大的食品毒理学队伍，在培训班讲义的基础上于 1978 年修订出版了我国第一部食品毒理学著作，为我国食品毒理学的发展与研究打下了良好的基础。

改革开放后，鉴于国际上毒理学的发展和我国实际需要，我国在一些医学院校的预防医学专业开设了卫生毒理学基础课程。此后，又设立了毒理学硕士学位及博士学位点。20 世纪 80 年代以来，随着食品工业的快速发展，以及食品科学与工程专业的迅速增多，一些院校又相继开设了食品毒理学课程。2002 年教育部批准食品质量与安全专业，许多院校将食品毒理学课程设为必修课甚至为学位课。

　　20世纪80年代以来，食品毒理的学术团体与杂志也相继建立和出版。食品毒理学机构派出了大批学者赴美、欧、日等国访问、进修，他们学成归国后及时将国际上食品毒理学最新发展、理论、信息及研究技术带回国内，推动了我国食品毒理学与国际水平的接轨。1989年中华预防医学会成立了卫生毒理学及生化毒理学组；1993年中国毒理学会（Chinese Society of Toxicology，CST，以下简称学会）成立，随后成立了18个专业委员会，其中包括食品毒理学专业委员会。学会通过举办全国性的以及国际性的学术会议交流不仅传入了国外的毒理学理论和技术，同时也将我国的食品毒理学研究成果介绍给了全世界，从总体上推动着我国食品毒理学发展到了一个新水平，同时缩小了我国食品毒理学与国际先进水平的差距，迎来了我国食品毒理学的新的发展时期。

　　目前我国已建立了一批高水平的生化和分子毒理学实验室，涌现出一大批中青年科学家，构成了我国毒理学研究的骨干基地和力量。

　　近年来，一些新技术，如差异显示技术、荧光原位杂交技术、流式细胞仪技术、单细胞凝胶电泳以及穿梭质粒、转基因动物和转基因细胞等也得到了开发，有的成绩斐然，如中国军事医学科学院放射医学研究所报道的"粒子辐射致大鼠气管上皮细胞恶性转化相关基因的克隆"，据称已达到国际先进水平。目前人类基因组计划已完成，人的数万个基因序列呈现在人们面前。后基因组计划和环境基因组计划也正在或即将实施。这些成就和创举必将迅速地推动生物医学的发展。毒理学将面临巨大的机遇和严峻的挑战，因而也将取得蓬勃的发展。

●● 第三节　食品毒理学的研究方法 ●●

　　食品毒理学是在药理学的基础上发展起来的综合性学科，需要应用多方面的知识和方法，如生理学、生物化学、遗传学、生态学、免疫学、生物学、微生物学、药理学、病理学、食品卫生学、流行病学、数理统计学、分析化学、仪器分析等才能完成其广泛而多样的研究任务。随着近年来分析化学、生物化学、分子生物学的飞速发展，毒理学的研究方法已从宏观的整体动物实验、临床观察和流行病学研究发展到探索细胞、亚细胞和分子水平的有害效应，层次分明地进行深入研究。

　　食品毒理学的研究方法基本上可以分为两大类。

一、化学分析法

　　化学分析法即运用化学分析方法研究化学物的组成、杂质的鉴定和不同条件下化学物的稳定性、溶解度及解离特性，以及生物材料（血液、尿等）、空气、水、食品和化妆品中的外源性毒物或其代谢产物的分析测定等。食品中有毒有害化学物质的化学分析主要采用的仪器有气相色谱（GC）仪、高效液相色谱（HPLC）仪、色质联用（HPLC-MS）仪、串联质谱（MS-MS）仪、原子吸收分光光度计、电耦合等离子发光分光光度计（ICP）、可见或紫外分光光度计及其他一些常规化学分析仪器等。

二、生物学方法

　　运用生物学方法观察毒物对生物体的作用，包括生理、生化以及病理学等各方面的变化，以及对中毒事故的治疗或处理。

其中常用的生物学方法又可分为两大类：一类是实验研究，根据采用的方法不同，又可分为体内试验（in vivo test）和体外试验（in vitro test）；另一类为流行病学调查。毒理学还利用限定人体试验和流行病学调查直接研究外源性化学物对人体和人群健康的影响（表 1-1）。

表 1-1 食品毒理学研究方法的比较

研究方法	流行病学研究	受控的临床研究	毒理学体内试验	毒理学体外试验
优点	真实的暴露条件，在各化学物之间发生相互作用，测定在人群的作用，表示全部的人敏感性	规定的限定暴露条件，在人群中测定反应，对某组人群（如哮喘）的研究是有利的，能测定效应的强度	易于控制暴露条件，能测定多种效应，能评价宿主特征的作用（如：性别、年龄、遗传特征等和其他调控因素如饮食等），能评价机制	影响因素少，易于控制，可进行某些深入的研究（如：机制、代谢），人力、物力花费较少
缺点	耗资、耗时多，（多为回顾性），无健康保护，难以确定暴露，有混杂暴露问题，可检测的危险性增加必须达到 2 倍以上，测定指标较粗（发病率，死亡率）	耗资多，较低浓度和较短时间暴露，限于较少量的人群（一般＜50），限于暂时、微小、可逆的效应，一般不适于研究最敏感的人群	动物暴露与人暴露相关的不确定性，受控的饲养条件与人的实际情况不一致，暴露的浓度和时间的模式显著地不同于人群的暴露	不能全面反映毒作用，不能作为毒性评价和危险性评价的最后依据，难以观察慢性毒作用

1. 实验研究

（1）体内试验 体内试验多采用哺乳动物整体进行，也称整体动物试验。食品毒理学体内研究模式一般是以实验动物为模型（model），研究实验动物在一定时间内，按照一定的途径、接触（exposure）一定剂量的外源化学物之后所发生的毒性效应（effect）与反应（response），包括外源化学物质对生物体的毒性作用、作用的性质和特征以及中毒的机理等，并最终将此毒理学研究的结果外推（extrapolation）至人，以阐明外源化学物质对人类危害的严重性、发生的机会与频率，人类中毒的诊断指征与救治措施以及预防中毒的定量的安全评价，以便最终保护人类的健康。

通常评价外源性化学物的一般毒性多采用整体毒物进行，如急性毒性试验、亚急性毒性试验、亚慢性毒性试验、慢性毒性试验、致畸和繁殖毒性试验等。

常用的试验动物有大鼠、小鼠、豚鼠、家兔、狗、猫、猴等。检测环境污染物的毒性试验，会选用鱼、蚤类或其他水生生物，有时还可以用鸟类和昆虫进行试验。

优点：可以严格控制实验条件，如选择最敏感的实验动物品种，控制染毒的剂量和途径。

缺点：体内试验影响因素较多，难以进行代谢和机制研究；需要消耗大量的试验动物、时间和经费。

另外，虽然食品毒理学的实验动物多以哺乳动物为主，而且哺乳动物在解剖学、生理学、生物化学及外源化学物在机体内的代谢转化等方面与人类有共性的一面；但是哺乳动物在物种进化上、遗传上及其所决定的生理、生殖等方面毕竟与人类有着本质的差别，所以在毒理学外推问题上，不论是理论或方法皆应慎之又慎，仍需深入研究。

（2）体外试验 根据选用的指示生物不同，食品毒理学实验可分为微生物试验和哺乳动物体外试验。

① 微生物试验。微生物试验是一种利用受试物的诱变作用和微生物的表型变化来进行外源性化学物诱变性和致癌性的筛选方法。目前，主要用鼠伤寒沙门菌基因缺陷型的回复突变试验（*Salmonella typhimurium*/reverse mutation assay），又称 Ames 试验。该方法是检

测基因点突变中最为广泛应用的一种微生物体外实验方法，具有快速、简便、敏感、检出率高的特点，成为毒理学致突变遗传学的终点初筛检测的标准方法，并被各国列为安全性评价的试验内容之一。由于微生物细胞缺乏免疫系统，而哺乳动物具有免疫系统，因此，Ames试验结果与哺乳动物体内的实际情况会有一定的差异。

② 哺乳动物体外试验研究。哺乳动物体外试验研究可分为以下3种不同的水平。

a. 器官水平。包括器官灌流和组织薄片培养两种方法。器官灌流技术是将一定的液体通过血管流经某一脏器，观察脏器在保持生活状态下对受试物的反应，即脏器出现的形态和功能变化以及化学物质在脏器中的代谢情况。常用的灌流器官有肝、肾、肺、脑等脏器。这种方法的优点是基本保持器官完整性，常用于毒物代谢的研究。

b. 细胞水平。细胞培养在毒理学研究中应用极广泛，所应用的细胞包括已建株的经多次传代的细胞系（cell line）和原代细胞（primary cell）。后者又可用不同的器官进行制备。细胞培养可用于外源性化学物毒性和致癌性的各种过筛试验及解毒药物筛选，同时，也可用来研究化学物的代谢和中毒机理的探讨。

c. 亚细胞水平。将细胞匀浆后，从细胞中分离的有关细胞器（organelle），如线粒体、微粒体、内质网等用于实验。随着差速离心技术的发展，亚细胞水平随体外试验在毒理学研究中的应用日趋广泛。特别是在研究中毒机理，毒物引起损伤的亚细胞定位以及化学物代谢方面有着很重要的意义。

体外试验系统的优点：简单、快速、经济，条件易于控制。多用于外源化学物对机体急性毒作用的初步筛检、作用机制和代谢转化过程的深入观察研究。

缺点：体外试验与整体实验不同，缺乏神经-体液调节因素等的控制，不能全面反映整体状况下的生物学效应；缺乏整体毒物动力学过程，并且难以研究外源化学物的慢性毒作用。

2. 流行病学调查

生物学实验是化学物质安全性评价的必不可少的步骤，特别是新化学物质尚未投入使用，暂时只能根据动物实验资料进行评价。但是若已投入使用，仅仅依靠动物实验资料进行评价，则远远不够。因为动物实验结果与人群中调查结果有很大差距。

流行病学调查方法即采取逆向研究或通过中毒事件，直接对由于种种原因食用了含有毒性物质的食物或饲料引起不良反应的人群或动物群体进行调查。

优点：一方面可以研究已知化学物对人群健康的影响；另一方面，可对已知疾病的化学物病因进行探索。

缺点：干扰因素多，测定的毒效应不够深入，有关的生物标志物还有待于发展。

食品毒理学问题常常具有流行病学的特点，如地方性饮食习惯（腌制、烟熏、烧烤等）产生的毒理学问题，一些加工方式产生的毒理学问题，新资源开发和新品种引进产生的毒理学问题，转基因食品的安全性问题，食品添加剂的使用和新型食品添加剂的安全性问题等都具有流行病学特点。由于这些物质的毒性作用机理尚未明了、或原因尚未查清、或动物毒性试验的结论还不能证明对人体的危害。此时可利用由于某种情况采食了未知的含有毒性物质的食品，或在生活中接受觉察不到的微量毒物，在群体中呈现类似的症状，再系统地通过各种试验，以探索发病的原因，鉴别其是否与接触某种毒物有关。

也可将动物毒性试验的结果在群体中验证，可直接观察对人体健康的影响，为制订有关卫生标准提供依据，以确定是否污染了环境或确保日常生活中所接触的微量物质不呈现任何毒性反应。例如，动物实验证明了TCDD为强致畸原，$1\sim3\mu g/kg$体重就能影响母猴的妊娠过程。但是对于人类的作用就不同了，在意大利的 Seveso 发生过世界上最严重的爆炸性 TCDD 外泄事故，相当大范围居民区的污染量达 $4 \sim 20 \mu g/m^2$，居民中不少人患了"氯痤疮"（chlorancne）。但是，在连续三年对数千名育龄妇女妊娠结果的流行病学调查中，未能证实自发性流产、死产或出生缺陷率有所增高。因此，在评判危险性时，实验动物资料与人群流行病学资料要相辅相成。

食品毒理学经历了由宏观到微观、由整体到细胞再到分子、从分析到综合、又至整体和群体、试验到理论、理论到实践的发展过程。当今的食品毒理学是诸多学科的交叉，涉及广泛的领域，且相互渗透。生命科学领域中新的理论和研究手段日益渗透到食品毒理学科，故而外源化学物中毒与危害的机理研究已进入分子水平。外源化学物与酶、受体等的结合还可能导致生命细胞信息传递的改变，这对解释化学物的作用机理以及化学物危害是极为重要的。一些新发展的技术如基因重组、克隆技术、核酸杂交技术、PCR 技术、DNA 测序技术和一系列突变检测技术，近年来发展的荧光原位杂交技术、流式细胞技术、单细胞凝胶电泳以及转基因动物等广泛用于环境致癌物引起的 DNA 损伤、基因突变、加合物的形成以及抑癌基因的检测等已广泛应用于我国的各项食品毒理学研究。

●● 第四节　食品毒理学实验的原则和局限性 ●●

一、食品毒理学实验的原则

在毒理学试验中，应遵循以下几个基本原则。

（1）外源性化学物在实验动物产生的作用，可以外推于人　基本假设为：①人是最敏感的动物物种；②人和实验动物的生物学过程包括化学物的代谢，与体重（或体表面积）相关。

这两个假设也是全部实验生物学和医学的前提。以单位体表面积计算在人产生毒作用的剂量和实验动物通常相近似。而以体重计算则人通常比实验动物敏感，差别可能达 10 倍。因此可以利用安全系数来计算人的相对安全剂量。已知人致癌物均对某种实验动物具有致癌性；实验动物致癌物是否都对人有致癌性，还不清楚，但这已作为动物致癌试验的基础。一般认为，如果某一化学物对几个物种实验动物的毒性是相同的，则人的反应也可能是相似的。

（2）实验动物必须暴露于高剂量，这是发现对人潜在危害的必需的和可靠的方法　此原则是根据质反应的概念，随剂量或暴露增加，群体中效应发生率增加。毒理学试验中，一般要设 3 个或 3 个以上剂量组，以观察剂量-反应（效应）关系，确定受试化学物引起毒效应及其毒性参数。毒性试验的设计并不是为了证明化学品的安全性，而是为了表征化学品可能产生的毒作用。仅仅检测受试化学物在人的暴露剂量是否引起毒效应是不够的。当引起毒效应的最低剂量（LOAEL）与人的暴露剂量接近时，说明该化学物不安全。当该剂量与人的暴露剂量有很大的距离（几十倍、几百倍或以上）时，才认为具有一定安全性，此距离越大，安全性越可靠。如果在研究中所用的一系列剂量不能引起毒性效应，则认为所用剂量还不是足够高，应增加剂量，以确定受试化学品的毒性。但如果在试验的最高剂量组的剂量与人可能的暴露剂量有足够的安全界限，则对于安全性评价来说未观察到毒效应的研究是可以接受的。

在毒理学试验中实验模型所需的动物数总是远少于处于危险中的人群。为了在少量动物得到有统计学意义的可靠的结果，需要应用相对较高的剂量，以使效应发生的频率足以检测。例如，低达0.01％的癌症发生率，这意味着在100万人群中有100人发生癌症，此发生率太高，不能为公众接受。在实验动物直接检测如此低发生率将至少需要30000只动物。因此，别无选择，在毒理学试验中，对相对较少的实验动物必须以较高剂量进行试验，然后根据毒理学原则外推估计低剂量暴露的危险性。

（3）成年的健康（雄性和雌性未孕）实验动物和人可能的暴露途径是基本的选择　选用成年的健康（雄性和雌性未孕）实验动物是为了使实验结果具有代表性和可重复性。以成年的健康（雄性和雌性未孕）实验动物作为一般人群的代表性实验模型，而将幼年和老年动物、妊娠的雌性动物、疾病状态作为特殊情况另作研究。这样可降低实验对象的多样性，减少实验误差。毒理学实验结果的敏感性取决于受试物处理引起毒效应强度和实验误差两个因素，处理引起的毒效应强，实验误差小，则实验结果的敏感性增加，反映受试物处理的真实效应，反之亦然。

在下文所述的实验设计中要规定实验条件，严格控制可能影响毒效应的各种因素，实施质量保证，降低实验误差。只有这样，才能保证试验结果的准确性和可重复性，不能重复的实验结果是没有任何科学价值的。外源化学物以不同途径染毒，实验动物表现的毒性可有很大差异，这是由于因染毒部位解剖生理特点不同，外源化学物吸收进入血液的速度和量也不同，首先到达的器官和组织也不同。因此，毒理学试验中染毒途径的选择，应尽可能模拟人接触该受试物的方式。

二、食品毒理学实验的局限性

历史上，环境污染物及某些药物所引起的中毒和死亡事件多次发生，引起各国的重视，推动了毒理学的发展，各国政府主管部门制订和多次修订了有关药品和各种化学品安全性评价的规范或准则，希望在啮齿类和非啮齿类的毒理学研究能为有关候选新药和各种化学品提供安全性证据，但以动物的资料预测人的毒性的预测价值尚有待于研究。有研究表明，对人的毒性约一半不能由临床前（动物）毒性研究预测，有的实验动物的毒性和人的相符率仅有20％甚至更低。按照目前的规范，进行毒理学安全性评价，可以在一定程度上提高新药和各种化学品的使用安全性，但仍不能完全排除对人健康危害的危险。WHO在《临床前药物安全性实验原则》的文件中指出"虽然事先对生物活性物质进行了最仔细彻底的研究，但给人使用时总是不可避免地要冒一定的危险"。这就是利用动物实验的局限性，即动物实验的结果外推到人的不确定性。

由上述可知，用实验动物的毒理学实验资料外推到人群接触的安全性时，会有很大的不确定性。这是因为，外源化学物的毒性作用受到许多因素的影响。

首先，实验动物和人对外源化学物的反应敏感性不同，有时甚至存在着质的差别。虽然在毒理学实验中通过用两种或两种以上的动物，并尽可能选择与人对毒物反应相似的动物，但要完全避免物种差异是不可能的。而且，实验动物不能述说涉及主观感觉的毒效应，如疼痛、腹胀、疲乏、头晕、眼花、耳鸣等，这些毒效应就难以或不可能发现。在动物实验中，可观察到体征（sign），而没有症状（symptom）。

第二，在毒理学实验中，为了寻求毒作用的靶器官，并能在相对少量的动物上就能得到剂量-反应或剂量-效应关系，往往选用较大的染毒剂量，这一剂量通常要比人实际接触的剂量大得多。有些化学物在高剂量和低剂量的毒性作用规律并不一定一致，如大剂量下出现的反应有可能是由于化学物在体内超过了机体的代谢能力，这就存在高剂量向低剂量外推的不确定性。

第三，毒理学实验所用动物数量有限，那些发生率很低的毒性反应，在少量动物中难以发现。而化学物一旦进入市场，接触人群往往会很大。这就存在小数量实验动物到大量人群外推的不确定性。

第四，实验动物一般都是实验室培育的品系，一般选用成年健康动物，反应较单一，而接触人群可以是不同的人种等，而且包括年老体弱及患病的个体，在对外源化学物毒性反应的易感性上存在很大差异。

以上这些均构成了从毒理学动物实验结果向人群安全性评价外推时的不确定因素。

●● 第五节　食品毒理学发展趋势 ●●

一、食品毒理学实验的趋势

过去毒理学的基本实验方法多数采用"高剂量动物模型"，而近年的发展趋势是有可能普遍应用人体细胞或组织培养的研究模型，采用整体动物替代的理念，即优化（refinement）实验方法和技术，减少（reduction）受试动物的数量和痛苦，取代（replacement）整体动物模型，使毒理学研究更科学地揭示化学物对人体健康损害的因果关系；也有可能使毒理学评价从"高剂量向低剂量推导"变成"低剂量原则"，毒理学实验不是观察高剂量引起的致死效应，而是观察化学物在比较接近常态下的生物学过程，阐明化学物造成健康损害的生物学机制，使毒理学成为预防医学的重要组成部分。

二、21 世纪毒理学的发展趋势

近年来，生命科学在新理论和新技术上有了突飞猛进的发展，以基因组学、蛋白质组学和组合化学三个大规模科学（large-scale science）为代表的新学科不断涌现，使毒理学正在经历一次重要的变革。同时，新技术、新方法不断涌现，为毒理学的发展提供了强有力的技术支持。如包括基因芯片或 DNA 微阵列或芯片实验室、蛋白芯片、组织芯片、细胞芯片、表型芯片等的生物芯片技术；转基因和 knock-out 技术、报道基因技术、基因或蛋白质差异表达检测技术、实时定量 PCR 技术、蛋白质组技术平台、代谢组技术平台、发光技术、荧光（比色）、干细胞培养技术等。这些新技术已经在毒理学研究中得到成功应用，成为毒理学研究的重要手段。

1. 由被动毒理学向主动毒理学发展

主动毒理学或称积极毒理学（positive toxicology），主要包括发现毒理学（discovery toxicology）、预测毒理学（predictive toxicology）和预发展毒理学（predevelopmental toxicology）等内容。其含义是毒理学家在新产品开发的全部进程中，均应发挥积极主动的指导和决策作用，而不仅仅是在产品开发的中后期参与毒理学安全性评价。目的是在新化学物的创新早期对新化学物进行毒性筛选，及时发现和淘汰因毒性问题不适用于进一步研究开发的化学物或化学结构，或者有针对性地设计一些试验研究，解决某些重要化学物的特异性毒性问题，指导化学物合成，帮助选择先导化学物，从而预测和评价化学物的毒性。

2. 由高剂量测试向低剂量测试发展

以基因组表达谱、蛋白质组表达谱、代谢组谱、生物标志物等敏感、特异的毒性指标体系将替代或部分替代以死亡、组织病理学为主的传统毒性指标体系。有可能使毒理学评价从

"高剂量向低剂量推导"变成"低剂量原则"，毒理学实验将不再是观察高剂量引起的致死效应，而是观察化学物在比较接近常态下的生物学过程，阐明化学物造成健康损害的生物学机制，使毒理学成为预防医学的重要组成部分。从而阐明和评价更接近实际条件下暴露剂量对人体和其他生物的毒性效应，解决从高剂量向低剂量外推时不肯定性带来的误差。

3. 由低通量测试向高通量测试发展

现行毒性试验均为低通量方法，今后将建立大量中、高通量（high throughput testing）的毒性试验方法，以满足快速、早期测试新产品的需求。目前已建立了某些细胞毒性、遗传毒性、胚胎毒性和致畸性的高通量方法，如96孔和384孔板的高通量彗星试验和利用胚胎干细胞的体外模型系统检测遗传毒性等方法。

三、实验动物由单一性模型向特征性模型发展

① 利用体内和体外技术，在整体水平、器官水平、细胞水平、亚细胞水平和分子水平层次分明地进行毒理研究。

② 利用转基因和基因敲除等技术制备的动物、细胞模型，替代或部分替代现行采用的健康动物，特别是毒性的评价将采用某一功能缺陷或不同程度的疾病模型。如美国科学院已启动供包括毒理等学科使用的生物医学模型计划。

③ 发展符合替代（replacement）、减少（reduction）、优化（refinement）、责任心或可靠性（responsibility）4R原则的试验方法，更多地采用替代动物和替代试验。如目前已被OECD、FDA等机构正式采用的有急性经口毒性的上下移动法（UDP）、皮肤和眼刺激毒性的 epidermTM、EPISKINTM、Corrositex 和小鼠局部淋巴结试验（LLNA）；正在研究的有急性系统毒性的体外方法、用体外资料估算体内急性毒性起始剂量的方法。毒代动力学的体外方法；以及预测器官特异性毒性的体外筛选方法、发育毒性实验方法等。

【复习思考题】

1. 简述毒理学、食品毒理学及现代毒理学的主要研究内容、任务和目的。
2. 食品毒理学的研究方法有哪几种？
3. 描述毒理学、机制毒理学、管理毒理学的研究内容及相互关系是什么？
4. 毒理学主要分支有哪些？
5. 试述毒理学研究策略、发展趋势及有关进展。
6. 谈谈现代毒理学面临的挑战和发展机遇。
7. 了解目前国内有哪几本重要的毒理学杂志。
8. 了解目前国内外对食品毒性检测有哪些技术和方法，以及哪些是新技术和新方法。

第二章　毒理学的基本概念

●● 第一节　毒物、毒性和毒性作用 ●●

一、毒物与中毒

1. 毒物

毒物（toxicant，poison）是指在一定条件下，以较小剂量进入机体便能与机体发生物理化学或生物化学反应，干扰或破坏机体的正常生理功能，引起机体暂时性或永久性的功能性或器质性损害，甚至危及生命的外源性化学物质。毒物可以是固体、液体或气体，在与机体接触或进入机体后，由于其本身固有的特性，能对机体产生损害作用或使机体出现异常反应。

外源性化学物质的有毒或无毒是相对的，并不存在绝对的界限。实际上，在一定的条件下，任何一种外源性化学物质都有引起机体损害的潜力，而在另一条件下则对人的健康安全无毒。因此，几乎所有的外源性化学物质，当它进入生物体内超过一定量时，都能产生不良作用，即使是安全的药物或食品中的某些主要成分，如果过量给予，也可引起毒效应。例如，食盐一次服用 15～60g 即有害于健康，一次用量达 200～250g 可因其吸水作用导致电解质严重紊乱而引起死亡。各种药物在其治疗剂量范围内发挥疗效，而超出该范围达到中毒剂量时，则成为毒物。例如，在人体中氟是必需的微量元素，但当过量的氟化物被吸收进入体内后，可作用于骨骼，使机体的钙磷代谢紊乱，导致低血钙、氟斑牙和氟骨症等一系列病理性作用。再如，人体内经常有痕量的铅、汞等重金属存在，但这并不意味着发生了重金属中毒。

可见，毒物与非毒物之间并没有绝对的界限，使二者之间发生互变的重要条件显然与剂量有关。正如 16 世纪著名瑞士医学家、毒理学实验研究的奠基人 Paracelsus 所说："物质本身并非毒物，只有在一定剂量下才变成毒物。"因此，外源性化学物质的有毒或无毒主要决定于剂量，只能以产生毒效应的剂量大小相对地加以区别（The dose makes the poison）。

另一方面，少量食盐经口摄入不会有不良作用，但同量食盐接触眼结膜、角膜或鼻黏膜，就会产生刺激作用，甚至引起溃疡。所以，接触途径也是使外源性化学物质成为毒物的条件。

而实际上体内正常代谢过程产生的某些化学物质，在一定条件下也可产生有害作用，但毒理学研究并没有关注这些化学物质，只是研究外来化学物质的毒性。Hodgson 和 Levi（1987）对外源性化学物质的定义是："能与机体相互作用的任何化学物质，但不包括在体内正常代谢途径中出现的那些化学物质。"

食品毒理学中所谓的毒物，主要是指残留在食品中对人体有害的化学物质，包括微生物及其毒素、农药残留、药物残留、重金属污染物、食品加工过程中产生的有害物质及食品添加剂，以及动植物原料中的天然毒素。

2. 中毒

中毒（poisoning，toxication）是指机体与外源性化学毒物接触后引起的功能性或器质性病变。

食物中毒（food poisoning）是指进食被致病性细菌及其毒素、真菌毒素、化学毒物所污染的食物，或因误食含有自然毒素的食物所引起的急性中毒性疾病。

食物中毒具有以下的特征：①突然暴发，潜伏期短；②临床表现相似，且多见胃肠道症状；③易集体发病，但一般无传染性；④发病者均与某种食物有明确的联系，停止食用该种食物后，发病即停止。常见的食物中毒按病源分为以下四类。

① 细菌性食物中毒。包括沙门菌属、副溶血性弧菌、变形杆菌、致病性大肠杆菌、魏氏梭状杆菌、蜡样芽孢杆菌、金黄色葡萄球菌、肉毒杆菌等引起的食物中毒。

② 天然毒素食物中毒。包括河豚、鱼类组胺、毒贝、毒蕈、木薯、四季豆、发芽马铃薯等引起的食物中毒；以及由霉菌毒素如黄曲霉毒素引起的食物中毒。

③ 化学性食物中毒。包括金属类及其化学物如汞、镉、铅等以及亚硝酸盐、农药等化学物质引起的食物中毒。

④ 其他。即原因不明的食物中毒。

二、毒性、危险性、安全性

1. 毒性

（1）毒性（toxicity）　通常是指某种外源性化学物质对生物体的易感部位产生损害作用的能力。一种物质进入生物体后，其损害作用愈大，毒性也愈大。

一种物质的毒性大小是相对的，关键在于剂量。有毒外源性化学物质的剂量（或浓度）与生物体产生中毒反应之间存在着一定的关系，即剂量-效应关系。不同外源性化学物质对生物体引起毒效应所需的剂量差别很大。毒性高的外源性化学物质以极小的剂量即可造成机体的一定损害，甚至死亡。毒性低的外源性化学物质则需要较大剂量才能呈现毒性。外源性化学物质的毒性除了与剂量有关外，还与接触的方式与途径（经口给药、注射给药、经皮给药）以及与时间分布（一次给药、多次给药）有关。

所有毒物的毒性并不相等，有些物质，如水，只有在饮入极大量时才能引起动物中毒，常被认为是实际无毒的外源性化学物质；而另外一些物质，如肉毒梭菌毒素，很小量（以μg 计）就能使动物中毒死亡，常被称为是极毒的化学物质。因此，一般按照一定的剂量标准，把食品中的外源化学物分为极毒、剧毒、中等毒、低毒、实际无毒和无毒等 6 级来表示化学物毒性的大小（毒性程度）。

（2）选择毒性　选择毒性（selective toxicity）是指在接触条件完全相同的情况下，一种化学毒物只对某种生物产生损害作用，而对其他种类生物的毒性较小或无害；或只对机体内某一组织器官有毒性，而对其他组织器官毒性较小或不具毒性作用。许多化学毒物具有选择毒性。例如，砷可致人类皮肤、肺、肝和胃肠道的癌症，但在实验动物中未发现有此作用；再如镇静药反应停对人和猴等灵长类动物有致畸作用，但对大鼠和小鼠则无此作用。大多数化学毒物只造成机体一个或几个组织器官的损害，而不能使所有的组织器官受累，这些都是选择毒性的体现。

选择性毒性的生物学意义是：生物的多样性和普遍存在的生物差异（表现为选择毒性），一方面是给毒理学家们用某一种属（实验动物）来预测化学物对另一种属（人类）毒性效应时带来了非常大的困难或障碍；另一方面，人们又可利用生物的多样性和选择毒性，来研究开发杀灭非期望型生命物质而对期望型生命物质无有害影响的新产品，如开发有选择毒性的农药来杀灭有害的昆虫、植物，从而保护农作物，研究开发新的人或兽用抗生素，选择性地杀灭机体内的微生物等。

外源性化学物的选择毒性的机理，主要是由于代谢途径和生化机制不同。

2. 危险性

危险性（risk）也称危险度，是指外源性化学物在特定的接触条件下，对机体产生损害作用可能性的定量估计。对外源性化学物进行危险性的估计（risk assessment）是毒理学的主要任务之一。危险度评定的内容包括四部分：危害性认定、剂量-反应关系评价、接触评定和危险度特征分析。一般根据外源化学物对机体造成损害的能力、与机体接触的可能性大小和接触程度，采用定量统计学方法进行估计并用预期频率表示。

与毒性不同的是，毒性是指化学物引起机体出现异常的固有能力；而危险性则表示化学物对机体引起有害生物学作用的可能性大小。实际上它是一种概率，是具有统计学含义的概念。危险性除了取决于化学物的毒性大小外，还与机体接触的可能性和接触程度有关。

外源化学物的毒性大小与危险性大小不是同一个概念，有些化学物的毒性很大（如肉毒杆菌毒素），极小量就可以致死，但实际上人们接触到它的机会很少，其危险性就小；相反，有些化学物的毒性较小（如乙醇），却经常有不少中毒病例发生，反而危险性大。又如黄曲霉毒素和苯并芘引起肝癌的毒性大小较接近，但动物机体接触黄曲霉毒素的可能性远大于苯并芘，则黄曲霉毒素引起动物产生肝癌的危险性就明显大于苯并芘。对外源化学物的危险性进行评价，一般是根据外源化学物对机体可能存在的损害作用，损害作用的类型和特点，可能接触的动物种类、数量和特征，以及接触的剂量、接触途径和接触持续时间等进行综合评价。

3. 危害性

危害性（hazard）是指外源性化学物质在与机体接触或摄入过程中，有引起中毒的可能性。多用于表达在生产或使用条件下化学物质引起有害于健康效应的可能性。任何一种外源性化学物质，不论其毒性强弱，其危害性的大小取决于生物有机体是否与它接触过。在评价外源性化学物质的毒性及危害性时，应考虑多方面因素，如动物年龄、健康状况、营养状况、药物剂量、应激反应、个体差异等，这些因素会显著影响外源性化学物质的相对毒性及危害性。

4. 安全性

安全性（safety）是一个应用广泛但颇有争议的概念，是指化学物质在正常的使用方式和用量条件下，对人体健康不产生危害的特性。所谓不产生危害即指不会引起急性、慢性中毒，也不会引起接触者及其子代的潜在危害。

安全性与危险性是两个相对应的概念，理论上安全性是指无危险性（零危险度）或危险性达到可忽略的程度。而实际上不可能存在绝对的无危险性。对安全性的另外一种解释是机体在建议使用剂量和接触方式的情况下，该外源化学物引起损害作用达到社会"可接受的"危险性来进行评定，这种损害作用低于可接受的危险性就是安全的，否则就不安全。例如，美国目前以百万分之一作为肿瘤发生的危险性水平，低于与此相对应的剂量水平即为实际安全剂量。

三、毒作用及其类型

毒作用（toxic effect）又称毒性作用或毒效应，是化学毒物对机体所致的不良或有害的生物学改变，故又可称为不良效应或有害效应。毒作用的特点是，在接触化学毒物后，机体表现出各种功能障碍、应激能力下降、维持机体稳态能力降低及对于环境中的其他有害因素的敏感性增高等。

毒作用可按照外源性化学物质对机体损伤的表现，对毒作用的某个方面的特点从不同的角度进行阐述，毒作用可以区分为下列类型。

1. 可逆性毒作用和不可逆毒作用

从组织损害的恢复情况即预后的角度来分析，外源物的毒性作用可分为可逆性毒作用与不可逆性毒作用两类。

可逆性毒作用（reversible toxic effect）是指停止接触外源性化学物后其毒性作用可逐渐消失，造成的损伤可逐渐恢复；通常机体接触外源性化学物质的浓度愈低、时间愈短、造成的损伤愈轻，则脱离接触后该毒物对机体的毒性作用消失得就愈快，所产生的毒作用多是可逆的。

不可逆毒作用（irreversible toxic effect）指停止接触毒物后引起的损伤仍继续存在，甚至进一步发展。机体接触的化学物的剂量大、时间长，常产生不可逆的作用。例如，长期吸入生产性粉尘引起的矽肺就是不可逆的。还有致突变、致癌、神经元损伤以及肝硬化等往往是不可逆的。

有些外来化学物对某些酶的抑制或对某些组织细胞的损伤虽然不可逆，但停止接触后，由于酶的重新合成或细胞的增生而得到补偿，使得中毒症状和体征逐渐消退，临床的表面现象为可逆。例如，以三邻甲苯磷酸酯（TOCP）为代表的某些有机磷农药中毒，临床检查胆碱酯酶的受抑时间与该酶重新合成和补偿所需时间相等。

外源化学物的毒性作用是否可逆，主要取决于被损伤组织功能的再生与恢复能力。对于肝脏等再生能力强的组织，多数外源性化学物对其轻度损害是可逆的，而对中枢神经系统这样的再生能力很差，甚至不能再生的组织，所造成的损害基本上是不可逆的。化学毒物引起的组织的形态学改变许多是不可逆作用。

2. 速发毒作用与迟发毒作用

速发毒作用（immediate toxic effect）也称作即时毒效应，是指某些外源性化学物一经与机体接触，在短期内即出现或发生中毒的效应。比较典型的例子是某些化学物质的刺激毒性和腐蚀作用。再如吸入高浓度的一氧化碳、氢氰酸或硫化氢可立即出现中毒，甚至立即死亡。多数引起速发毒性的外源物，一般不会产生迟发毒性作用。

迟发毒作用（delayed toxic effect）是指机体接触外源性化学物质后毒效应需经过一定时间间隔才表现出来。这是由于在接触当时所产生的不可逆损伤并无临床表现，需要较长时间的发展才有所表现的缘故。例如，以三邻甲苯磷酸酯（TOCP）为代表的某些有机磷农药具有迟发神经毒作用，在急性中毒恢复后 $8 \sim 14d$ 又出现肢体麻痹、共济失调等临床表现相当严重的中毒性神经病；母亲在妊娠期间服用己烯雌酚会引起子代青春期阴道癌。外源性化学物质的致癌作用也有较长的潜伏期，一般要在人类从初次接触到观察到肿瘤大多数需要 $10 \sim 20$ 年的时间。

3. 急性作用和慢性作用

急性作用和慢性作用常称急性毒性（acute toxicity）和慢性毒性（chronic toxicity），是按引起毒作用所需接触次数或期限来区分的。急性毒性是指 1 次接触（有时也指 24h 内多次接触）即产生的毒作用，而慢性毒性需长期反复多次接触才能产生。如在纽约、洛杉矶等城市多次发生的光化学烟雾事件便是急性中毒典型事例，而在日本发现的水俣病及痛痛病都是由于金属污染物（前者为汞，后者为镉）污染环境，在食物链中富集，经过若干年长期作用下所致的慢性损害。

对于同一外来化学物，引起急性作用所需剂量比慢性作用每次接触的剂量大。但是不同外来化学物产生急性作用所需剂量可相差很远。如二噁英（dioxin，TCDD），又名 2,3,7,8-四氯二苯并二噁英，其 LD_{50} 为 0.001mg/kg 体重，比乙醇 10000mg/kg 体重小 10^7 倍，而布氏杆菌毒素的 LD_{50} 比 TCDD 还要小 10^2 倍。一般而言，急性毒性往往在 1 次（或 24h 内多次）接触后不久，即出现临床中毒表现。其轻重程度决定于接触该化学物剂量大小。轻的不太明显，很快恢复；重的可致死。有的由轻而重，逐渐恶化，恶化的速度也决定于剂量；有的可在初始临床表现后有一间歇、相对平稳和潜伏的时期，以后又出现严重的中毒表现；有的甚至仅有迟发作用。

同一外来化学物急性和慢性毒性损伤的器官、系统和作用机制可能一致，也可能不一致。有些外来化学物只有急性毒性而没有慢性毒性或其慢性毒性不明显，对此尚存在争议。有的外来化学物常见慢性毒性，而很少有急性毒性的发生。

在毒理学实验中，按照染毒（exposure）次数或期限可分为急性或慢性（长期）染毒试验。此外，还有亚急性（subacute）、亚慢性（subchronic）染毒试验。亚急性染毒的期限常为数天至 1 个月，亚慢性染毒常为 1～3 个月，慢性染毒在半年以上直至终生。不同国家和地区对亚急性、亚慢性和慢性染毒的染毒期限的要求不同，化学物在不同应用的情况下考虑也不同。

4. 局部毒作用和全身毒作用

根据毒作用发生的部位和影响的范围，外源物的毒性效应可分为局部毒作用和全身毒作用。

局部毒作用（local toxic effect）指某些化学物在机体最初直接接触的部位造成损伤。如接触或摄入强酸、强碱等腐蚀性物质可直接损伤皮肤、胃肠道；吸入刺激性气体、蒸气和雾作用，如氯气、氢氰酸可对呼吸道黏膜、眼结膜或角膜产生刺激作用。这类作用表现为接触部位的细胞广泛受损。

全身毒作用（systemic toxic effect）是指食品中的外源性化学物被吸收进入机体后，从进入（接触）部位经吸收，随血液循环到达体内其他组织器官才引起的毒效应。其损害一般发生于一定的组织和器官系统。除少数高度活泼的化学物质之外，大多数外源性化学毒物都可引起全身毒作用。如 CO 与血红蛋白有极强的亲和力，可引起全身性的缺氧；重金属铅吸收后可引起血液、神经、消化、生殖等多系统病变。某些化学毒物兼有这两种作用，如四乙基铅在接触部位对皮肤有损害作用（局部毒作用），吸收后分布到全身，对中枢神经系统以及肝、肾等实质性脏器发挥其毒性（全身毒作用）。

多数引起全身毒性作用的化学物质对各组织器官的损伤不是均匀一致的，全身作用往往仅限于个别或少数器官和系统。这些受损的器官称为靶器官（target organ）或靶组织。如前所述的 CO 可引起全身毒作用，但对氧敏感的中枢神经系统损伤最为严重。出现这种仅对个别靶器官有选择作用（selective action）的原因与器官的特异结构、生理生化功能等方面有关。当然，在靶器官中化学物或其活性代谢物必须达到足够的浓度，但这一浓度往往并非是在体内最高的浓度。例如滴滴涕（DDT）作用于神经系统和肝脏，却主要浓集于脂肪组织，并且未发现对脂肪组织有明显的毒作用。

5. 变态反应

变态反应（allergic reaction）也称过敏性反应（allergic reaction）即超敏反应（hypersensitivity），是一种对机体有害的免疫介导反应。引起这种变态反应的外源性化学物称为过敏原（allergen），其可以是完全抗原，也可以是半抗原。常见于过敏体质的病人。当这些过敏原与机体接触后作为一种半抗原与内源性蛋白质结合形成抗原，从而产生抗体，人体通常需要 1～2 周的时间来生成足够量的抗体，当机体再次接触该化学物或相似化学性质的化学物，将发生抗原-抗体反应，于是激发变态反应的典型表现。其临床表现因人而异，与剂量也无关。化学物致过敏可以进一步分成四种类型，不同类型过敏反应的机制及其对组织的损害有所不同。人类最常见的化学物变态反应有皮炎、荨麻疹、皮肤瘙痒和结膜炎等，有时可引起严重的过敏性休克，甚至死亡。近年来接触外源性化学物引起的过敏性哮喘有明显增加的趋势。

6. 高敏感性与高耐受性

高敏感性（hypersensibility）是指少数个体对某种外源化学物具有较高的反应性（hyperreactivity）或高感受性（hypersusceptibility），一般这些生物体在接触较低剂量的特异外源化学物后，当大多数生物体尚未表现任何异常时，就有少数生物个体出现了中毒症状。高敏感性与过敏性反应不同，不属于抗原-抗体的反应，只要机体接触一次小剂量的该化学物即可产生毒性作用，而不需要预先接触，其中毒症状表现与该生物群体接触较高剂量时的中毒症状相同。如果以人群作为研究对象，这部分个体称为易感人群。与此相对应的是，接触外源化学物的人群中，有少数个体，他们对某种外源化学物特别不敏感，能够耐受远远高于大多数个体所能耐受的剂量，即这些个体具有高耐受性（hyperresistibility）。

7. 特异体质反应

特异体质反应（idiosyncratic reaction）是由遗传决定的，是具有先天性遗传缺陷的某些生物体对外源性化学物质的异常反应。表现为对某种化学物的异常敏感或者是异常不敏感。例如，常规剂量的肌肉松弛剂丁二酰胆碱进入机体后，正常时可被血清中的胆碱酯酶（cholinesterase）迅速代谢分解，因而只会引起短时间的骨骼肌松弛。而某些有特异质反应的动物个体由于先天缺乏这种酶，不能将该药物及时分解，当接受了一个标准剂量的丁二酰胆碱时，会呈现持续性的肌肉松弛，甚至呼吸暂停（窒息）达数小时之久。又如，先天性NADH-高铁血红蛋白还原酶缺陷的动物机体，对亚硝酸盐类或其他可能引起高铁血红蛋白血症的外源化学物异常敏感。

四、损害作用与非损害作用

外源性化学物质对机体产生毒性的具体表现是造成不同程度的损害作用。研究外源性化学物质的损害作用并阐明其作用机制是毒理学的主要任务之一。但在许多情况下，区别损害作用和非损害作用比较困难，尤其在临床表现出现之前更是如此。一般认为，损害作用与非损害作用之间有以下区别。

1. 非损害作用

外源性化学物质对机体产生的作用如果属于非损害作用（non-adverse effect），应有以下的特点。

① 不造成机体形态、结构、功能异常；不造成机体生长发育过程和寿命的改变。

② 不降低机体维持稳态的能力和对额外应激状态代偿的能力。

③ 不影响机体的功能容量，如进食量、体力劳动负荷能力等涉及解剖、生理、生化和行为方面的指标。

④ 不引起机体对其他某些环境因素不利影响的易感性增高。

再有，在非损害作用中，一切生物学变化都是暂时的和可逆的，并在机体代偿能力范围之内，机体与外源性化学物质停止接触后，不能检出机体维持体内稳态能力的降低。

2. 损害作用

损害作用（adverse effect）是与非损害作用相对应的概念，具有以下特点。

① 使机体正常形态、生长发育过程均受到影响，寿命缩短。

② 造成机体功能容量的各项指标改变，如生理、生化和行为方面的指标变化超出正常值范围。

③ 维持体内的稳态能力下降，对额外应激状态的代偿能力降低。

④ 对其他环境有害因素的易感性增高。

⑤ 外源性化学物质所造成的机体生物学改变是持久的和不可逆的。

此外，下列代谢和生化方面的改变也被认为是损害作用。

① 化学毒物的剂量增加，机体对它的代谢速率反而降低，或消除速率减慢。

② 代谢过程中的某些关键酶受到抑制。

③ 酶系统中两种酶的相对活性比值发生改变。

④ 一些酶受到抑制后，致使相关的天然底物浓度增高，造成机体的功能紊乱；或在负荷试验中，对专一性底物的代谢和消除能力降低。

损害作用和非损害作用的区分确定是一件非常复杂的工作，需要大量的知识和技术。随着分子生物学以及整个生命科学的不断发展，对损害作用和非损害作用的区别也逐渐深入和细微。将不断出现一些新的概念、方法，有可能对一些更为细微的生物学作用进行更为灵敏的测定，即出现一些更能反映机体内细微生物学变化的灵敏指标，而且将取代旧的指标，所以过去认为是非损害作用的，今后可能认为是损害作用。

3. 正常值和对照值

在毒理学研究中，为了确定外源性化学物质的损害作用和无损害作用，常常需要一个"正常值"作为比较。通常正常值的确定方法为，选择一群按当前的认识水平认为是"健康"或"正常"或符合某一标准的个体，进行某项指标的测定，以 $\overline{X} \pm 2SD$ 作为正常值的范围。另外，在进行试验研究时还要设立未经受试物处理的对照组，在完全一致的试验条件下与试验组进行相同指标的测定。对照组的测定值应在正常值范围内，并与试验组的结果比较，进行统计学检验。这种观察指标的数如符合下列情况之一者，即可认为超过正常范围，属于损害作用。

① 与对照组相比，差异显著（$P < 0.05$），且不在正常值范围内。

② 与对照组相比，差异显著（$P < 0.05$），但数值仍在正常值范围内。可是在停止接触受试物后，此种差异在一段时间内仍继续存在。

③ 与对照组相比，差异显著（$P < 0.05$），数值虽仍在正常值范围内，但在机体处于功能或生化应激状态下此种差异更为明显。

对于某些尚未建立正常值的指标，常把试验组与对照组的测定值进行比较，如具有统计学意义则认为出现了损害作用。总之，损害作用与非损害作用都属于生物学作用，后者经过量变达到某一数值后发生质变而转变为前者。随着科学研究的不断深入，检测技术和手段的进步，有关外源化学物质的毒作用机制在更深层次的阐明，损害作用的指标和概念将不断得到更新。

五、靶器官

外源性化学物进入机体后，对体内各器官的毒作用并不一样，往往具有选择毒性（selective toxicity），外源化学物可以直接发挥毒作用的器官就称为该物质的靶器官（target organ）。如脑是甲基汞的靶器官，肾脏是镉的靶器官。毒作用的强弱，主要取决于该物质在靶器官中的浓度。但靶器官不一定是该物质浓度最高的场所。例如铅浓集在骨中但其毒性则是由于对造血系统、神经系统等其他组织的作用所致。同样 DDT 在脂肪中的浓度最高，但并不对脂肪组织产生毒作用。在全身毒作用中常见的靶器官有神经系统、血液和造血系统、肝、肾、肺等。

毒物直接发挥毒作用的器官称为靶器官，出现毒性效应的器官称为效应器官。效应器官可以是靶器官，或不是靶器官。例如马钱子碱中毒可引起抽搐和惊厥，靶器官是中枢神经系统，效应器官是肌肉。

某个特定的器官成为毒物的靶器官可能有多种原因：①该器官的血液供应；②存在特殊的酶或生化途径；③器官的功能和在体内的解剖位置；④对特异性损伤的易感性；⑤对损伤的修复能力；⑥具有特殊的摄入系统；⑦代谢毒物的能力和活化/解毒系统平衡；⑧毒物与特殊的生物大分子结合等。

机体对外源化学物的处置是影响毒性效应的重要因素。这是因为，在靶器官内的外源化学物或其活性代谢物的浓度及持续时间决定了机体的毒性效应的性质及其强度。影响吸收、分布、代谢和排泄的各种因素和外源化学物的物理化学性质均可影响在靶器官中产生毒效应的外源化学物的量。对特定靶器官的毒性，直接取决于外源化学物与生物大分子如受体、酶、蛋白、核酸、膜脂质的作用，激活并启动了生物放大系统，靶器官和/或效应器官在生物放大系统的支配下，发生功能或形态变化，产生具体的局部毒性效应；或受到机体整合、适应和代偿等因素的影响产生整体毒效应。

六、毒效应谱

外源性化学物质与机体接触后，可引起机体的多种毒效应，包括肝、肾、肺等实质性损伤以及内分泌系统紊乱、免疫抑制、神经行为改变、出现畸胎、形成肿瘤等多种形式。效应的范围则从微小的生理生化正常值的异常改变到明显的临床中毒表现，甚至死亡。毒效应的这些性质与强度的变化构成了外源性化学物质的毒效应谱（spectrum of toxic effect）。具体可以表现为：①机体对外源化学物的负荷增加；②意义不明的生理和生化改变；③亚临床改变；④临床中毒；⑤甚至死亡。机体负荷是指在体内化学物和/或其代谢物的量及分布。亚临床改变、临床中毒、死亡属于损害作用（毒效应），毒效应谱还包括致癌、致突变和致畸胎作用。随着外源化学物异常变动程度的加强，对人体健康的影响逐渐由生理性向病理性发展，见图 2-1。

七、生物标志物

预防医学要求对外源化学物的有害作用进行早期预防、早期诊断和早期治疗，为了达到这样的目的，毒理学近年来发展了生物学标志的概念。

生物标志物（biomarker）是指各种外源性化学物质通过生物屏障并进入组织或体液对生物体系作用后所引起机体器官、细胞、亚细胞的生化、生理、免疫和遗传等任何可测定观

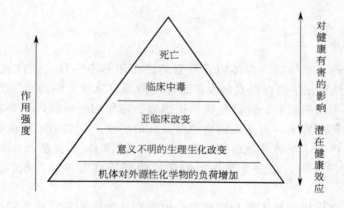

图 2-1　毒效应图谱（人体对外源化学物异常变化的反应）

测值的改变，包括进入体内的该外源性化学物质或其代谢产物的可监测指标。生物标志物是毒理学的前沿性研究，在发现低水平接触生物效应及深入探讨毒作用机制方面，均离不开生物标志物。它的研究和利用已引起国内外预防医学界的广泛关注。生物标志物在食品毒理学领域的应用同样促进了食品毒理学的发展，在阐明食品污染物接触与健康损害方面发挥了重要的作用。

　　但是由于生物标志物涉及到多种学科，提出的生物标志物种类也繁多，国内外关于生物标志物的分类方法尚未统一。1989 年美国国家科学院（NAS）按照外源化学物与机体的关系及其表现形式，以及反映暴露到疾病各个阶段的连续变化关系，将生物标志物分为暴露生物标志物、效应生物标志物和易感性生物标志物三大类（图 2-2）。

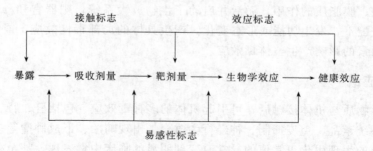

图 2-2　从暴露到健康效应的模式图和生物学标志的关系

1. 暴露生物标志物

　　暴露生物标志物（biomarker of exposure）又称接触生物标志物，是指机体内某个组织及体液中测定到的外源性物质及其代谢产物（内剂量），或外源性物质与某些靶分子或细胞相互作用的产物（生物有效剂量）。依照上述分类，广义的生物标志物应包括以下各项。

　　（1）体内剂量标志物　　体内剂量标志物是外源化学物及其代谢产物在体内可测量到的剂量标志物，是外源化学物进入人体的可靠证据，它表示被人体吸收的外源化学物的数量。相对于外环境暴露剂量来说可称为内剂量或靶剂量。内剂量的生物标志物一般容易检测，但只能定性或半定量计算可能达到靶细胞的剂量，不能确切反映与靶组织细胞相互作用的含量。在细胞、组织或体液（如血、尿、粪便、乳汁、羊水、汗液、毛发、唾液）中可直接测定的外源化学物及其代谢物的浓度。如头发中的砷、铅等金属，尿液中苯和黄曲霉毒素的代谢物及其他致突变物。

苯只有经代谢活化后才能行使其致毒、致癌作用，因此人体接触苯后，通过机体代谢作用生成苯的各种活性代谢产物便成为接触苯后不同的内剂量标志物，如反式黏糠酸（*trans-trans*-muconic acid，t,t-MA）和苯巯基尿酸（S-phenyl morcapturic acid，S-PMA），可反映不同水平的接触，样品多来源于血液和尿液。

（2）生物有效剂量标志物　生物有效剂量标志物是指外源化学物进入体内后，能与靶组织细胞内 DNA 或蛋白质产生相互作用的外源性物质或其反应产物。这种标志物不仅可从靶细胞及其周围组织中测量到，有时也可从替代物如血液中测量到。目前对生物学有效剂量的标志物的检测与应用存在很多局限。

在生物有效剂量标志物中，迄今已发现各种烷化剂、多环芳烃、芳香胺和黄曲霉毒素等多种致癌物和突变剂可导致加合物的形成（表 2-1）。蛋白质加合物目前在人群中应用的主要有芳香胺、多环芳烃、黄曲霉毒素、溴化甲烷、环氧丙烷、乙烯、丁二烯、苯乙烯、氯乙烯、苯等 20 余种毒物的血红蛋白加合物。其次还有黄曲霉毒素的白蛋白加合物。黄曲霉毒素（AF）主要有 AFB1、AFB2、AFG1、AFG2、AFM1 和 AFM2 等，其中 AFB1 的致癌作用最强，靶器官为肝脏。在多个动物试验中已观察到 AFB1-DNA 和血 AFB1-血白蛋白加合物的形成。研究表明，尿中 AFB-N^7-鸟嘌呤与 AFB1 摄入量有很好的相关。因此测量尿中 AFB-N^7-鸟嘌呤水平可很好地反映肝脏组织细胞 DNA 受损的程度及 AFB1 致肝癌危险性。

表 2-1　生物有效剂量标志物

生物有效剂量标志物	食品暴露物质	生 物 材 料
DNA 加合物	多种烷化剂、苯并[a]芘	外周血淋巴细胞
血红蛋白加合物	环氧乙烷	红细胞
黄曲霉毒素-N^7-鸟苷加合物	黄曲霉毒素	尿液
顺铂-DNA 加合物	各种烷化剂	肿瘤化疗病人白细胞
O^6-甲基脱氧鸟苷	亚硝胺	胃肠道黏膜细胞
8-羟基脱氧鸟苷	辐射等形式的氧化应激	尿液

2. 效应生物标志物

效应生物标志物（biomarker of effect）是指在一定的暴露物的作用下，机体产生相应的可测定的生化、生理的变化或者其他病理方面的改变。可以反映与不同靶剂量的化学物质或其代谢产物有关的对健康有害的效应，表现为确定的或潜在的健康损害或疾病。

效应生物标志物可反映出结合到靶细胞的外源化学物及其代谢产物的持续作用，进一步引起细胞与组织的生物学或生物化学的变化。这些变化主要发生在细胞的特定部位，尤其是在基因的某些特定序列。常常引起机体某些不可逆转性的生物学效应。在效应生物标志物中出现比较多的是细胞遗传标志物。

效应生物标志物包括早期效应的生物标志物（biomarker of early biological effect）、细胞结构和功能改变的效应生物标志物（biomarker of altered structure/function effect）和疾病效应标志物（biomarker of disease effect）三类。分别提示与不同靶剂量的外源化学物或其代谢物有关联的对健康有害效应的信息。

① 早期效应的分子生物标志物。主要用于反映外源化学物与细胞相互作用后在分子水平上的变化早期效应。如 DNA 的氧化损伤，DNA 链断裂等。

② 细胞结构和功能改变的效应生物标志物。可反映外源化学物与细胞相互作用后的形态或功能改变。如肝损害时血清谷胱甘肽-S-转移酶（GST）和丙氨酸氨基转移酶（ALT）

和乳酸脱氢酶（LDH）活性的升高，心肌损害时谷草转氨酶（SGOT）和肌酐激酶活性升高，有机磷农药中毒时胆碱酯酶活性抑制。同时包括一些基因的异常表达，如癌胚抗原、肿瘤生长因子（TGF-B）等。

③ 疾病效应标志物。其是从暴露到疾病整个过程中的最后一组标志物，这一类标志物常常是为了疾病筛选而提出的。这一类标志物与机体亚临床或临床症状出现密切相关，是机体疾病的反映（表2-2）。

表 2-2　亚临床疾病的效应生物标志物

效应生物标志物	疾　　病	效应生物标志物	疾　　病
血清甲胎蛋白 癌胚抗原	肝癌、胃肠道疾病、胎儿神经管缺失 胃肠道癌、其他胃肠道疾病	肿瘤特异性抗原 血清谷草转氨酶	各种癌症 心肌梗死

3. 易感性生物标志物

易感性生物标志物（biomarker of susceptibility）是指个体暴露于某种特定的外源化学物时，由于其先天遗传性或后天获得性缺陷而反映出其反应能力的一类生物标志物。

在外源化学物与机体的相互作用过程中，机体因素是很重要的。性质与剂量相同的外源化学物对不同的个体可出现迥然不同的反应，这取决于受作用个体的易感性。易感性生物标志物虽然不包括在暴露效应（疾病）关系链中，但在暴露效应关系中的每一步都起到了重要作用，其是决定疾病是否发生的主要因素。这类生物标志物是在暴露之前就已存在的遗传性或获得性的可测量指标，决定着因暴露而容易导致疾病的发生的可能性。易感性生物学标志可用以筛检易感人群，保护高危人群。

一些细胞的恶性转化需要两次或两次以上的突变。第一次突变可能发生在生殖细胞或由父母遗传得来，为合子前突变，也可能发生在体细胞；第二次突变则均发生在体细胞本身。成视网膜细胞瘤是一个典型例子。遗传型视网膜母细胞瘤患者出生时 Rb 基因的一个等位基因由于生殖细胞突变而丧失功能，出生后如视网膜母细胞中另一个等位基因发生了体细胞突变，这个细胞就会转化为肿瘤细胞。

再如患有着色性干皮病的个体暴露于紫外线发生皮肤癌的危险性增高，是因为他们缺乏DNA 修饰蛋白。遗传决定的易感性因素大部分是稳定的，而获得性易感性因素如年龄、生理变化、膳食、生活方式则随环境与时间的变化导致易感程度的变化。

通过动物体内试验和体外试验研究生物学标志并推广到人体和人群研究，生物学标志可能成为评价外源化学物对人体健康状况影响的有力工具。接触标志用于人群可定量确定个体的暴露水平；效应标志可将人体暴露与环境引起的疾病联系起来，可用于确定剂量-反应关系并有助于在高剂量暴露下获得的动物实验资料外推至人群低剂量暴露的危险度；易感性标志可鉴定易感个体和易感人群，应在危险度评价和危险度管理中予以充分考虑。

●● 第二节　剂量、剂量-量（质）反应关系 ●●

一、剂量、量反应与质反应

1. 剂量

剂量（dose）是决定外源性化学物质对机体造成损害作用的最主要因素。当外源性化学物质进入动物机体达到一定的剂量时，才能引起毒作用效应。引起某一毒作用效应的剂量愈小，表示毒性愈大，毒性大小与中毒剂量或致死剂量呈反比。

在毒理学中剂量的概念有以下多种。

（1）接触剂量（exposure dose） 又称外剂量（external dose），是机体接触外源性化学物质的量或在实验中给予机体受试物的含量。

（2）内剂量（internal dose） 又称体内负荷（body burden），是通过各种途径被吸收进入体内血循环的外源性化学物质及其代谢产物的含量。例如，血铅和血镉浓度可分别作为铅和镉的内剂量。

（3）生物有效剂量（biological effective dose） 又称靶剂量（target organ dose），是到达体内的特定效应部位（组织、细胞和分子）并与其相互作用的外源性化学物质及其代谢物质的含量。

虽然外源性化学物质对机体的损害作用主要取决于被吸收的量或在体液和靶器官中的量，但要准确测定体内外源性化学物质的含量十分复杂，所以通常所谓的剂量是指外源性化学物质的接触剂量或给予受试物的量。表示剂的单位为 mg/kg 体重，如果是接触空气和水中的污染物，也可用 mg/m^3 或 mg/L 表示。

当一种外源性化学物质经由不同的途径（如胃肠道、呼吸道、皮肤、注射等）与动物机体接触时，其吸收量和吸收速率各不相同，因此在提及剂量时，必须说明染毒途径。除静脉注射外，其他染毒途径均需考虑该化学物的吸收系数，即吸收进入血液的量与染毒量之比。

2. 量反应与质反应

在毒理学研究中，外源化学物与动物机体接触后引起的有害生物学改变，称作毒反应亦称毒作用。动物机体对化学毒物的生物学效应有量反应和质反应两大类。

（1）量反应 量反应（graded response）也称效应（effect），是指一类生物学改变可以用计量方式来表达其强度的毒作用。其有强度和性质的差别，可以被定量测定，而且所得的资料是连续性的。如有机磷农药抑制血中乙酰胆碱酯酶和羧酸酯酶的活性，其抑制程度可用酶活性单位 x 的测定值表示。氯霉素能抑制动物的造血机能，使血中的红细胞数量下降了 x 个$/mm^3$。

量反应仅涉及个体，即一个人或一个动物。

（2）质反应 质反应（quantal response）亦称反应（response），是指接触一定剂量的外源化学物质后，引起出现某种生物学改变并达到一定强度的个体数量在反应一个群体中所含的比率。这类质效应没有强度的差别，不能以具体的数值来表示，只有两种可能性，即发生与不发生。常以"阴性或阳性"、"有或无"来表示，如死亡或存活、中毒或未中毒等。

质反应涉及群体，即一组动物或一组人群。一般以百分比或比值来表示。如死亡率、发病率、阳性率以及肿瘤发生率等。

如某食物中毒，吃该食品的 120 人中，有 60 人出现呕吐、腹泻的症状，3 人中毒死亡，则该食物中毒的发生率为 50%，死亡率为 2.5%。此百分率即为质反应。

在一定的条件下，量效应可以转换成质效应。如把血液中转氨酶的活性单位大于或等于80 单位时诊断为肝损伤的指标，低于此值则为肝功能正常，这样以该值为界，即可将量效应转换为质效应。

二、剂量-量（质）反应关系

1. 剂量-量反应关系

剂量-量反应关系（dose-graded response relationship）表示化学毒物的剂量与个体或群

体中发生的量效应强度之间的关系。如空气中的 CO 浓度增加导致红细胞中碳氧血红蛋白含量随之升高；血液中铅浓度增加引起 δ-氨基酮戊酸脱水酶（ALAD）的活性相应下降，都是表示剂量-效应关系的实例。

2. 剂量-质反应关系

剂量-质反应关系（dose-quantal response relationship）表示化学毒物的剂量与某一群体中质效应的发生率之间的关系。如在急性毒性实验中，随着亚硝酸盐的浓度增高，各试验组的小鼠死亡率也相应增高，表明二者之间存在剂量-质反应关系。

"剂量-量反应关系"和"剂量-质反应关系"是毒理学的重要概念，也是毒理学所有分支领域的最基本的研究内容。有时两者可以通用，统称为剂量-反应关系，用来表示外源性化学物质作用于生物体时的剂量与所引起的生物学效应的强度或发生率之间的关系。

机体内出现某种损害作用，如果肯定是由某种外源性化学物质所引起的，一般来说就应存在明确的剂量-反应关系。即外源性化学物质的剂量越大，所产生的量效应的强度应该越大，或出现的质效应发生率应该越高。它反映毒性效应和接触特征这两个毒理学研究中最重要的方面。所以，剂量-反应关系是毒理学研究的核心，因为安全性评价或各种允许量标准的制订主要建立在剂量-反应关系上，只有剂量-反应关系的研究成果才能用于评价对人类的安全性。

三、剂量-反应关系曲线

1. 剂量-反应关系曲线的形式

剂量-反应关系可用曲线表示。把外源性化学物质接触或给予的剂量作为横坐标（自变量），以表示量反应的生物体毒性效应强度的计量单位或表示质反应的百分率或比值为纵坐标（因变量）绘制散点图，所得到的一条曲线即剂量-反应关系曲线。由于不同化学物质在不同接触条件下产生的效应或反应类型有所差异，剂量-反应关系可以是直线关系，也可以是各种曲线，但以后者更常见，主要有以下几种类型。

（1）对数曲线 [图 2-3 中曲线 A] 也称抛物曲线，许多外源性化学物质的剂量-反应关系呈现一条先陡峭后平缓的曲线。即在曲线前段，随着剂量的增加，效应或反应率的变化迅速；但在曲线后段，则变化相对缓慢，类似数学上的对数曲线。因为它是一种对数曲线，所以只要把剂量换算成对数剂量就可转换成一条直线。

（2）S 形曲线 [图 2-3 中曲线 B] 在毒理学实验中，大多数外源性化学物质的剂量-反应关系曲线为 S 形曲线。又可分为非对称 S 形曲线和对称 S 形曲线两种形式。

① 不对称 S 形曲线。该曲线的两端不对称，与对称形曲线比较，在靠近横坐标左侧的一端曲线由平缓转为陡峭的距离较短，而靠近右侧的一端曲线又伸展较长，仿佛拖着一条长尾巴，故又称为长尾 S 形曲线。它表示随着剂量增加，反应率的变化呈偏态分布。此种曲线在毒理学中最为常见，这可能因为毒理学试验使用的动物数量有限，样本较小；而且，随着剂量增加，机体的变化更趋复杂，干扰因素愈多，体内自稳机制参与调节也更加明显。同时群体中存在一些耐受性较高的个体，要使群体的反应率升高，就需要更大幅度地增加剂量才能使反应率有所增加。

若将不对称 S 形曲线的剂量取对数时，则成为对称 S 形曲线。

② 对称 S 形曲线。当群体中的所有个体对某一化学物质的敏感性差异呈正态分布时，剂量与反应率之间的关系表现为对称 S 形曲线。其特点为在低剂量范围内，反应率增加较慢；当剂量继续增加时，反应率开始迅速增加；当剂量达到某一较高水平时，反应率的增加

又趋缓慢。致使相应曲线表现为先平缓，继之陡峭，最后又平缓的S形。对称S形曲线往往见于被调查或检测的样本数量足够大时，在毒理学中仍属少见。

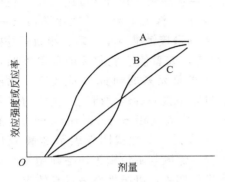

图 2-3　剂量-反应关系曲线的三种类型

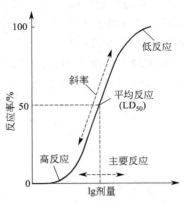

图 2-4　剂量-反应的 S 形曲线

无论是对称S形曲线还是非对称S形曲线（见图2-4），在低剂量范围内，随着剂量的增加，毒效应发生率增加较慢；在其中间部分，即反应率50%左右，斜率（slope）最大，剂量略有改变就会引起反应率较大的改变；而当剂量继续增加时，毒效应的发生率又趋向缓和。因此，毒理学中常用引起50%反应率的剂量来表示化学物质的毒性大小。如半数致死剂量（LD_{50}）、半数中毒剂量（TD_{50}）、半数效应剂量（ED_{50}）等。曲线中段斜率较陡的提示毒性较高，较平坦的提示毒性较温和。

（3）直线形［图2-3中曲线C］　在这种剂量-反应关系曲线中，外源性化学物质剂量的变化与效应的强度或反应率的改变成正比。即随着剂量的增加，效应或反应的改变也随着增强。但由于在生物体中效应的产生要受到多种因素的影响，情况十分复杂，故这种曲线关系较少见。仅在某些体外试验或离体器官试验中，在一定剂量范围内才能见到线性关系。

（4）U形曲线（图2-5）　某些生物体生理功能需要的微量元素（钴、硒、铬）和多种维生素等外源性营养物质，接触或给予剂量与个体效应程度之间的关系呈"U"形曲线。在最低剂量区域，生物体有害效应的"程度"最高，随着剂量的增加，生物体的有害效应逐步减轻。对生物体必需营养物质而言，剂量-反应曲线的这一区域常称为营养缺乏（nutrient deficiency），即因营养缺乏而引起的生物体的有害效应。当剂量增加到一定程度时，营养缺乏有害效应不再存在，机体呈自稳状态（homeostasis）。如果剂量进一步加大并超过生理需

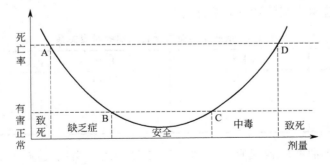

图 2-5　必需营养物质的 U 形剂量-反应关系曲线
A—致死的最低剂量；B—适合健康的最低剂量；
C—适合健康的最高剂量；D—不致死的最高剂量

要量，机体就可能出现某些与营养缺乏不同的中毒效应，若每日的摄入量超过一定量时甚至会导致死亡。例如，中国营养学会推荐人体对硒的安全摄入量为 50～200μg/d，当摄入量低于 50μg/d 可能会导致肿瘤、大骨节病和克山病的高发和免疫力的下降。当剂量增加到 50～200μg/d 时，营养缺乏有害效应不再存在；如果剂量进一步加大并超过 200μg/d 硒，机体会出现中毒效应，若每日的摄入量超过 1mg 则可能导致死亡。像大多数外源性化学物质一样，这种有害效应的程度随着剂量的增大而加重。例如，大剂量接触维生素、硒、雌激素等机体必需物质，可分别造成肝损害和出生缺陷、脑组织损害，或者使患乳腺癌的危险度明显增加。所以根据这些微量元素的剂量-反应关系，找出其对健康的安全剂量，是食品毒理学研究的主要内容。

(5) "全或无"反应（all or none response）有些毒理效应只能用全或无、阳性或阴性表示剂量-反应关系。如死亡与生存、惊厥与不惊厥等，必须用多个动物或多个实验标本进行实验，以阳性率表示其效应。

2. 剂量-反应曲线关系的转换和应用

为了通过数学的方法更加准确地计算某些重要的毒理学参数如 LD$_{50}$、可信区间以及曲线的斜率，对不同外源性化学物质的毒性参数进行比较，可以将"S"形剂量-反应曲线转化成直线。

(1) 对称 S 形曲线转换成直线 当把纵坐标的标示单位反应率改为反应频数时，对称 S 形曲线 [图 2-6(b)] 转换为呈钟形的高斯分布（Gaussian distribution）曲线 [图 2-6(c)]，由图可以看到，只有少数个体在低剂量或高剂量下发生效应，而大多数个体在中间剂量发生效应，表现为正态分布。在该分布曲线下，如以使一半受试个体出现效应的剂量为中位数剂量，并以此为准划分为若干个标准差，则在其两侧 1 个、2 个或 3 个标准差范围内分别包括了受试总体的 68.3%、95.5% 和 99.7%。将各标准差的数值均加上 5（−3～＋3 变为

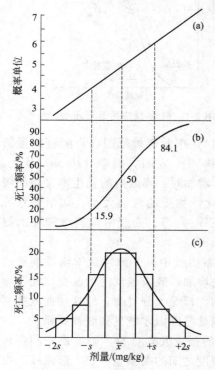

图 2-6 "S"形剂量-反应曲线
向直线的转换

2～8）即为概率单位。当纵坐标标示单位由概率单位表示时，对称 S 形曲线即转换为直线间的对应关系 [图 2-6(a)]。

概率单位与反应率之间的对应关系见表 2-3。

表 2-3 反应率与概率单位之间的对应关系

反应率/%	概率单位	反应率/%	概率单位
0.1	2	84.1	6
2.3	3	97.7	7
15.9	4	99.9	8
50.0	5		

(2) 非对称 S 形曲线转换成直线 非对称 S 形曲线，当以反应频数对应剂量作图时，所得到的是一种右侧线段向横轴延伸很长的偏态分布曲线。若要将其转换为直线，需要分两步进行。先要把横坐标的剂量单位换算为相应的对数，此时，原来的偏态分布转变为对数正态分布；然后，再把纵坐标标示改为概率单位，即可成为一条直线。

（3）应用　利用 LD_{50} 来比较不同外源化学物急性毒性大小见图 2-7。图中所示的 A、B、C、D 四种外源性化学物质，化学物 A、B、C 的剂量-反应关系曲线［已用剂量对数和死亡率（概率单位）转换成直线］的斜率相同，而 LD_{50} A＞B＞C，因此，急性毒性大小的次序为 C＞B＞A。而化学物 D 的 LD_{50} 与 C 相同，但斜率不同，D 物质的斜率比 C 大。C 物质的斜率小，比较平缓，需要有较大的剂量变化才能引起明显的死亡率的改变。当物质 D 染毒剂量稍增加时，其死亡率明显上升，所以尽管二者 LD_{50} 值相同，但 D 化学物质的实际危险性比 C 大。可见在低于 LD_{50} 的剂量时急性毒性C＞D，即在低于 LD_{50} 的剂量时化学物 C 引起实验动物的死亡率高于化学物 D。由此可见，在较低剂量时，斜率小的化学物质危险性较大，而在较高剂量时，斜率大的物质危险性较大。

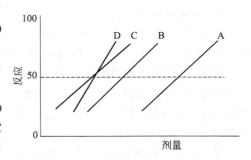

图 2-7　化学物质毒性的比较

第三节　表示毒性的常用参数

一、致死剂量

致死剂量（lethal dose，LD）是指某种外源化学物引起机体死亡的剂量。一般用 mg/kg 体重表示，如化学物存在于空气或水体中，则叫致死浓度（lethal concentration，LC），用 mg/m^3 或 mg/L 表示。在一个群体中，个体死亡的多少有较大程度的差别，所需的剂量也不一致，因此致死剂量有下列不同概念。

1. 绝对致死剂量

绝对致死剂量（absolute lethal dose，LD_{100}）是指外源性化学物引起一群受试动物个体全部死亡所需要的最低剂量。如降低剂量，就会有受试动物存活者。

"一群"的观念较广，可能包括 10 个、20 个、100 个甚至更多的个体。由于在一个动物群体中有个体差异的存在，受试群体中总是有少数高耐受性或高敏感性的个体，故 LD_{100} 作为评价化学毒物毒性大小常有很大的波动性。因此，一般不把 LD_{100} 作为评价化学物毒性大小或对不同化学毒物的毒性进行比较的指标。

2. 最小致死量

最小致死量（minimum lethal dose，MLD 或 LD_{01}）是指外源化学物使受试动物一个群体中仅引起个别动物出现死亡的剂量。从理论上讲，低于此剂量不能使动物出现死亡。

3. 最大耐受量

最大耐受量（maximal tolerance dose，MTD 或 LD_0）是指外源化学物在一个动物群体中不引起受试动物死亡的最高剂量。与 LD_{100} 的情况相似，LD_0 受个体差异的影响存在很大的波动性。从理论上讲 MLD 和 LD_0 是两个无限接近的剂量，如果低于 MLD 就是 LD_0，高于 LD_0 就是 MLD。

绝对致死量、最小致死量和最大耐受量，这些参数都是在致死毒性试验中直接观察所得的数值。由于易受个别动物感受性波动的影响，故已很少用于衡量毒性。其中，MTD 常在急性致死毒性以外的试验中作为设计最大剂量的参考数值。

4. 半数致死量

半数致死量（half lethal dose, LD_{50}）与半数致死浓度（median lethal concentration, LC_{50}）简称 LD_{50} 与 LC_{50}，是指经过一定途径给予受试物后，能使一群受试动物个体死亡 50% 所需的剂量，该剂量为经过统计得出的估计值，也称致死中量（median lethal dose）。当观察指标为效应时，改称为半数效应量（50% effective dose, ED_{50}）。LD_{50} 这个概念是 1927 年由 Trevan 提出的一种带有置信限估计的中介值，是反映外源性化学物质毒效应的上限指标。

表示 LD_{50} 的单位为每千克体重所摄入受试物质的质量（mg，g）或体积（mL），即 mg/kg 体重、g/kg 体重或 mL/kg 体重。例如滴滴涕（DDT）的 LD_{50} 为 300mg/kg 体重（大鼠、经口）。

LD_{50}（LC_{50}）值代表受试群体感受性的平均情况，位于剂量-反应关系 S 形曲线的中央。因此，它不受两端个别动物感受性特高或特低的影响。此处曲线的坡度最大，因而灵敏性高；其附近的线段又几乎成直线，所以稳定性好。死亡是一个能够准确观察且简便的观察指标，因而 LD_{50} 是最早和最常用的毒性参数，特别是常用于评价外源化学物急性毒性大小最主要的参数，也是对不同化学物进行急性毒性分级的基础标准。外源化学物毒性大小与 LD_{50} 呈反比，即毒性愈大，LD_{50} 的值愈小，反之，LD_{50} 的值愈大（见表2-4）。

表 2-4　不同化学物半数致死量（LD_{50}）的比较

物质名称	动物	途径	LD_{50}/(mg/kg)
乙醇	小鼠	经口	10000
乙醇	大鼠	经口	10810
氯化钠	小鼠	腹腔注射	4000
硫酸钠	大鼠	经口	1500
硫酸吗啡	大鼠	经口	900
苯巴比妥钠	大鼠	经口	150
DDT	大鼠	经口	100
硫酸番木鳖碱	大鼠	腹腔注射	2
尼古丁	大鼠	腹腔注射	1
河豚毒素	大鼠	腹腔注射	0.1
二噁英	豚鼠	腹腔注射	0.001
肉毒毒素	大鼠	腹腔注射	0.00001

LD_{50}（LC_{50}）值是一个统计量，它受实验动物及实验环境、条件等各种因素影响，也与试验操作者熟练程度有关。因此，在比较不同的外来化学物之间的 LD_{50} 时，或者比较同一个化学物质各实验室所求出的 LD_{50} 时，要注意试验条件的同一性以及量概念上的等效性。即使如此，由于求一个外来化学物的 LD_{50} 所使用的实验动物数量毕竟只能取得同一品系动物整体中很小一部分，同一品系实验动物这一群体与另一群体也会存在抽样误差，所以往往同一个外来化学物对同一品系实验动物、相同接触途径的 LD_{50} 值在重复测定时也会有一定差别（甚至可有 2～3 倍的被动）。

同时，虽然所用的测定 LD_{50} 的各种方法繁简各异，但计算所得差异极小。因此，人们纷纷选用简单方便的方法，尤其倾向于使用查表的方法。事实上在计算 LD_{50} 时，理应同时计算其 95% 可信区间。95% 可信区间过大，所得的 LD_{50} 即不可信。

一般来讲，对动物毒性很低的物质，对人体的毒性也很低，LD_{50} 越大表明其毒性越小，在食品使用时其安全性越高。表 2-5 所列为几种常见的食品添加剂的 LD_{50}。

表 2-5　几种常见的食品添加剂的 LD_{50}

品　名	LD_{50}/(mg/kg)	GB 2760 规定最大使用量 /(g/kg)	主　要　用　途
过氧化苯甲酰	7710	0.06	面粉处理剂
苯甲酸	2530	0.2~0.8	食品防腐剂
丁基羟基茴香醚(BHA)	2000~5000	0.2	抗氧化剂
二丁羟基甲苯(BHT)	890	0.2	抗氧化剂
亚硝酸钠	220	0.15 残留 0.05	肉制品着色剂
亚硝酸钾	200	0.15 残留 0.05	肉制品着色剂

通过表 2-5 可以看出,过氧化苯甲酰属于实际无毒类,苯甲酸属于低毒类,而肉制品常用的亚硝酸钠和亚硝酸钾以及早餐谷类所添加的营养强化剂氧化锌都属于中毒类。

LD_{50} 是一个生物学参数,受多种因素的影响,对于同一种化学物来说,不同动物种属的敏感性不同。如异氰酸甲酯对大鼠的 LD_{50} 为 69mg/kg,对小鼠则为 120mg/kg。另外,染毒途径和方式均可影响外源化学物的 LD_{50},如内吸磷对大鼠经口染毒的 LD_{50} 为 2.5mg/kg、经皮染毒的 LD_{50} 为 8.2mg/kg。因此,在表示 LD_{50} 时,必须注明试验动物的种属和染毒途径。

对于某些化学物,同一种属不同性别的动物敏感性不同,如马拉硫磷、甲基对硫磷、乙醇等对雄性动物的毒性大于雌性动物,而雌性动物对苯硫磷、对硫磷、尼古丁等的毒性反应比雄性动物敏感。对于这样的化学物应分别计算不同性别动物的 LD_{50}。此外,动物的生产和饲养条件、实验室环境、染毒时间、受试物的浓度、溶剂与助溶剂的性质,以及实验者操作技术的熟练程度均对 LD_{50} 值产生明显影响。因此,在计算 LD_{50} 时还应求出 95% 可信限,以 $LD_{50} \pm 1.96\sigma$ 表示误差范围。

二、最小有作用剂量

最小有作用剂量(minimum effect level,MEL)也称中毒阈剂量(toxic threshold level)或中毒阈值(toxic threshold value),是指在一定时间内,一种外源性化学物按一定的方式与机体接触,使某项灵敏的观察指标开始使机体产生不良效应的最低剂量。即引起超过机体自稳适应(homeostatic adoption)极限的最低剂量,从理论上讲,低于此剂量的任何剂量都不应对机体产生任何损害作用。但实际上,能否观察到化学物质造成的损害作用,在很大程度上受检测技术灵敏度和精确性、被观察指标的敏感性以及样本大小的限制。因此,所谓"阈剂量",不是"有作用"剂量或浓度,而是"观察到作用"的剂量或浓度。MEL 应确切称为观察到损害作用的最低剂量(lowest observed adverse effect level,LOAEL),或观察到作用的最低剂量(lowest observed effect level,LOEL)。同一项观察指标所测到的剂量或浓度,随着不同观察方法而有不同,随着科学的发展,新的更灵敏的指标和方法也在不断出现。因此最小有作用剂量和浓度是有一定相对性的。用不同的指标、方法观察毒作用,可以得出不同的阈剂量(见表 2-6)。

表 2-6　几种外源性化学物质不同观察指标的阈剂量　　　　　　　　　单位:mg/L

化学物质	形态学变化	临床症状	肌肉工作能力降低	条件反射变化
乙酸乙酯	7.0	3.0	1.5	0.5
对二氧乙酯	7.5	5.0	—	0.5
硝基丙烷	5.8	—	0.2	0.1
四硝基甲烷	0.1	0.1	0.003	0.003
二乙胺	3.0	2.0	2.0	0.25

阈剂量又有急性阈剂量与慢性阈剂量之分，急性阈剂量（acute threshold dose，Lim_{ac}）是与外源性化学物一次接触所得，慢性阈剂量（chronic threshold dose，Lim_{ch}）则为长期反复多次与之接触所得。通常情况下，一种外源性化学物的急性阈剂量比慢性阈剂量高，受试对象表现出的中毒症状也较为明显。

在对外源性化学物进行毒理学评价时，确定有无阈剂量并尽可能地寻求"实际阈剂量"，不仅有重要的理论价值，而且对于确定安全接触水平等具有十分重要的实际意义。

三、无作用剂量

无作用剂量又称最大无作用剂量（maximal no-effect level，MNEL），是指外源性化学物在一定时间内，按一定方式与最敏感的实验动物接触后，根据现有的知识水平，采用现代的检测方法和最灵敏的观察指标，未能观察到对机体有任何损害作用的最高剂量。与阈剂量的情况类似，损害作用能否检出主要与检测方法及样本大小有关。故使用未观察到作用的剂量（no-observed effect level，NOEL）或未观察到损害作用的剂量（no-observed adverse effect level，NOAEL）显得更为妥当。

从理论上讲，在最大无作用剂量的基础上，任何剂量的微小增加即可达到阈剂量水平。但由于受到检测手段的限制，常不能发现机体的细微异常改变。只有剂量增加到一定水平时，才能看到损害作用。故在实际工作中得到的这两个剂量之间存在一定的差距。另外，对于同一化学毒物，在使用不同种属动物、染毒方法、接触时间和观察指标时，会得到不同的最大无作用剂量和阈剂量。因此，在表示某种外源性化学物质的 LOAEL 和 NOAEL 这两个毒性参数时，应注明实验动物的种属、品系、接触途径、接触时间和观察指标。需要指出的是，对于特定毒物的最大无作用剂量与阈剂量都不是一成不变的，随着检测手段的进步和更为敏感的效应指标的发现，这两个毒性参数会逐渐得以更新。

寻求确定阈剂量和未观察到有害作用剂量，是食品毒理学和管理毒理学的重要内容和主要目的之一。食品毒理、工业毒理和环境毒理的各种卫生标准，如某种外源性化学物质的每日允许摄入量（ADI）和最高允许残留量（MRL）等，大多是以"未观察到有害作用的剂量"作为基本依据和参数来制定的。

四、中毒危险性指标

1. 致死作用带

致死作用带是指不同的致死性指标之间的比值，如 LD_{100}/LD_{50} 或 LD_{100}/MLD。致死作用带实际上反映化学物质致死剂量的离散程度，可以用剂量-反应曲线转换后的回归方程的斜率表示。致死作用带越窄，表示化学物质引起实验动物死亡的危险性越大。

2. 急性毒作用带

由于 LD_{50} 是一个统计值，它本身具有一定的波动性，同一化学物质在不同实验室用同一种方法测定的 LD_{50} 可能相差 2～3 倍，或者更多。此外 LD_{50} 仅是表示实验动物一半死亡、一半存活的一个剂量界点值，不能很好地反映急性中毒的特征，因此仅用 LD_{50} 反映急性毒性的特征是有局限性的，实际工作中还常用急性毒作用带（acute toxic effect zone，Z_{ac}）来进行急性毒性评价。急性毒作用带（Z_{ac}）是指半数致死量（LD_{50}）与急性阈剂量的比值，表示为：

$$Z_{ac} = \frac{LD_{50}}{Lim_{ac}} \tag{2-1}$$

Z_{ac} 值的大小可反映急性阈剂量（Lim_{ac}）距 LD_{50} 之间距离的宽窄，即表示引起实验动物的死亡剂量与最低毒作用剂量之间的宽窄。如果化学物的急性毒作用带 Z_{ac} 越窄，即 Z_{ac} 值越小，说明该化学物从产生可观察的损害到导致急性死亡的剂量范围窄，引起急性致死的危险性就越大；反之，则引起急性致死的危险性就越小。如为了使某些化学毒物的急性毒作用带变宽，即使 Z_{ac} 比值变大，在该化学物质里掺入具有颜色或特殊气味的物质，容易使人们引起警觉而采取有效措施避免死亡的发生。但由于测定 Lim_{ac} 时所用的观察指标不同，所求出的 Lim_{ac} 值必然不同，因而 Z_{ac} 也具有一定的波动性。

也有人提出使用 LD_{84} 和 LD_{16} 比值表示。因为 LD_{84} 和 LD_{16} 区间正好是剂量-反应关系曲线的直线部分，也是 $LD_{50} \pm 1s$（一个标准差）值（见图 2-6）

$$Z_{ac} = \frac{LD_{84}}{LD_{16}} \tag{2-2}$$

另外，还有人提出用毒物引起致死效应的剂量-反应关系得的斜率（δ）代表急性毒性作用带的宽窄来评价该化学物的危害性大小。剂量-反应关系曲线斜率可按下述公式计算。

$$\delta = \frac{1}{2} \times \left(\frac{LD_{84}}{LD_{50}} + \frac{LD_{50}}{LD_{16}} \right) \tag{2-3}$$

3. 慢性毒作用带

慢性毒作用带（chronic toxic effect zone，Z_{ch}）是指化学毒物急性阈剂量与慢性阈剂量的比值，表示为：

$$Z_{ch} = \frac{Lim_{ac}}{Lim_{ch}} \tag{2-4}$$

如果化学物的慢性毒作用带越宽，即 Z_{ch} 比值越大，说明该化学物的急性阈剂量与慢性阈剂量之间的剂量范围大，由极轻微的毒效应发展到较为明显的中毒表现之间的发生发展过程难以觉察，故发生慢性中毒的危险性越大；也表明该化学物的蓄积作用大，实验动物多次接受较低剂量（浓度）的化学物，即能产生慢性毒效应。反之，则说明发生慢性中毒的危险性小。

根据外源化学物毒作用带的大小，将化学毒物对动物和人群产生的危险性分为极度危险、高度危险、中度危险和轻度危险四级（表 2-7）。

表 2-7　外源性化学物危害性分级

项　　目	极度危害	高度危害	中度危害	轻度危害
Z_{ac}	<6	6～18	18.1～54	>54
Z_{ch}	>10	10～5	4.9～2.5	< 2.5

毒理学中的有关外源性化学物质的毒性参数之间的关系可用图 2-8——数轴图表示。

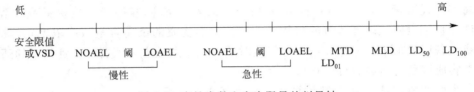

图 2-8　毒性参数和安全限量的剂量轴

第四节　安全限值

安全限值即卫生标准，是指为保护人群健康，对生活和生产环境及各种介质（空气、水、食物、土壤等）中与人群身体健康有关的各种因素（物理、化学和生物）所规定的浓度和接触时间的限制性量值，在低于此种浓度和接触时间内，根据现有的知识，不会观察到任何直接和/或间接的有害作用。也就是说，在低于此种浓度和接触时间内，对个体或群体健康的危险度是可忽略的。安全限值可以是每日容许摄入量（ADI）、可耐受摄入量（TI）、参考剂量（RfD）、参考浓度（RfC）和最高容许残留量（MRL）等。

一、每日允许摄入量

每日允许摄入量（acceptable daily intake，ADI）是指人类终生每日随同食物、饮水和空气摄入某种外源化学物质而对健康不引起任何可观察到损害作用的剂量。ADI 是 WHO 提出的，根据"未观察到有害作用剂量"来制订的安全参数。以每千克体重可摄入的量表示，即 mg/kg 体重。

由于人和动物的敏感性不同、人群中的个体差异较大以及用有限的实验动物数据外推到大量的接触人群等因素，在制定人群接触的卫生标准时，把动物实验数值换算为人类的数值时，需要有安全系数（safety factor）。安全系数是根据未观察到有害作用剂量（NOAEL）计算日容许摄入量（ADI）时所用的系数，即将 NOAEL 除以一定的系数得出 ADI。所用的系数的值取决于受试物毒作用的性质，受试物应用的范围和用量，适用的人群，以及毒理学数据的质量等因素。

对车间内接触的化学品如敌敌畏，一般采用安全系数<10；对毒作用带窄的，采用的安全系数>10，如印度博帕尔市异氰酸甲酯中毒事件中，人们接触到的异氰酸甲酯毒作用带很窄，安全系数为 100。食品采用的标准一般都比较严格，从"未观察到有害作用剂量"外推到用于人的 ADI，需要除以安全系数 100 计算获得。可以理解为种间差异与个体差异各为 10，则 $10 \times 10 = 100$。但根据毒性资料，100 倍的安全系数只是一个估计值，并不十分精确，可因各类环境标准而异，目前缺乏统一的意见，很大程度上是凭经验的，可供选用的范围也很大，WHO 专家委员会曾建议可在 10~2000 范围内选用。

$$ADI(\text{mg/kg 人体重}) = \frac{NOAEL(\text{mg/kg 动物体重})}{\text{安全系数}} \qquad (2\text{-}5)$$

例如某食品添加剂对动物未观察到有害作用的剂量（NOAEL）为 5mg/kg，则此添加剂的人体 ADI 为 $5 \div 100 = 0.05$mg/kg。如果一般成人体重以 60kg 计，则此食品添加剂的成人最高摄入量每日不应超过 $0.05 \times 60 = 3$mg/(d·人)。

二、最高容许残留量

最高容许残留量（maximum residue limit，MRL）简称容许量，也称最高残留限量，是指允许在食物表面或内部残留的药物或外源性化学物质的最高含量（或浓度）。具体是指在屠宰或收获以及加工、储存和销售等特定时期内，直到被人体消费时，食物中的药物或外源性化学物质残留的最高容许含量或浓度。

最高容许残留量是根据 ADI 计算的，其计算公式如下。

$$MRL = \frac{ADI[\text{mg/(kg 体重·d)}] \times \text{体重(kg)}}{\text{人每日食物摄入量(kg)} \times \text{食物系数}} \qquad (2\text{-}6)$$

式中，食物系数是指待定食物占食物总量的百分率。

表 2-8 给出了几种食品防腐剂的相关安全参数。

表 2-8　食品防腐剂的最大使用量和安全参数

食品添加剂（代码）	使用范围	最大使用量/(g/kg)	ADI/[mg/kg(bw)]	LD₅₀大鼠口服/[mg/kg(bw)]	备注
苯甲酸(17.001)	碳酸饮料	0.2	0～5.0（苯甲酸及其盐的总量，以苯甲酸计）(FAO/WHO,1994)	2530,低毒	以苯甲酸计,塑料桶装浓缩果蔬汁不得超过 2g/kg,苯甲酸和苯甲酸钠同时使用时,以苯甲酸计,不得超过最大使用量
	低盐酱菜、酱类、蜜饯	0.5			
	葡萄酒、果酒、软糖	0.8			
苯甲酸钠(17.002)	酱油、食醋、果酱(不包括罐头)、果汁(味)型饮料	1.0			
	食品工业用塑料桶装浓缩果蔬汁	2.0			
山梨酸钾(17.004)	葡萄酒、果酒	0.6	0～0.2 (FAO/WHO,1994)	2400～3000,低毒	
	酱油、食醋、果酱、氢化植物油、软糖、鱼干制品、即食豆制食品、糕点、馅、面包、蛋糕、月饼、即食海蜇、乳酸菌饮料	1.0			
	食品工业用塑料桶装浓缩果蔬汁	2.0			
十二烷基二甲基苄基溴化铵(新洁尔灭)(17.026)	果、蔬保鲜	0.07		15.0mL/L(96h);无蓄毒性,实际无毒	
稳定态二氧化氯(17.028)	果、蔬保鲜	0.01	0～30 (FAO/WHO,1994)	2500,低毒(2g/100mL 稳定态二氧化氯)	
	鱼类加工	0.05（水溶液）			
2,4-二氯苯氧乙酸(17.027)	果、蔬保鲜	0.01	0.3	375,中等毒	残留量≤2.0mg/kg
乳酸链球菌素(17.019)	罐头、植物蛋白饮料	0.2	0～33000IU/kg(bw) (FAO/WHO,1994)	14.7g/kg(bw)(雄性);口服6.81g/kg(bw)(雌性),实际无毒	对乳酸链球菌的微生物毒性研究表明,无微生物毒性或致病作用,其安全性很高
	乳制品、肉制品	0.5			
	酱油、食醋、果酱、氢化植物油、软糖、鱼干制品、即食豆制食品、糕点、馅、面包、蛋糕、月饼、即食海蜇、乳酸菌饮料	1.0			
那他霉素	用于乳酪、肉制品(肉汤、西式火腿)、广式月饼、糕点表面、果汁原浆表面、易发霉食品	200～300mg/L	无毒性作用水平人口服 3 (FAO/WHO,1994)。本品不能由动物或人的胃肠道吸收	2730(雄性),低毒	残留量小于 10mg/kg

从表 2-8 可以看出，十二烷基二甲基苄基溴化铵（新洁尔灭）、乳酸链球菌素属于实际无毒类，苯甲酸、山梨酸、稳定态二氧化氯属于低毒类，2,4-二氯苯氧乙酸属于中毒类。

三、参考剂量（浓度）

参考剂量（浓度）是美国环境保护局（EPA）对非致癌物质进行危险性评价提出的概念。参考剂量（reference dose，RfD）和参考浓度（reference concentration，RfC）是指一种日平均剂量和估计值。人群（包括敏感亚群）终身暴露于该水平时，预期在一生中发生非致癌（或非致突变）性有害效应的危险度很低，在实际上是不可检出的。

RfD 和 RfC 是根据试验中可获得的 NOAEL 和 LOAEL 两个具体参数值计算而来的，即

$$RfD = NOAEL(或 LOAEL)/SF \times MF \tag{2-7}$$

式中，SF 表示安全系数；MF 表示修正系数。

安全系数（safety factor，SF）是根据所得的未观察到损害作用的剂量（NOAEL）提出安全限值时，为解决由动物实验资料外推至人的不确定因素及人群毒性资料本身所包含的不确定因素而设置的转换系数。安全系数一般采用 100，也即认为安全系数 100 是物种间差异（10）和个体间差异（10）两个安全系数的乘积。

四、基准剂量

由于 NOAEL 只取整个实验结果中的一项数据资料，且受实验设计所给予的具体剂量影响，求得 NOAEL 这个剂量时在设计上存在随机性。在毒理学实验中用 LOAEL 和 NOAEL 表示，现已发现其有不足之处。目前，毒理学界已提倡以基准剂量（benchmark dose，BMD）代替 NOAEL，其方法是将按剂量梯度设计的动物试验结果以最适当的模型计算描述剂量-反应关系，求得 5% 阳性效应反应剂量的 95% 可信区间下限值，即为 BMD。这种方法和结果来自整个试验的结果，而且也考虑了试验组数、每组实验动物数目，以及观察终点的离散程度，所得结果的可靠性、准确性好。此参数最初开始在发育毒理研究中应用，现已逐步推广到其他范畴，特别是推广应用到人群健康效应的流行病学调研资料的研究。

【复习思考题】

1. 毒理学中主要的毒性参数有哪些？试述描述毒物毒性常用指标及意义。
2. 为什么把毒效应谱看作为连续谱？
3. 损害作用的特点是什么？
4. 简述剂量-反应关系的概念及主要曲线类型。
5. 绘制一条典型的剂量-反应曲线。标出阈值和饱和度。标出二者轴线。
6. 一个剂量-反应曲线能告诉毒理学者怎样的信息？
7. 阈剂量的定义是什么？
8. 试述慢性毒作用带的定义及意义。
9. NOEL、NOAEL、LOEL 和 LOAEL 之间的区别是什么？
10. 生物学标志有哪几类？
11. 剂量-反应关系曲线主要有哪几种类型及意义如何？

第三章 外源化学物的生物转运

●● 第一节 概 述 ●●

外源化学物与机体接触后，一般都要经过吸收、分布、代谢和排泄4个过程。外源化学物从机体接触部位进入血液的过程称为吸收；通过血流分散到全身组织细胞中为分布；在组织细胞内经酶的催化发生化学结构与性质变化的过程为代谢转化或生物转化；最后外源化学物及其代谢产物通过排泄过程离开机体。外源化学物和机体之间的相互作用从机体接触外源化学物开始，经过吸收（absorption）→分布（distribution）→生物转化即代谢（metabolism）→排泄（excretion）过程，即是机体对化学物进行一系列处置（disposition）的过程。外源化学物在体内的动态变化过程（图3-1）统称为毒物动力学（毒动学，toxicokinetics），主要发生变化的参数有质和量两方面。毒物动力学常被写成ADME过程，就是使用了吸收、分布、代谢和排泄四个英文词的字头。而毒物动力学中外源化学物的吸收、分布和排泄的过程称为生物转运（biotransportation），即为外源化学物在体内量改变的过程。外源化学物经酶催化后化学结构发生改变的代谢过程也称为生物转化（biotransformation），即为外源化学物在体内质改变的过程。

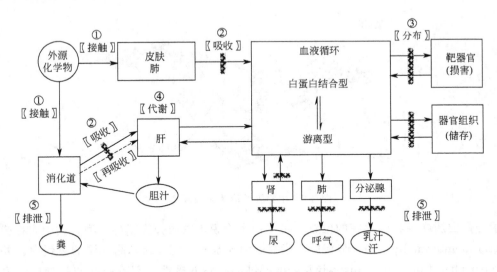

图3-1 外源化学物在体内的动态变化过程

毒动学和毒效学是在毒物与机体相互作用过程中发生的两个侧面，毒动学是研究机体对化学物的作用，毒效学（toxicodynamics）是研究化学物对机体的作用。毒动学是影响毒效的重要因素。通常，毒效的发生和强弱取决于毒物本身或活性代谢产物在靶部位的浓度和持续时间。

另一方面，毒动学又受到化学物本身的理化性质、机体因素和环境因素的综合影响，最终决定了毒性的表现。了解毒物动力学规律对于掌握化学物的毒性是极其重要的。在学习食品毒理学时，不要将毒动学和毒作用分割开来，要将两者作为一个整体来认识和理解。

●● 第二节　生物转运和生物膜 ●●●

一、生物膜

生物膜（biological membrane）是包裹在细胞表面的一层薄膜，也称质膜，厚度约 6～10nm，是一个具有特殊结构和功能的选择性通透膜。它主要发挥能量转换、物质运送、信息识别与传递的作用。生物膜也可能是外源化学物毒作用的靶，如二氧化硅颗粒可以改变细胞膜蛋白的空间构象和脂质的流动性等。膜毒理学研究外源化学物对生物膜的毒作用及其机制。

生物膜是一种可塑的、具有流动性的、脂质与蛋白镶嵌的双层结构（图 3-2）。其化学成分主要是蛋白质和磷脂。膜的基质是极性脂质，主要包括磷脂、胆固醇和糖脂。其分子形态包括一个亲水性的极性头部和疏水性的脂肪酰链尾部。这种两亲性特性维持了膜结构的稳定性。生物膜中的脂双层在结构和功能上都表现出不对称性。生物膜的脂质组成种类繁多，而且还包含一定数量的胆固醇，所以"相"的类别多而复杂。生物膜所具有的各种功能，在很大程度上决定于膜内所含的蛋白质，一般来说，膜中蛋白质越多，其功能越复杂和多样化；细胞和周围环境之间的物质、能量和信息的交换，大多与细胞膜上的蛋白质有关。

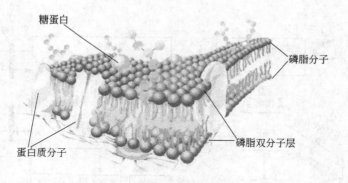

图 3-2　生物膜的流体镶嵌模型

根据蛋白质在生物膜存在的位置，可以把生物膜蛋白质分为三种类型。其中内在膜蛋白（integral membrane protein）是指插入脂双层的疏水核和完全跨越脂双层的膜蛋白；外周膜蛋白（peripheral membrane protein）一般通过与膜脂的极性头部或内在的膜蛋白的离子相互作用和形成氢键与膜的内或外表面弱结合的膜蛋白；通道蛋白（channel protein）是带有中央水相通道的内在膜蛋白，它可以使大小适合的离子或分子从膜的任一方向穿过膜。

细胞膜蛋白质就其功能可分为以下几类：一类是能识别各种物质，在一定条件下有选择地使其通过细胞膜的蛋白质如通道蛋白；另一类是分布在细胞膜表面，能"辨认"和接受细胞环境中特异的化学性刺激的蛋白质，统称为受体；还有一大类膜蛋白质属于膜内酶类，种类甚多；此外，膜蛋白质还可以是和免疫功能有关的物质。总之，不同细胞都有它特有的膜蛋白质，这是决定细胞在功能上的特异性的重要因素。一个进行着新陈代谢的活细胞，不断有各种各样的物质（从离子和小分子物质到蛋白质大分子，以及团块性物质或液体）进出细胞，包括各种供能物质、合成新物质的原料、中间代谢产物、代谢终产物、维生素、氧和CO_2等，它们都与膜上的特定的蛋白质有关。

生物膜在结构上有以下三个特点与外源化学物转运密切相关。

① 生物膜双层结构的主要成分为各种脂质，其熔点低于正常体温，在正常情况下维持生物膜为可流动的液体状态。这种脂质成分对于水溶性化学物具有屏障作用。

② 镶嵌在脂质中的蛋白成分可以起到载体和特殊通道作用，使某些水溶性化学物得以通过生物膜。

③ 生物膜上分布有很多直径为 $2\sim4\text{Å}$❶ 微孔，它们是某些水溶性小分子化学物的通道。

二、被动吸收

被动吸收，也叫被动运送（passive transport），是指物质从高浓度一侧顺浓度梯度的方向通过膜运送到低浓度一侧的过程，这是一个不需要外界供给能量的自发过程。

1. 简单扩散

简单扩散（simple diffusion）是大多数外源性化学物的主要转运方式。外源化学物大部分是具有一定脂溶性的大分子有机化学物，可首先溶解于膜的脂质成分而后扩散到另一侧。简单扩散过程可受下列因素的影响。

（1）生物膜两侧的浓度差　浓度差越大，扩散越快。如氧的气体分子由肺泡及毛细血管进入血液和 CO_2 由血液进入肺泡细胞的过程，主要靠浓度差起作用。

（2）外源化学物在脂质中的溶解度　溶解度可用脂/水分配系数（lipid/water partition coefficient）表示，即一种物质在脂相和水相的分配已达到平衡状态时的分配率比值。脂/水分配系数越大，越容易在脂肪中溶解，也越易透过生物膜。但由于生物膜中还含有水相，在生物转运过程中，外源化学物既要透过脂相，也要透过水相，因此脂/水分配系数在 1 左右者，更易进行简单扩散。如果一种化学物在水相中的溶解度极低，即使其脂/水分配系数较高，其简单扩散过程也要受到影响，例如磷脂是脂溶性的，但在水中溶解度低，故不易进行简单扩散，几乎不存在细胞能直接吸收磷脂；而乙醇既是脂溶性的，而且在水中也有较高的溶解度，所以其容易以简单扩散方式透过许多生物膜（胃肠道、肝脏和中枢神经系统等）。

（3）外源化学物的电离状态　化学物分子在水溶液中分解成为带电荷离子的过程称为电离。离子型的化学物极性大，脂溶性小，不易透过生物膜的脂质结构区；非离子型的化学物极性小，脂溶性大，容易透过生物膜的脂质结构区。化学物的电离状态既受其本身电离常数（电离部分与未电离部分平衡时的常数）的影响，也受其所在溶液 pH 的影响。弱酸性化学物在酸性介质中非离子型多，在碱性介质中离子型多；弱碱性化学物在酸性介质中离子型多，而在碱性介质中非离子型多。

这一关系可用下式表示。

弱酸性化学物：$pK_a - pH = \lg\dfrac{[\text{非离子型}]}{[\text{离子型}]}$

弱碱性化学物：$pK_a - pH = \lg\dfrac{[\text{离子型}]}{[\text{非离子型}]}$

---

❶ $1\text{Å} = 10^{-10}\text{m} = 0.1\text{nm}$。

pK_a 是化学物在溶液中 50% 离子化的 pH 值，为化学物固有定值。例如：在 pH＝1 的介质中，苯甲酸完全不电离，最易透过生物膜，pH＝4 则 50% 离解；在 pH＝7 的介质中完全电离，不能透过生物膜。

2. 滤过

滤过（filtration）是水溶性物质随同水分子经生物膜上的孔状结构而透过生物膜的过程。凡分子大小和电荷与膜上孔状结构相适应的溶质皆可滤过转运，转运的动力为生物膜两侧的流体静压梯度差和渗透压差。此种孔状结构为亲水性孔道，不同组织生物膜孔道的直径不同。毛细管和肾小球的膜上具有较大的孔道直径，约为 70nm，可透过相对分子质量小于 60000 的分子。肠道上皮细胞和肥大细胞膜上孔道直径较小，约为 0.4nm，相对分子质量小于 200 的化学物方可通过。一般细胞孔道直径在 4nm 以下，所以除水分子可以通过外，有些无机离子和有机离子等外源化学物亦可滤过。

三、特殊转运

特殊转运指有一定的载体，具有较强的专一性，有一定的选择性和主动性，生物膜主动选择某种机体需要或由机体排出的物质进行的转运。特殊转运分主动转运和促进扩散。

1. 主动转运

主动转运（active transport）的主要特点是可逆浓度梯度进行转运，转运过程需要消耗能量。能量来自细胞代谢活动所产生的代谢能（ATP）的释放。主动转运是机体中许多外源性化学物排泄的主要方式。许多外源化学物的代谢产物经由肾脏和肝脏排出，主要是借助主动转运。机体需要的某些营养物质，例如某些糖类、氨基酸、核酸和无机盐等由肠道吸收进入血液的过程，也必须通过主动转运逆浓度梯度吸收。例如，动物细胞膜上的 Na^+，K^+-ATP 酶靠 ATP 的水解，逆浓度梯度驱动 Na^+ 从细胞内向外运输，同时使 K^+ 向细胞内运输，从而维持正常生理条件下细胞内、外的 Na^+、K^+ 浓度梯度。主动运输的能量来源除 ATP 外，还可来自光能、氧化磷酸化释放的能量、质子电化学梯度以及 Na^+ 梯度等。此外，肾小球滤液中葡萄糖和氨基酸被肾小管重吸收的过程也通过主动转运来完成。

具有毒理学意义的是有少数外源化学物，甚至有些对机体具有一定毒性的化学物，本来不应该被转运进入机体，但由于其化学结构或性质与体内所需的营养素或经常存在的某些内源性化学物非常相似，因而可假借后者的运载系统进行转运，进入机体。例如铅可利用钙的运载系统，铊、钴和锰可利用铁的运载系统；再有抗癌药物 5-氟尿嘧啶和 5-溴尿嘧啶吸收是通过小肠上皮细胞上的嘧啶运载系统等。

2. 促进扩散

促进扩散（facilitated diffusion）的特点是需要载体，顺浓度梯度由高浓度向低浓度而且不需要细胞供给能量的扩散性转运。葡萄糖、某些氨基酸、甘油、嘌呤碱等亲水化学物，由于不溶于脂肪，不能借助简单扩散进行转运，所以可在具有特定载体和顺浓度梯度的情况下进行转运。

四、膜动转运

膜动转运（cytosis）是细胞与外界环境交换一些大分子物质的过程，其主要特点是在转运过程中生物膜结构发生变化，转运过程具有特异性，生物膜呈现主动选择性并消耗一定的能量。膜动转运在一些大分子颗粒物质被吞噬细胞由肺泡去除或被肝和脾的网状内皮系统由血液去除的过程中起主导作用。真核细胞中，一些大分子如蛋白质、多糖、多肽之类的物质的跨膜运输是通过细胞质膜的变形运动来完成的。

1. 内吞作用

内吞作用（endocytosis）又称入胞作用，是通过质膜的变形运动将细胞外物质转运入细胞内的过程。根据入胞物质的不同大小，以及入胞机制的不同可将内吞作用分为三种类型：吞噬作用、吞饮作用以及受体介导的内吞作用。

（1）吞噬作用　吞噬作用（phagaocytosis）是指摄入直径大于 $1\mu m$ 的颗粒物质的过程。在摄入颗粒物质时，细胞部分变形，使质膜凹陷或形成伪足将颗粒包裹摄入细胞。伪足的伸出是由肌动蛋白参与的，若用抑制肌动蛋白聚合的药物如细胞松弛素能抑制细胞吞噬。入侵机体细胞的细菌、病毒、死亡的细菌、组织碎片、铁蛋白、偶氮色素都可通过吞噬作用被细胞清除［见图 3-3(a)］。

（2）吞饮作用　吞饮作用（pinocytosis）是细胞摄入溶质或液体的过程。细胞吞饮时局部质膜下陷形成一小窝，包围液体物质，然后小窝离开质膜形成小泡，进入细胞。吞饮作用分为液相内吞和吸附内吞。前一种方式为非特异性细胞把细胞外液及其中的可溶性物质摄入细胞内。后一种方式中，细胞外大分子或颗粒物质先以某种方式吸附在细胞表面，随后被摄入细胞内。如阳离子铁蛋白以静电作用先吸附在带负电荷的细胞表面，然后再被细胞摄入。吸附内吞有一定的特异性［见图 3-3(b)］。

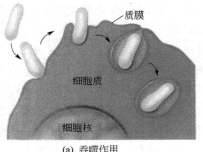
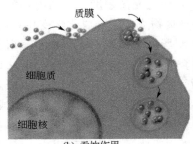

图 3-3　细胞的吞噬和吞饮作用

（3）受体介导的内吞作用　受体介导的内吞作用（receptor mediated endocytosis）是细胞依靠细胞表面的受体特异性地摄取细胞外蛋白或其他化学物的过程。细胞表面的受体具有高度特异性，与相应配体（被内吞的分子）结合形成复合物，继而此部分质膜凹陷形成有被小窝，小窝与质膜脱离形成有被小泡，将细胞外物质摄入细胞内。有被小泡进入细胞后，脱去外衣，与胞内体的小囊泡结合形成大的内体，其内容呈酸性，使受体与配体分离。带有受体的部分膜结构芽生、脱落，再与质膜融合，受体又回到质膜，完成受体的再循环。

2. 外吐作用

外吐作用（exocytosis）又称出胞作用，是一种与内吞作用相反的过程。细胞内物质的分泌，细胞中的病毒、死亡的细菌、组织碎片、铁蛋白和未消化的残渣等分子释放到细胞外都是细胞外吐的过程。胞吞和胞吐作用对体内外源化学物或异物的清除转运具有重要意义。

●● 第三节　吸　　收 ●●

外源性化学物由机体接触部位透过生物膜转运进入全身血液循环的过程称为吸收（absorption）。多数外源性化学物通过被动吸收，少数经主动转运吸收。一般情况下，毒物的吸收途径主要是胃肠道、呼吸道和皮肤，但在毒理学实验中，有时也利用皮下注射、静脉注射、肌内注射和腹腔注射等注射方法，使毒物在相应的组织被吸收。不同途径接触时外源性化学物吸收的量和程度可不同，因而影响化学物作用的快慢和强弱。

一、经胃肠道吸收

外源性化学物污染水或食品后，均有可能随着水和食品的摄入进入机体，所以外源化学物经胃肠道吸收是外源化学物进入机体的重要途径，从口腔接触开始，消化道的任何部位都有吸收作用，但主要在小肠和胃。外源化学物经胃肠道吸收的方式主要是被动扩散。

1. 经胃肠道吸收的影响因素

（1）外源化学物的性质　一般说来，固体物质且在胃肠中溶解度较低者，吸收差；脂溶性物质较水溶性物质易被吸收；同一种固体物质，分散度越大，与胃肠道上皮细胞接触面积越大，吸收越容易；解离状态的物质不能借助简单扩散透过胃肠黏膜而被吸收或吸收速度极慢。

（2）机体方面的影响

① 胃肠蠕动情况。当胃肠蠕动较强时，外源化学物在胃肠内停留时间较短，吸收率降低，反之，当胃肠蠕动减弱时，延长了化学物在胃肠道中的停留时间，吸收率增加。

② 胃肠道充盈程度。胃肠内容物较多时，可影响或延缓外源化学物吸收，甚至发生化学物质与食物成分结合或化学变化；反之，空腹或饥饿状态下容易吸收。

③ 胃肠道酸碱度。化学物的解离程度除取决于物质本身的解离常数（pK_a）外，还与其所处介质的 pH 有关。消化道中从口腔至胃、肠各段的 pH 相差很大，胃液的酸度较高（pH＝0.9～1.5），弱有机酸类多以未解离的分子状态存在，所以弱酸类化学物在胃中易被吸收。小肠内酸碱度已趋向于弱碱性或中性（pH＝6.6～7.6），弱有机碱类化学物在小肠内主要是非解离状态，而易被吸收。如弱有机酸苯甲酸（pK_a＝4.2）在胃液条件下很少解离，主要在胃内吸收；若苯甲酸到达小肠后，由于小肠的 pH 增大，苯甲酸解离增大，呈电离型就难以在小肠内吸收；而弱有机碱苯胺（pK_a＝4.6）在胃和小肠内的吸收正好与苯甲酸相反。但由于小肠黏膜的吸收面积很大，绒毛和微绒毛可使其表面积增大 600 倍，故即使是弱酸性药物在小肠内也有一定数量的吸收。

④ 胃肠道同时存在的食物和外源化学物。同时存在的食物和外源化学物也可影响吸收过程。例如钙离子可降低镉和铅的吸收，而低钙膳食可增强铅和镉的毒性作用也与铅、镉的吸收增加有关。脂肪可使胃的排空速度降低，因此可延长外源化学物在胃中的停留时间，促进吸收，一些水溶性差的物质遇油脂则易吸收。DDT 和多氯联苯类化学物可抑制生物膜上 Na^+，K^+-ATP 酶，致使肠道上皮细胞对钠离子的吸收减少。重金属及其盐类可与蛋白质结合成不溶性沉淀物而影响其吸收。

⑤ 肠内菌丛的影响。据认为，肠内菌丛具有相当强的代谢酶活性。例如菌丛代谢酶可使芳香族硝基化学物转化成致癌性芳香胺、使苏铁苷（cycasin，甲基氧化偶氮甲醇的葡萄糖醛苷）分解转化成致癌物甲基氧化偶氮甲醇。而且，肠内微生物特别影响着外源化学物的再吸收。例如从胆汁排入小肠内的葡萄糖醛酸结合型外源化学物代谢产物，由于脂/水分配系数低，在小肠上段基本不被吸收，但被微生物解离后可被再吸收入血液。

⑥ 某些特殊生理状况。特殊生理状况对外源化学物的吸收有影响。例如妊娠和授乳期对铅和镉的吸收增强。胃酸分泌随年龄增长而降低，可影响弱酸或弱碱性物质的吸收。

2. 首过效应

由于消化道血液循环的特点，除口腔和直肠外，从胃和肠吸收到局部血管的物质都要汇入肝门静脉到达肝脏之后再进入体循环。由于肝脏具有代谢外源化学物的功能，未被代谢的原型和代谢产物离开肝脏随体循环分布到全身。这种未到达体循环就被肝脏代谢和排泄的现象称为首过效应（first-pass effect）。首过效应阶段的存在就好像第一道关口，一般会使进入体循环中的化学物原型的量低于入肝之前，但增加了部分代谢产物，另一部分代谢产物不进入体循环而排入胆汁。如果肝脏是非靶器官，并且经首过效应的化学物活性下降，则首过效应具有积极的保护作用。其他接触部位（如肺、口腔和皮肤）的吸收，由于解剖学的原因则不经过肝的首过效应而进入体循环。肝脏的首过效应和肠道吸收处发生的外源化学物代谢现象都是进入体循环前的代谢和排泄。目前，将在吸收部位发生代谢后再进入体循环的现象都理解为首过效应。

二、经呼吸道吸收

空气中的外源化学物主要从呼吸道进入机体。呼吸道从鼻腔到肺泡各部分结构不同，对外源化学物的吸收也不同。肺是呼吸道中的主要吸收器官，外源化学物经肺吸收的速度相当快，吸收后不需要从门静脉血流进入肝脏，因此在未经肝脏的生物转化的情况下就可直接进入体循环并分布全身。经呼吸道吸收的外源化学物主要有各种气体、可挥发性固体或液体的蒸气、各种气溶胶以及较为细微的颗粒物质等，不同形态化学物经呼吸道吸收的机制是不同的。从呼吸道上端到下端的管径不断缩小，起到过滤作用而防止大颗粒气溶胶到呼吸道最末端的肺泡。

1. 气态化学物的吸收

（1）气态（气体与蒸气）主要通过简单扩散被吸收　气态化学物的吸收主要发生在肺部，鼻部可以过滤水溶性和高反应性气体，使其不能进入。肺中的吸收过程进行得较为迅速。肺泡壁和毛细血管壁及间质总厚度在 $1\mu m$ 左右，而且肺泡与肺泡之间的毛细血管极为丰富，所以气体由肺泡进入毛细血管的路程很短，极易透过，吸收过程可迅速完成。有些外源化学物可直接经肺静脉进入全身血液循环，并在全身组织器官分布，避免了肝脏的首过消除作用，故毒性可能较强。

（2）影响因素

① 气体在肺泡与血浆中的浓度差。气态物质到达肺泡后，主要经简单扩散透过呼吸膜而进入血液，其吸收速度受多种因素影响，主要是肺泡和血液中物质的浓度（分压）差和血/气分配系数。气体的吸收是一个动态平衡的过程，即该气体由肺泡进入血液的速度等于由血液进入各组织细胞的速度时的状态。平衡状态下，该气体在血液中的浓度（mg/L）与其在肺泡气中的浓度（mg/L）之比，称为血/气分配系数（blood-to-gas partition coefficient），每种气体的分配系数为一常数。血/气分配系数越大，在血液中溶解度越高，越易被吸收，反之亦然。例如乙醇的血/气分配系数是1300，乙醚为15，二硫化碳为5，乙烯为0.4，说明乙醇远比乙醚、二硫化碳和乙烯易被吸收。

② 肺的通气量与血流量。如果气体在血液中的血/气分配系数较低，即使通气量增加，也不能使吸收入血的气体增多，还必须增加血流量，才能使吸收增多。反之，血/气分配系数较高的气体，极易由肺泡吸收进入血液，因此增加通气量即呼吸频率或每分钟通气量就能使吸收增多。

③ 气体的相对分子质量及在水中的溶解度。气态物质的水溶性影响其吸收部位，易溶

于水的气体如二氧化硫、氯气等在上呼吸道吸收，水溶性较差的气体如二氧化氮、光气等则可深入肺泡，并主要通过肺泡吸收。溶于水的气体大多通过亲水性孔道被转运，所以溶解度高和相对分子质量小的气体容易吸收。溶于生物膜脂质的气体吸收情况主要取决于脂/水分配系数，脂/水分配系数越大越易被吸收，较少受相对分子质量大小的影响。

2. 颗粒物、气溶胶的吸收和沉积

（1）颗粒物、气溶胶的吸收　在吸收过程中气溶胶与颗粒物具有一定的相似之处。各种外来化学物与细菌、病毒以及植物花粉和孢子等皆可形成固体气溶胶。气溶胶和颗粒物进入呼吸道后将在呼吸道中沉积或储留，少数水溶性较高的物质可通过简单扩散进入血液，大部分颗粒可随同气流到达终末细支气管和肺泡内，沉积、附着于细胞表面，对机体造成一定的损害。

（2）影响因素　颗粒物的吸收主要取决于颗粒的大小，直径大于 $10\mu m$ 者，因重力作用迅速沉降，吸入后因惯性碰撞而大部分黏附在上呼吸道，5～$10\mu m$ 者因沉降作用，大部分阻留在气管和支气管。1～$5\mu m$ 者可随气流到达呼吸道深部，小于 $1\mu m$ 者可在肺泡内扩散而沉积下来并有部分到达肺泡，见图3-4。

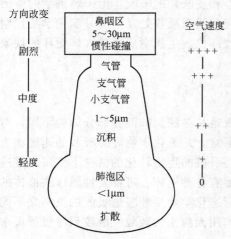

图 3-4　影响颗粒物沉积的参数

阻留在呼吸道表面黏液上的颗粒物，由于正常的纤毛运动使其逆向移动，最后由痰咳出或咽入胃肠道。呼吸纤毛运动的速度随不同部位而异，一般达 $1mm/min\sim1cm/min$，在 1h 内可清除黏膜上的沉积物达 90% 以上。肺泡内的巨噬细胞可吞噬颗粒物，一部分随黏液排出，一部分随巨噬细胞进入淋巴系统。

三、经皮肤的吸收

1. 吸收特点

经皮肤吸收是外源化学物由外界进入皮肤并经血管和淋巴管进入血液和淋巴液的过程。皮肤的通透性不高，形成了一个相对较好的屏障，将机体与外界环境隔开；但当皮肤与外源化学物接触时，外源化学物也可透过皮肤被吸收，引起机体中毒。例如氯仿可透过完整健康的皮肤引起肝损害，有机磷杀虫剂和汞的化学物可经皮肤吸收，引起中毒以致死亡。

外源化学物经皮肤以简单扩散方式吸收主要有两条途径。一条途径是外源化学物通过表皮或皮肤附件如汗腺管、皮脂腺和毛囊吸收，绕过表皮屏障直接进入真皮；另一途径分为两个阶段，第一阶段为穿透角质层的屏障作用，但速度较慢，第二阶段为吸收阶段，须经过颗粒层、棘细胞层、生发层和真皮，然后通过真皮中大量毛细血管和毛细淋巴管而进入全身循环，由于各层细胞都富有孔状结构，不具屏障功能，外源化学物极易透过。

2. 影响因素

（1）外源化学物的理化性质　在通过角质层时，相对分子质量的大小和脂/水分配系数的影响较为明显。脂溶性化物透过角蛋白丝间质的速度与其脂/水分配系数成正比，与相对分子质量成反比，即脂溶性高、相对分子质量小的穿透速度快。但在吸收阶段，外源化学物将进入的血液或淋巴液是同时具有脂溶性和水溶性的液体，所以脂/水分配系数在 1 左右者，更容易被吸收。例如，四氯化碳和一些杀虫剂等高脂溶性物质可以经皮肤吸收，吸收过量可以引起全身中毒。非脂溶性的极性外来化学物的吸收与其相对分子质量大小有关，相对分子质量较小者也较易穿透角质层被吸收。

（2）皮肤的完整性　人体不同部位皮肤的构造和通透性不同，因此对外源化学物的吸收能力存在差异，角质层较厚的部位如手掌、足底，吸收较慢，阴囊、腹部皮肤较薄，外源化学物易被吸收。在角质层受损时通透性就会提高。在酸、碱和皮肤刺激物对皮肤产生损伤后通透性也会明显提高。另外，不同物种动物皮肤通透性不同，大鼠及兔的皮肤较猫的皮肤更易通透，而豚鼠、猪和猴子的皮肤通透性则与人相似。

（3）环境因素　主要是温度和湿度对皮肤的影响。气温高，血流速度和细胞间液流动加快，外源化学物吸收也快；湿度大，皮肤大量排出汗液，外源化学物容易在皮肤表面汗液中溶解、黏附，延长外源化学物与皮肤接触时间，也易于吸收。

不同的吸收途径会影响化学物进入血中的速度和浓度以及毒效应。由于肺泡呼吸膜比皮肤和消化道黏膜薄，所以吸收效率最高。消化道黏膜的吸收效率大于皮肤。

●● 第四节　分　　布 ●●

一、分布的基本概念

分布（distribution）指外源化学物吸收进入血液或淋巴液后，随体循环分散到全身组织器官的过程。血液循环中的外源化学物按浓度梯度从血液向组织液分布。大多数外源化学物在组织器官的分布是不均匀的，分布情况受组织局部的血流量、游离型化学物的浓度梯度、从毛细血管向实质细胞的转运速度、外源化学物与组织的结合点和亲和程度的影响。外源化学物在血液中的浓度依赖于接触量、消除速度和表观分布容积（V_d，指假定体内达到动态平衡时外源化学物在血液中的浓度计算应占有的体液容积）等。表观分布容积越大，血浓度越低，组织分布越广泛。

二、外源化学物的器官分布

根据外源化学物与器官的亲和力大小和组织血流量的差异，外源化学物吸收进入体内可选择性地分布到某些器官或系统。

1. 分布及再分布

外源化学物被吸收后，首先向血流量大的器官分布，血管丰富、血流灌注供应量大的器官，外源化学物分布也愈多。如心、肝、肺、肾和脑组织分布速度快，外源化学物含量多；而血供贫乏、血流灌注低的肌肉、皮肤、脂肪等组织分布速度慢，外源化学物含量少。人体脂肪组织虽然血流不丰富，但总量大，可致脂溶性较高的化学物发生重新分布。这种随着时间的延长，按照外源化学物与器官的亲和力大小，选择性地分布在某些器官，此为再分布过程。经过再分布后，在毒理学上比较有意义的部位包括代谢转化部位、靶部位、排泄部位及储存库。例如，食品级抗氧化剂叔丁基氢醌（TBHQ）在大鼠主要分布于胃肠道和肌肉组织，其排泄途径主要是尿液（表3-1）。

2. 影响因素

影响外源化学物分布的因素很多，其中最主要的有扩散率和器官灌流率。外源化学物通过生物膜进入组织中的速度主要受扩散率的制约，而与器官血液供应量关系不大；若外源化学物通过膜的扩散速度较快而完全，进入组织的速度主要受器官血液灌流率的影响，血液愈

表 3-1　放射性标记的 TBHQ-^{14}C 在大鼠组织体内的排泄途径及组织分布

组织	雌性/%剂量	雄性/%剂量	组织	雌性/%剂量	雄性/%剂量
血液	0.10± 0.02	0.11±0.02	胃肠道	0.12± 0.03	0.16± 0.06
心脏	0.00± 0.00	0.00±0.00	脂肪	0.00± 0.00	0.00± 0.00
肾脏	0.01± 0.00	0.00± 0.00	大脑	0.01± 0.00	0.01± 0.00
肝脏	0.05± 0.00	0.00± 0.00	肌肉	0.55± 0.12	0.61± 0.07
肺脏	0.00± 0.00	0.00± 0.00	尿液	72.90± 2.63	77.30± 2.12
脾脏	0.00± 0.00	0.00± 0.00	粪便	10.64± 0.38	8.18± 0.38
睾丸	0.00± 0.00	0.00± 0.00			

注：引自 Ikeda G J, Sapienza P P, Ross I A. Food and Chemical Toxicology，36（1998）907-914。

丰富，灌流愈大的器官，外源化学物分布也愈多。一般而言，扩散率影响和限制水溶性化学物的分布，器官灌流率则控制脂溶性物质的分布。除受上述因素影响外，还和外源化学物与该器官组织的亲和力及其代谢速度有关。

三、外源化学物在分布过程中的屏障

某些组织器官具有阻止或减缓外源化学物进入组织器官的生理功能，即屏障作用。在毒理学中较为重要的屏障有皮肤屏障、血-脑屏障和胎盘屏障。

1. 血-脑屏障

血-脑屏障（blood-brain barrier，BBB）是由毛细血管内皮细胞和星状胶质细胞组成的。形成 BBB 的重要性在于保障血液和脑之间正常的物质交换和阻挡非脑营养物质进入脑组织。BBB 的内皮细胞与别处的不同，无孔，并且细胞接合非常牢固。内皮细胞胞质中的单胺氧化酶等代谢酶活性较高，也担负着酶屏障的机能。外源化学物经 BBB 的转运主要是以单纯扩散的方式，所以外源化学物的脂溶性和带电性以及相对分子质量是影响转运的主要因素。小分子物质容易通过 BBB。甲基汞（methyl mercury，MM）以甲基汞和半胱氨酸（CySH）的结合体（CySMM）通过 BBB 的氨基酸转送载体进入脑内，是造成中枢神经系统中毒的重要原因。在新生儿阶段 BBB 还没有完全形成，所以新生儿的脑组织容易受到外源化学物的影响。

2. 胎盘屏障

胎盘屏障（placental barrier，PB）是由母体和胎儿血液循环之间的多层细胞构成的间隔，各种动物的胎盘屏障的细胞层不同，如大鼠、豚鼠只有一层细胞，而猪、马则多达 6 层细胞。由胎盘形成的屏障调控妊娠母体和胎儿之间的物质交流，是保护胎儿免受外源化学物损害的重要关口。非离子型、脂溶性高和相对分子质量小的物质容易通过胎盘屏障。进入母体的毒物可经胎盘转运引起胎儿危害，如药物反应停引起的海豹畸形胎儿事件和由环境甲基汞污染引起的胎儿性水俣病。另外，经胎盘屏障有些致癌物如多环芳烃类和雌激素等也可能引起胎儿远期危害如出生后致癌等问题。

3. 其他屏障

血-睾丸屏障和血-眼屏障分别在雄性生殖毒理学和眼毒理学中有重要意义。

四、外源化学物在组织中的储存

储存是指进入机体内的外源化学物常出现在特定器官蓄积的现象。靶器官常有蓄积现象，但靶器官以外的蓄积现象也不少见，统称为储存库（storage depot）。外源化学物在储存库和血液中的游离型之间存在着平衡，当体内的一部分被排除后，就会从储存库再游离出

来进入血液循环，使生物学半衰期延长。从毒理学的角度看，储存库对机体具有双重意义：一方面在库内的化学物多数处于无活性状态，能降低化学物对靶器官损伤的可能性，储存库可看作是一种保护性机制；但另一方面，储存库又可能成为机体的一种隐患，在某种条件下库内化学物仍可大量释放进入血循环成为潜在危害。

生物体内，外源化学物的储存库主要有脂肪组织、骨骼、血浆蛋白、肝脏和肾脏等脏器和组织。

1. 与血浆蛋白结合

血液循环中的外源化学物常按一定的比率与血浆蛋白可逆性结合。与血浆蛋白结合的外源化学物称结合型物质，未结合的外源化学物称游离型物质。结合型与游离型处于动态平衡状态。在血浆蛋白中，白蛋白的分子比较大，占血浆蛋白含量的50%以上，可与多种类型的物质结合。许多外源化学物尤其是弱酸性物质能与其结合，碱性外源化学物多与 α_1-酸性糖蛋白结合，少数外源化学物可与球蛋白、脂蛋白甚至组织蛋白结合。

外源化学物与血浆蛋白的结合一般是非共价结合，常以氢键连接。只有游离状态的外源化学物才能依靠单纯扩散方式通过毛细血管壁到达靶部位，其游离状态与蛋白结合状态之间维持动态平衡。结合型外源化学物与游离型的主要区别为：①是可逆的、疏松的，当血浆中游离型外源化学物浓度随分布、消除而降低时，结合型物质可释出，使游离型物质保持一定的血浆水平；②结合型外源化学物由于分子质量变大不能跨膜转运，暂时储存于血液中而失去毒理活性，故将结合型称"毒物蛋白储库"；③外源化学物与血浆蛋白结合有饱和性，当结合达到一定限度时，继续增加剂量，可使游离型外源化学物浓度增加而出现毒性反应；④外源化学物与血浆蛋白结合的特异性低，两个化学物可竞争同一血浆蛋白结合位点而发生置换现象。

2. 脂肪组织

脂溶性高的外源化学物，如多氯联苯类（PCB）和有机氯农药如滴滴涕（DDT）和林丹（HCH）等，由于不易被机体代谢，所以进入体内后容易储存在脂肪组织。当机体大量接触这些化学物时会引起急性的中枢神经系统损伤，此时向脂肪组织的蓄积有一定的缓和作用。在脂肪组织中蓄积的外源性化学物并不呈现生物学活性，对机体具有一定的保护意义。但是，当机体的脂肪储备被动用时，其中储存的外源性化学物将重新成为游离状态，随同血循环达到靶器官或毒作用部位，造成对机体的损害。DDT、HCH 和 PCB 等在禁止使用多年以后，依然可在体内脂肪中检测出微量存在，说明它们一旦进入体内，再从体内消除就需要很长的时间。这些化学物从脂肪组织向血液中释放的再分布情况不容忽视。由于普通人的脂肪约占体重的20%，胖人可高达50%，肥胖者体脂多，储存能力大，对某些脂溶性毒物的耐受性高，从某种意义上说，脂肪的储存是脂溶性物质对机体产生毒害的一个缓冲，因此，一般较肥胖的人脂溶性物质中毒后相对于较瘦者症状比较轻微。

3. 骨骼

骨骼是活动性相对较低的组织，但是铅、氟、锶和镉等金属，甚至四环素等有机药物都可能在骨骼中蓄积。氟化物蓄积量大时可能妨碍骨组织对钙等元素的摄取，造成骨的明显损害（氟骨症）。但是，铅在体内90%以上以惰性状态蓄积于骨骼，对骨骼没有直接的损害，骨骼不是铅的靶器官，但在一定情况下，可以游离的状态进入血液，呈现毒性。

4. 肝脏和肾脏

虽然肝脏和肾脏可消除外源化学物，但也有一定的蓄积作用。如肝脏存在配体蛋白类（ligandin）物质谷胱甘肽-S-转移酶、与有机化学物亲和性较高的 Y 蛋白（Y-protein）。肝肾中还有一种特殊的含巯基氨基酸的金属硫蛋白（metallothionein）可与重金属结合，它能与镉、汞、锌、铜、铅等重金属牢固地结合，保护肾小管免受这些金属对它的损害，但当金属硫蛋白耗竭时也能引起毒性。镉重金属与金属硫蛋白结合，在肝脏或肾脏中的含量较高，体内的生物半衰期可达十几年以上。

5. 其他

具有特殊重要性的器官如大脑、内分泌器官和生殖器官在反复接触外源化学物后，有时也会发生化学物原型或代谢产物在这些器官的蓄积现象。

●● 第五节　排　　泄 ●●

外源化学物进入体内后，将发生生物转化或代谢转化。一般说来，通过生物转化过程可使外源化学物极性增强，水溶性增高，易于排泄，减轻机体对外源化学物的负荷，同时也减轻外源化学物对机体的损害作用。外源化学物在体内的量减少到二分之一时所需的时间称为生物半衰期（biological half time，$t_{1/2}$）。实际上，$t_{1/2}$ 多用于表示化学物血浓度的半衰期，是衡量外源化学物在体内消除速度的尺度。

排泄（excretion）是外源化学物及其代谢产物由机体向外转运的过程，是机体物质代谢过程中最后一个重要环节。排泄的主要途径是肾脏，随尿排出；其次是经肝、胆通过消化道，随粪便排出；挥发性化学物还可经呼吸道，随呼出气排出。有些化学物还可通过分泌腺随乳汁、汗液、唾液排出，或通过指甲和毛发排出。各种排泄途径都有各自的代谢和排泄特点，排泄器官也可能是外源化学物的靶器官。

一、经肾脏随同尿液排泄

肾脏清除毒物的机理与其清除正常代谢产物的机理相同。相对分子质量小于 60000 的分子均能通过肾小球滤过。随着原尿水分的回收，尿液中化学物浓度超过血浆浓度，并且极性低、脂溶性大可反向血浆扩散。很多弱酸性或弱碱性化学物及其代谢产物可在近曲小管由载体主动转运入肾小管，排泄较快，性质相似的化学物可以竞争同一转运载体，例如羧苯磺胺可通过阻止青霉素的肾小管分泌，而使青霉素的血浆浓度增高并延长活性。

肾脏排泄机制主要有三种，即肾小球过滤、肾小管分泌和肾小管再吸收。

1. 肾小球过滤

肾小球的毛细血管壁不同于一般细胞膜，具有 80nm 大小的微孔。血液成分中相对分子质量在 50000 以下的物质都可以过滤。大分子物质如血浆白蛋白（相对分子质量约 56000）基本上不能通过。从相对分子质量上推论一般外源化学物是可以过滤的，但外源化学物与血浆蛋白的结合状态以及生理体液不同 pH 条件下物质的荷电状态可影响滤过率。由于与血浆蛋白结合后很难过滤，所以外源化学物的血浆蛋白结合率变动会引起肾脏排泄的变动。带负电荷的外源化学物不易滤过，而带正电荷的物质容易过滤到原尿中。

2. 肾小管分泌

肾小管具有主动转运功能，包括有机阴离子和有机阳离子两套系统，可以逆浓度梯度将外源化学物从近曲小管的毛细血管中主动转运到小管液中，称为肾小管分泌。经有机阴离子主动转运载体分泌的有对氨基马尿酸、青霉素和水杨酸等。经有机阳离子主动转运载体分泌的有四乙胺和 N-甲基烟酰胺。近曲小管的刷状缘膜上的 P-糖蛋白也被认为是外源化学物的主动分泌机制之一。如主动转运载体被抑制，会使相应化学物的血中浓度上升。

3. 肾小管再吸收

经肾小球过滤后的滤液中含有许多机体必需物质，肾小管重新吸收这些物质送回到血液中。例如，葡萄糖几乎被完全再吸收，钠离子等也大部分被再吸收。而原尿中外源化学物的浓度增加，脂溶性的外源化学物也会以被动扩散等方式再吸收。这种再吸收的机制和胃肠道的吸收机制相似，受外源化学物的脂溶性和尿的 pH 的影响。一般，外源化学物在生物转化后成为极性更大的高水溶性代谢产物，再吸收比较困难。

影响外源化学物的肾脏排泄因素除了外源化学物及代谢产物的脂溶性、解离常数外，还包括肾脏的血流量、血浆蛋白结合程度、尿量及尿的 pH 等。

二、经肝脏随同胆汁排泄

肝胆系统也是外源化学物自体内排出的重要途径之一。肝胆排泄是具有一定相对分子质量、水溶性强和一定程度的脂溶性外源化学物自体内排出的主要途径。通常，大分子物质经胆道排泄（大鼠肝胆排泄的化学物相对分子质量在 300 以上，人类为 500 以上），有些外源化学物几乎完全通过胆道分泌而排出体外，如葡萄糖醛酸、谷胱甘肽和甘氨酸结合的相对分子质量较大的外源化学物。如果胆道分泌功能发生障碍，某些外源化学物由于无法排泄，毒性大大增强。己烯雌酚就是一个明显的例子，以 LD_{50} 为指标，己烯雌酚对于胆管结扎的大鼠的毒性比未结扎者高 150 倍。经胆道分泌至肠道的外源化学物或其代谢产物，除可随粪便排出体外，还可经肠道菌丛水解或代谢，重新以游离形式被吸收进入门静脉，即肝肠循环（enterohepatic circulation）。肠肝循环的存在会使外源化学物在血液中持续的时间延长，同时也经历更多的代谢变化。如甲基汞的 GSH 结合体可在胆道被 γ-谷氨酰转肽酶分解成为 CySMM，在肠道再吸收。

三、经肺脏随同呼出气排泄

在体内未分解的气态毒物及挥发性液态外源化学物均可经呼吸道排出。排出方式为通过细胞膜被动扩散，其速度取决于肺泡壁两侧外源气态化学物的分压差。血/气分配系数较小者（NO）排出较快，血/气分配系数较大的（乙醇）排出较慢。氯仿等溶解度高的液体，因为通气量有限和易在脂肪组织蓄积，所以排出很慢；而乙醚为挥发性溶剂，增加肺通气量可促进排出。除了以上的排泄途径以外，外源化学物还可经乳汁、唾液、汗液、泪液及胃肠道等排泄。不溶性的颗粒化学物可通过肺泡及细支气管、支气管等清除系统（吞噬细胞和纤毛）清除。

四、其他排出途径

外源化学物主要以单纯扩散的方式"排泄"到乳汁中。由于乳汁富含脂肪并通常偏酸性（pH 6.5～7.0），所以脂溶性物质及弱碱性化学物容易在乳汁中浓集。外源化学物经汗液和唾液的排泄量较少。随汗液分泌排泄时可能引起皮肤的炎症；随唾液排泄时，会被吞咽到消化道重吸收。虽然汗液、唾液和毛发不是主要的排泄途径，但是可以利用这些途径对外源化学物和代谢产物进行检测，而且是无创性采样。例如，唾液中的外源化学物可以反映血浆中游离型外源化学物的浓度。唾液也偏酸性（pH 6.5～6.9），所以弱碱性外源化学物如尼古丁和咖啡因在唾液可浓集。头发是处在不断向体外生长的皮肤附属器官之一。由于头发的特殊组成使其能够和一些外源化学物（如重金属、砷等）结合。利用头发生长速度较恒定的特点，可以推测机体过去接触外源化学物的时间和剂量，是最常用于检测的生物材料之一。

【复习思考题】

1. 简述外源化学物通过生物膜的主要方式及其机理。

2. 外源化学物吸收进入机体的主要途径有几种，各是什么途径？并简述影响吸收的因素。

3. 简述外源化学物分布的特征以及研究分布过程和特征的意义是什么。

4. 生物转运的特点和方式有哪些？

5. 影响毒物排泄的因素有哪些？

6. 简述外源化学物经肾脏排泄的主要过程。

7. 何谓肠肝循环？

8. 何谓脂/水分配系数？它与生物转运和生物转化有何关系？

9. 试述化学毒物在体内的来踪去路。

10. 毒物在体内吸收和分布的影响因素都有哪些？

11. 研究化学毒物生物代谢的双重性对实际工作有何意义？

第四章 外源化学物的生物转化

●● 第一节 概 述 ●●

外源化学物在生物体内经酶催化或非酶作用转化成一些代谢物及其衍生物的过程称为生物转化（biotransformation），也称代谢转化（metabolic transformation）。生物转化是机体对外源化学物的化学处理过程，是机体促进化学物消除的重要环节。该过程中所产生的代谢物及衍生物统称生物转化产物，也称代谢产物，但是，生物转化不等同于代谢，而只是代谢的一个过程，代谢则包括外源性化学物吸入、分布以及生物转化的整个过程。

肝脏含有丰富的生物转化酶系，是机体内最为重要的代谢器官，外源化学物的生物转化主要在肝脏中进行。此外，其他组织器官诸如肺、肾、肠、皮肤、肾上腺、神经组织、血浆、卵巢和胎盘等组织也有参与外源化学物代谢的酶系统，均具有生物转化的功能，但生物转化能力明显低于肝脏。

一、生物转化的步骤

生物转化可分为两个阶段，这两个阶段被称为Ⅰ相反应和Ⅱ相反应。Ⅰ相反应主要包括氧化、还原和水解反应，通常情况下会改变外源化学物的功能基团，或增加新的功能基团使之极性增加，例如—OH、—COOH、—SH、—NH$_2$ 等，促使原型外源化学物形成极性高的代谢物，从而易于进行Ⅱ相反应。Ⅱ相反应即结合反应，一些强极性基团如葡萄糖醛酸、硫酸等与之（内源性辅因子）结合，增加其亲水性，有利于排出体外。多数化学物的生物转化需经过两相反应，只有极少数化学物仅经过Ⅰ相反应。

外源化学物的生物转化具有灭活和活化双重意义。大多数外源化学物经生物转化后亲脂性降低而亲水性增强，进入细胞的能力减弱，与组织亲和力降低，更易于随尿液或胆汁排出，也即毒性降低或灭活；少数无毒或低毒的化学物经代谢转化后其化学性质更加活泼，生物活性增强，变成有毒物或毒性增大，这一过程则称为生物活化或生物增毒。例如，农药对硫磷在体内代谢转化成为对氧磷，其水溶性虽然增加 100 倍，但毒性也增加；苯并芘及各种芳香胺致癌物本身并不直接致癌，经代谢转化后才具有致癌作用。

二、生物转化的意义

研究生物转化，探求外源化学物活性基团、活性分子的重要规律，可防治其对机体的损伤；研究生物转化过程，可以探求外源化学物的损伤机制；外源化学物经过生物转化会形成新的中间代谢产物、终产物，存在于血液和组织中，或被排出体外，可为中毒诊断、程度判断以及治疗效果评价提供有意义的生物学材料。

外源性化学物在生物体内能否发挥其毒作用和毒性大小，除了与化学物通过生物转运到达效应部位的剂量或浓度有关外，很大程度上还取决于生物体对化学物的代谢转化途径和代谢能力。

●● 第二节　Ⅰ相反应的有关酶系 ●●

一、氧化作用酶系

1. 微粒体混合功能氧化酶系

微粒体混合功能氧化酶系（microsomal mixed function oxidase system，MFOS），也称细胞色素 P450 酶系（cytochrome P450 system）或微粒体单加氧酶系（microsomal monooxygenase system）。

微粒体（microsome）是内质网在细胞匀浆过程中形成的碎片，并非独立的细胞器，此种碎片存在于细胞匀浆经超速离心去除线粒体后的上清液中。因为内质网分为粗面和滑面两种，故而所形成的微粒体也有粗面和滑面两种，但都含有混合功能氧化酶，其中滑面内质网所含的混合功能氧化酶活力更强。MFOS 之所以称之为混合功能氧化酶系，是因为在氧化反应过程中，O_2 的一个氧原子参与到底物中（故称为单加氧酶），另一个氧原子则还原为水，所需的电子或氢原子由 NADPH 或 NADH 提供。即氧分子起了"混合"作用，且其在某些种属动物中能参与硝基还原和偶氮还原反应。

因为用于 P450 还原的电子来源于 NADPH，因此整个反应可用下式表示（RH 代表底物）。

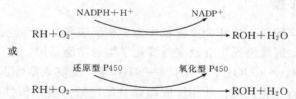

混合功能氧化酶是催化氧化反应的一个最重要的酶系，其组成较为复杂，包括：

① 血红素蛋白类（hemoprotein）。微粒体细胞色素 P450 依赖性单加氧酶，微粒体细胞色素 b_5 依赖性单加氧酶，它们均含有铁卟啉环结构，具有传递电子的功能。

② 黄素蛋白类（flavoprotein）。还原型辅酶Ⅱ-细胞色素 P450 还原酶（NADPH-cytochrome P450 reductase）及还原型辅酶Ⅰ-细胞色素 b_5 还原酶（NADH-cytochrome b_5 reductase），可提供电子和传递电子。这两种酶既可传递单加氧氧化反应中所需的电子，也可使 P450 处于还原状态，形成还原型 P450-底物复合物，完成氧化反应。

③ 脂类。主要是磷脂酰胆碱，其并不直接参与电子的传递，主要是对膜上各种蛋白酶起固定作用，促进底物的羟化反应，或增强外源性化学物与细胞色素 P450 的结合。在这些组分中，P450 最为重要，它是蛋白质与血红素的复合物，蛋白质部分可以有不同的结构，而血红素环形结构中的铁起终末氧化酶的作用。

该酶（MFOS）在真核细胞中是膜络合酶，主要存在于内质网的磷脂之中，是血红素硫醇蛋白与细胞色素还原酶形成的一种复合物。将组织匀浆经超速离心除去线粒体上清液后，沉淀中的微粒体组分即含该酶。故该酶属于微粒体酶中的一种。

在正常情况下，将该酶还原（$Fe^{3+} \rightarrow Fe^{2+}$）并使之与 CO 结合后其最大吸收光谱在 450nm 处。故也称之为细胞色素 P450，当今基因测序分析测出有上百种同工酶。经 P450 基因超家族命名委员会推荐，将全部物种的细胞色素 P450 基因均以斜体大写"*CYP*"（取自 cytochrome P450），其后加斜体阿拉伯数字表示单个基因。小鼠和果蝇的 P450 基因命名法相同，但字母中除 C 以外，其他字母均用小写斜体。目前已鉴定在人体中有 38 个不同功能的 *CYP* 基因，分成 14 个家族，每一家族含若干个亚家族。大鼠有 57 个不同功能的 *CYP* 基因。

P450 基因表达的相应酶，命名法相同，只需将全部斜体改为正体。

CYP 催化的氧化作用包括环氧化作用，羟化作用，*O-*、*N-*、*S-*脱烷基作用，脱硫作用，脱氨基作用和脱氢作用。

人体内最重要的 CYP 有 CYP1A1、CYP1A2、CYP2A6、CYP2B6、CYP2C8、CYP2C9、CYP2C19、CYP2D6、CYP2E1、CYP3A4，它们多存在于肝脏中，CYP2E1 还存在于胃肠道中，CYP3A4 在小肠中也有，CYP1A1 在许多器官和组织诸如肺、胎盘和淋巴细胞中都有，在肝脏中很少。

2. 黄素单加氧酶

催化氧化反应的第二大酶系是黄素单加氧酶（flavin monooxygenase，FMO）家族或称含 FAD 单加氧酶。FMO 活性在人和猪中很高，而在大鼠中是低的。在哺乳动物中，FMO 分布很广，许多组织中存在一种或多种形式。通过对大鼠、小鼠和猪 FMO 底物的特异性分析发现，它们的 FMO 有极其相似性。如猪和兔肝中 FMO 氨基酸序列显示出 87% 的一致性。除兔外，哺乳动物的肝脏中存在不同形式的 FMO 亚型，如单一成员 FMO1 至 FMO5，人体中均存在着这 5 个亚家族，肝脏中含有 FMO1、FMO3 和 FMO4 等亚型，FMO 最多的是 FMO3。肾脏最多的是 FMO2，FMO1 在肝、肾和肠中存在，FMO4 和 FMO5 在多种人体组织中仅有痕量，其主要处所尚未查明。

此酶特点是不含有细胞色素 P450，而以黄素腺嘌呤二核苷酸即 FAD 代替细胞色素 P450 参与单加氧酶反应。在 FAD 单加氧酶催化的外源性化学物氧化过程中，同样需要 NADPH 和氧分子。

FMO 的另一特点是对底物专一性要求不很严格，且不在碳位上催化氧化，许多含氮、硫或磷杂原子的有机外源性化学物质和无机离子的氧化均可在 FMO 的催化下进行，这些化学物多与蛋白质代谢有关，主要有叔胺类（tertiary amine）和仲胺类（secondary amine）、芳香胺类、含硫化学物如硫醚类（thioether）、烷基硫醇和氨基硫醇等硫醇类（thiol）。并参与农药硫代氨基甲酸酯（thiocarblmate）、有机磷化学物的氧化以及烟碱（nicotine）氧化为烟碱-$1'$-N-氧化物的反应。

3. 非微粒体混合功能氧化酶

非微粒体混合功能氧化酶存在于肝组织胞液、血浆和线粒体中或 $100000g$ 组织匀浆的上清液中，这些酶专一性不太强，可催化某些具有醇、醛和酮功能基团的外源性化学物的氧化与还原，包括醇脱氢酶、醛脱氢酶、过氧化氢酶、黄嘌呤氧化酶等。经酶催化反应后醇变成醛，醛和酮变成酸，并生成 CO_2 和 H_2O。

肝细胞胞液中含有单胺类二聚体酶，可催化胺类氧化，形成醛类和氨。根据底物不同，可分为单胺氧化酶和二胺氧化酶。

（1）脱氢酶　脱氢酶是一类催化物质氧化还原反应的酶，在酶学分类中属于第一大类。乙醇是最常见的可大量进入人体的外源性化学物，它由醇脱氢酶（alcohol dehydrogenase，ADH）转化为醛，醛进一步由醛脱氢酶（aldehyde dehydrogenase）转化为醋酸。醇脱氢酶可能是外源性醇和羰基化学物代谢中最重要的酶。醇脱氢酶催化的是一种可逆反应，同时羰基化学物也能还原成醇。由乙醇转化为乙醛，是少数按零级动力学的外源性化学物生物转化途径之一，因为相应的酶很快饱和。若中间产物乙醛蓄积起来，则作为有毒物发挥毒性，出现头痛和恶心，许多其他醛，如由脂质过氧化产生的 α,β-不饱和醛类，也有一定毒性。所以醛氧化成酸是一种非常重要的去毒反应，因为醛通常是有毒性的，并且是脂溶性，不易排出体外。一般来讲醛脱氢酶的生物转化作用都是解毒作用。

$$RCH_2OH + NAD^+ \rightleftharpoons RCHO + NADH + H^+$$

(2) 短链脱氢酶　短链脱氢酶对类固醇的生物转化有一定作用。3α-羟类固醇脱氢酶（3α-HSD）在大鼠和人体内都能将多环芳烃连位的二氢二醇通过相应的儿茶酚氧化为相应的醌，故也被称为二氢二醇脱氢酶。这一反应的积极意义在于它使多环芳烃的湾前（prebay）二氢二醇与关键的活化途径隔绝，避免了终致癌物二氢二醇湾区环氧化物的生成，而形成儿茶酚或醌。3α-HSD 的消极作用则是形成的醌本身有强烈毒性，可干扰细胞内的氧化还原态，例如萘引起白内障，就是通过产生 1,2-二羟基萘这一关键毒化步骤，再转化为儿茶酚而引起的。

(3) 醛脱氢酶　肝细胞胞液和线粒体中均含有醛脱氢酶（aldehyde dehydrogenase），醛类的氧化反应主要是由肝组织中的醛脱氢酶在 NAD^+ 存在下催化脂肪族和芳香族的醛形成相应的酸。如前所述，乙醇作为最常见的进入人体的外源化学物，经由醇脱氢酶催化形成乙醛后，若机体由于遗传缺陷导致醛脱氢酶活力较低，乙醛即在体内发挥毒性，饮酒后容易出现乙醛聚积，酒精中毒以及酒醉即与此有关。二硫化四乙基秋兰姆（disulfiram）（一种戒酒药），俗称戒酒硫，即是通过抑制醛脱氢酶的活性，使体内乙醛浓度增高，造成不适感而戒酒。

$$RCHO + NAD^+ \longrightarrow RCOOH + NADH + H^+$$

(4) 胺氧化酶　胺氧化酶参与正常生理过程中生成的生物胺的氧化和外源化学物的氧化脱氨基作用。胺氧化酶主要存在于线粒体中，可催化单胺类化学物和二元胺类化学物的氧化反应，形成醛类。根据底物不同，将胺氧化酶分为单胺氧化酶和二胺氧化酶（或称二元胺氧化酶）两类。

① 单胺氧化酶。单胺氧化酶（monoamine oxidase，MAO）为催化单胺氧化脱氨反应的酶，是线粒体外膜的黄素蛋白酶，有 MAO-A 和 MAO-B 两种异构型。MAO 多见于脊椎动物的各种器官，特别是分泌腺、脑、肝脏中，但在无脊椎动物以及豆类的芽等植物中也存在。对于人类，中枢神经系统和肝脏中 MAO 活性特高，在胎盘中则仅有 MAO-B 低量表达，而血小板、淋巴细胞和嗜铬细胞中似乎没有 MAO-A。MAO 主要执行对内源性单胺神经递质的去活化作用，例如对 5-羟色胺和多巴胺可进行氧化性脱氨作用。5-羟色胺主要由 MAO-A 代谢，而苯基乙基胺则对 MAO-B 是更好的底物。MAO-B 比 MAO-A 对多数叔胺和高亲脂性底物的代谢更有效。该酶也能相似地以外源性伯、仲、叔胺作为底物产生醛、氨和胺，以及过氧化氢，产生的过氧化氢可能达到毒性水平。MAO 影响外源性化学物代谢的突出例子是对某些肾上腺素能起对抗物的作用，如普萘洛乐的转化。

$$RCH_2NH_2 + \frac{1}{2}O_2 + H_2O \xrightarrow{\text{单胺氧化酶}} RCHO + NH_3 + H_2O$$

$$Cl-\!\!\!\!\bigcirc\!\!\!\!-CH_2NH_2 + \frac{1}{2}O_2 + H_2O \xrightarrow{\text{单胺氧化酶}} Cl-\!\!\!\!\bigcirc\!\!\!\!-CHO + NH_3 + H_2O$$

对氯次苯基胺

② 二胺氧化酶。二胺氧化酶（diamine oxidase，DAO）为可溶性酶类，以磷酸吡哆醛和铜为辅酶，催化的氧化反应主要涉及体内二元生物胺类的形成，例如腐胺、尸胺等，与外

源性化学物代谢转化关系较少。氧化形成的相应醛类可再经氧化形成酸，经由尿液排出体外。除肝脏外，二胺氧化酶也存在于肾脏、肠道和胎盘中。

4. 环加氧酶

环加氧酶（COX）与过氧化物酶（peroxidase）统称前列腺素 H 合成酶（prostaglandin H synthase，PHS），同属微粒体酶。PHS 可将花生四烯酸（arachidonic acid）转化为前列腺素 H_2（PGH_2）。

已鉴定有 COX-1 和 COX-2 两种同工酶。COX-1 是基本表达的酶，而 COX-2 是炎症高调表达的可诱导形式。精囊腺（ram seminal vesicle）中 COX 含量特高，成为纯化和分析 COX 的标准来源。

二、水解酶

1. 酯酶和酰胺酶

羧酸酯的酶性水解较相应酰胺的快。两种反应都由相同的酶所催化，但是由于两种反应的不同而赋予了不同的酶分类号码，催化前者的为酯酶（esterase），催化后者的为酰胺酶（amidase）。酯酶根据被其催化水解的底物不同，可分为羧基酯酶（carboxylesterase）、芳香族酯酶（arylesterase）、乙酰酯酶（acetylesterase）和胆碱酯酶。根据其与有毒的有机磷酸酯（即对氧磷）的相互作用而区分为 A-酯酶、B-酯酶、C-酯酶。

A-酯酶催化对氧磷的水解，且不被对氧磷所抑制。由于芳香族化学物衍生的酯类是 A-酯酶很好的底物，因此 A-酯酶也被称为芳基酯酶（aryl esterase）。B-酯酶被对氧磷强烈抑制，在三类酯酶中最为重要，可催化很多底物水解，是一大组异质性的酶类，其重要的成员是乙酰胆碱酯酶（AchE）。AchE 的作用就是终止胆碱能神经递质。C-酯酶则与对氧磷不发生相互作用，既不催化其水解，也不被其抑制。目前只知道其优先以乙酰基酯类（acetyl ester）为底物，故也称之为乙酰基酯酶。其典型底物还有 4-乙酰硝基酚（4-nitrophenylacetate）、氯乙酸丙酯（propylchloroacetate）和荧光素二醋酸酯（fluorescein diacetate）。

2. 环氧化物水解酶

环氧化物水解酶（epoxide hydrolase，EH）是一组与 COX 功能相关的酶，可催化一些链烯类和芳烃类化学物的环氧化物环，如环氧乙烷（oxirane）环的水解分裂。哺乳动物体内，涉及外源化学物生物转化的两种 EH 是微粒体水解酶（mEH）和水溶性水解酶（sEH）。前者是一种微粒体膜结合蛋白，理化性质相当稳定，主要存在于内质网中；后者存在于细胞胞液中。这两种酶之间的底物的专一性不同，氨基酸序列很少相似（低于 15%），免疫学反应方面也存在明显差异。但该两种酶的种系发育相关，同属 α/β 水解折叠酶的古老家族。

EH 主要催化芳香烃及脂肪烃类化学物在体内所形成的环氧化中间产物，使之生成相应的二氢二醇而降低其化学活性，具有很重要的毒理学意义。芳烃氧化（芳香化学物的环氧化）的中间产物是不稳定的，需要重排生成相应的酚，而酚是相结合反应的，有利于参加各种Ⅱ相结合反应。

mEH 是内质网膜结合酶，在人和其他哺乳动物肝脏中活性极高，特别在人的肾上腺中活性更高，它也广泛存在于其他组织。它能水解大量不同结构的环氧化物。作为 mEH 底物，其主要结构要求在环氧乙烷上没有反式取代基和要有较高的脂溶性。典型的底物是多环芳烃和某些药物在体内的代谢物。例如，mEH 对于 3,4-苯并［a］芘经 MFO 催化后形成的苯并［a］芘 4,5-环氧化物和 7,8-环氧化物都有催化作用，其中的苯并［a］芘-4,5 环氧化物具有诱变性，经水解后形成的苯并 [a] 芘-4,5-二氢二醇则不再有诱变性，而对苯并芘-7,8-环氧化物则成为终致癌物。所以 mEH 有时是解毒酶，有时是活化酶。

苯并[a]芘-7,8-环氧化物　　　　　苯并[a]芘-7,8-二醇

　　sEH 主要存在于肝、肾、心和脑中，在其他器官也有少量存在。它存在于细胞质中，也有相当量存在于过氧化物酶体和小细胞器的基质中，具有多种不同的转化功能，例如长链脂肪酸的降解、缩醛磷脂的合成和尿酸的氧化。脂质过氧化的副产物脂肪酸环氧化物是 sEH 很好的底物。因此 sEH 对防止氢过氧化物产生氧化性损伤有保护作用。另一方面，认为花生四烯酸或亚麻酸（linolenic acid）等的过氧化物可能对信号转导起作用。这提示 sEH 可能有调节信号的作用。

　　在外源性化学物的生物转化中，可认为 sEH 对 mEH 起互补作用。与 mEH 相反，sEH 对多环芳烃的环氧化物的转化活性较弱，对许多反式取代基的环氧化物则容易将之水解。

　　与 mEH 不同，sEH 的活性有较大物种差异。在正常的大鼠肝中，sEH 仅占可溶性蛋白质总量的 0.01%，而在小鼠肝中则达 0.3%。在人肝中，sEH 占可溶性蛋白质总量的 0.1%，其酶活性特异性范围与大鼠的相似。

●● 第三节　Ⅰ相反应 ●●

　　Ⅰ相反应即氧化、还原、水解反应，是机体对母药引入或脱去某些功能基团，如 —OH、—COOH、—NH₂ 或 —SH 等，促使外源化学物极性增高，脂溶性降低，水溶性增大。Ⅰ相反应的产物多数失去毒理活性（灭活），也有部分（少数）化学物经转化后形成有毒理活性的代谢物，个别无毒理活性的前体化学物，经生物转化后形成活性代谢物，产生作用（活化）。

一、氧化反应

　　氧化是外源性化学物生物转化的最重要反应，可分为由微粒体混合功能氧化酶催化和非微粒体混合功能氧化酶催化的两种氧化反应。前者主要包括羟化反应、环氧化反应、脱烷基反应、氧化脱硫或硫氧化反应等；后者主要由一些存在于肝组织胞液、血浆和线粒体中的专一性不太强的酶催化，例如醇脱氢酶、醛脱氢酶、过氧化氢酶、黄嘌呤氧化酶等。醇类和醛类除可在微粒体混合功能氧化酶催化下，分别形成醛类和酸类外，还可被这些酶氧化，醇类形成醛类，醛类形成酸类，最后产生二氧化碳和水。

1. 微粒体混合功能氧化酶催化的氧化反应

　　许多外源性化学物都可经混合功能氧化酶催化，加氧形成各种羟化物。羟化物将进一步分解，形成各种产物，因此氧化反应可能有下列各种类型。

　　（1）脂肪族羟化反应　亦称脂肪族氧化反应，常见于直链脂肪族化学物，羟化产物为醇。通常是脂肪族化学物侧链（R）末端倒数第一个（ω-碳原子）或第二个碳原子 [（ω－1)-碳原子] 发生氧化，并形成羟基，产物为1-醇、2-醇或1,2-二醇。

$$R-CH_2-CH_3 \xrightarrow[\omega\text{-氧化}]{} R-CH_2-CH_2OH$$

烷烃   1-醇

$$CH_3-CH_2-CH_3 \xrightarrow[\omega\text{-氧化}]{} CH_3-CH_2-CH_2OH$$

丙烷   1-丙醇

$$R-CH_2-CH_3 \xrightarrow[(\omega-1)\text{-氧化}]{} R-\underset{\underset{OH}{|}}{C}H-CH_3$$

烷烃   2-醇

$$CH_3-CH_2-CH_3 \xrightarrow[(\omega-1)\text{-氧化}]{} CH_3-\underset{\underset{OH}{|}}{C}H-CH_3$$

丙烷   2-丙醇

脂肪族环状化学物和芳香族化学物的烷烃侧链也可发生羟化。例如，有机磷杀虫剂八甲磷（schradan，OMPA）在体内氧化形成羟甲基 OMPA，其毒性增强，抑制胆碱酯酶的能力以及毒性均增加。

八甲磷   羟甲基八甲磷

（2）芳香族羟化反应　芳香族羟化反应（aromatic hydroxylation）即芳香环上的氢被氧化，形成酚类。例如苯可形成苯酚，苯胺可形成对氨基酚或邻氨基酚。常用的氨基甲酸酯类农药残杀威在机体内经氧化后亦可形成羟化产物。

$$R\text{-}C_6H_5 \longrightarrow R\text{-}C_6H_4OH$$

苯   苯酚   苯胺   或   邻氨基酚

对氨基酚

（3）环氧化反应　环氧化反应（epoxidation）即在微粒体混合功能氧化酶催化下，一个氧原子在外源性化学物的两个相邻的碳原子之间构架桥式结构，即成环氧化物（epoxide）。此反应较为常见。一般环氧化物仅为中间产物，将继续分解。但在多环芳烃类化学物形成环氧化物后，即为一种亲电子的活性中间代谢物，其毒性远大于母体化学物，可与细胞生物大分子发生共价结合，是一种遗传毒物，可诱发突变以及癌肿形成。例如氯乙烯的环氧化产物环氧化氯乙烯（chloroethylene epoxide）即为终致癌物。此外苯、溴苯、苯并芘等均可代谢转化产生环氧化物。

氯乙烯   环氧化氯乙烯

有些外源化学物的环氧化物性质极为稳定，可长期在环境和机体脂肪组织中聚留，另外一些外源化学物的环氧化物性质极不稳定，将继续发生羟化，形成二氢二醇化物（dihydrodiol）。

有许多致癌物本身并不致癌，例如苯并［a］芘和黄曲霉毒素 B_1 的环氧化物和二氢二醇化学物都属于近致癌物（proximate carcinogen），经继续代谢转化形成终致癌物（ultimate carcinogen）。

外源化学物根据其自身化学结构的不同，可分为脂肪族环氧化反应（aliphatic epoxidation）和芳香族环氧化反应（aromatic epoxidation）。

① 脂肪族环氧化反应。不饱和脂肪族化学物和脂环族化学物常发生环氧化反应。脂环族化学物环氧化反应可以有机氯杀虫剂艾氏剂为例来说明。艾氏剂经环氧化反应生成狄氏剂，这是一种性质稳定的化学物，在机体中和环境中可长期存在。

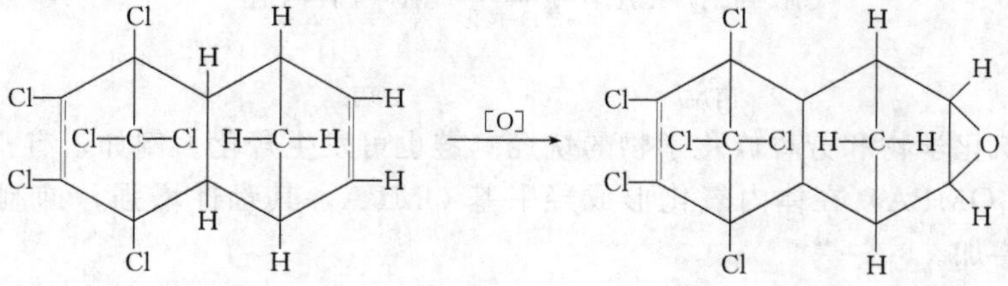

艾氏剂 → 狄氏剂

② 芳香族环氧化反应。芳香族化学物经环氧化反应先形成环氧化物，在环氧化物水化酶催化下，发生羟化，形成二氢二醇化学物。

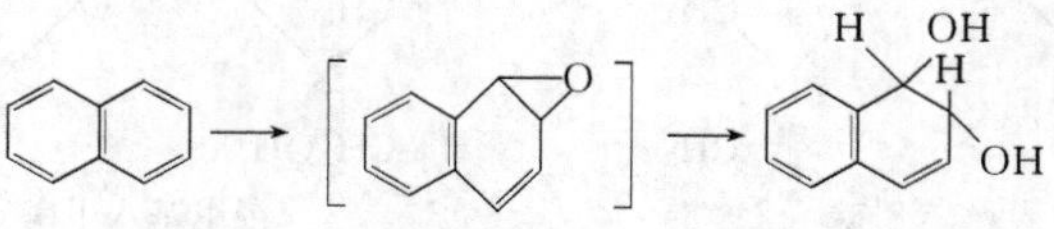

萘　　　萘环氧化物　　　萘-1,2-二氢二醇

（4）脱烷基反应（dealkylation）　该反应中外源化学物分子中与 N、S、O 原子相连的烷基 α-碳原子被氧化并脱去一个烷基，得到分别含有氨基、巯基和羟基的化学物，并生成醛或酮。根据反应发生的位置不同而分为 N-脱烷基反应、O-脱烷基反应和 S-脱烷基反应。

① N-脱烷基反应（N-dealkylation）。N-原子上脱去 1～2 个烷基。二甲基亚硝胺、氨基甲酸酯类杀虫剂西维因和致癌物偶氮色素奶油黄皆可发生脱烷基反应。二甲基亚硝胺进行 N-脱烷基后，形成自由甲基 $[CH_3^+]$，可使细胞核内核酸分子上的鸟嘌呤甲基化（或称烷基化）诱发突变或癌变。烟碱（nicotine，尼古丁）可脱去甲基形成去甲烟碱（nornicotine）。

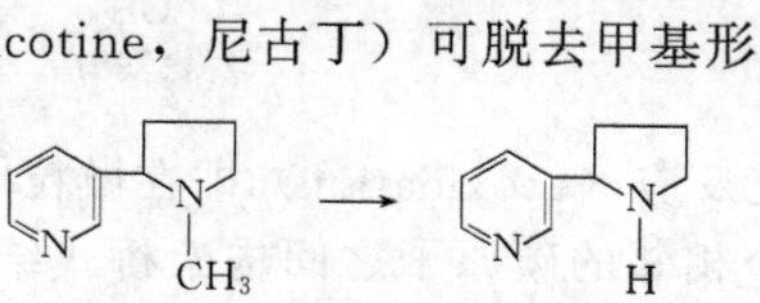

烟碱　　　去甲烟碱

② O-脱烷基反应（O-dealkylation）。以对硝基茴香醚（p-nitroanisole）为例，对硝基茴香醚经微粒体混合功能氧化酶催化，形成羟甲基对硝基酚，再分解为对硝基酚（p-nitrophenol）和甲醛。鉴于形成的对硝基酚含量，可代表混合功能氧化酶活力，故测定混合功能氧化酶酶活力时，可通过测定对硝基酚形成量来确定。

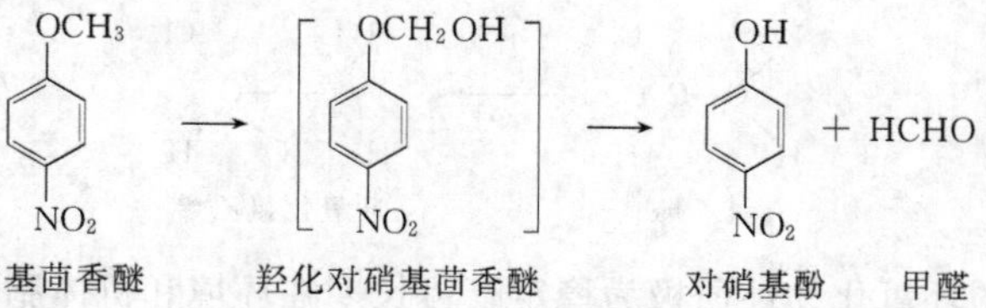

对硝基茴香醚　　　羟化对硝基茴香醚　　　对硝基酚　甲醛

③ S-脱烷基反应（S-dealkylation）。该反应较为少见，可见于硫醚类化学物

（thioether），以静脉麻醉药甲硫巴比妥钠（methitural）为例，其在反应中硫原子上脱去甲基，得到含巯基的代谢产物和甲醛。杀线虫剂涕灭威（aldicarb）作用于家蝇曾观察到S-脱烷基反应。

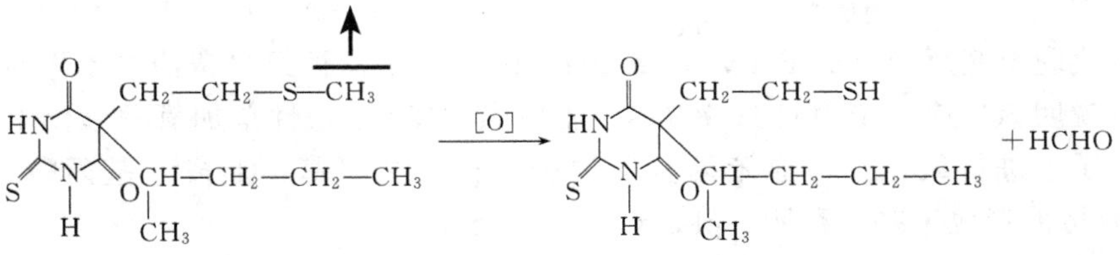

甲硫巴比妥钠

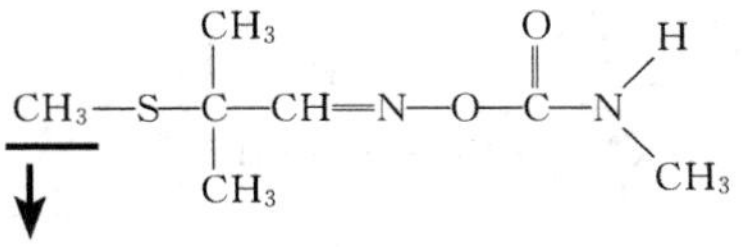

涕灭威

（5）S-氧化反应　硫醚类化学物，某些有机磷化学物如杀虫剂内吸磷（demeton）和甲拌磷（phorate），氨基甲酸酯类杀虫剂中的灭虫威和药物氯丙嗪等均能发生S-氧化反应（S-oxidation）。

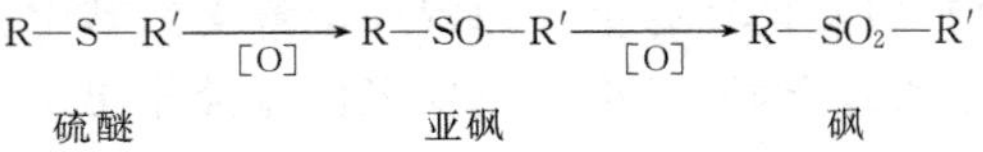

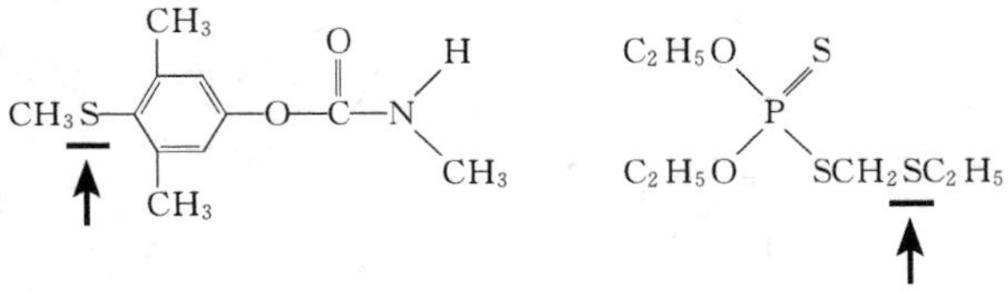

$$R-S-R' \xrightarrow{[O]} R-SO-R' \xrightarrow{[O]} R-SO_2-R'$$

硫醚　　　　　　亚砜　　　　　　砜

灭虫威　　　　　　　　甲拌磷

经研究，硫氧化反应除由CYP催化进行外，部分也可经由FMO催化进行。但CYP和FMO在S-氧化反应中所起的作用需进一步研究。

（6）N-羟化反应　外源化学物的氨基氮原子上进行的反应，以苯胺（aniline，$C_6H_5NH_2$）为例，苯胺经N-羟化反应形成N-羟基苯胺（hydroxylamine，C_6H_5NHOH），可使血红蛋白氧化成为高铁血红蛋白，毒性较苯胺增高。值得注意的是有些芳香胺类本身并不致癌，经N-羟化后才会致癌。

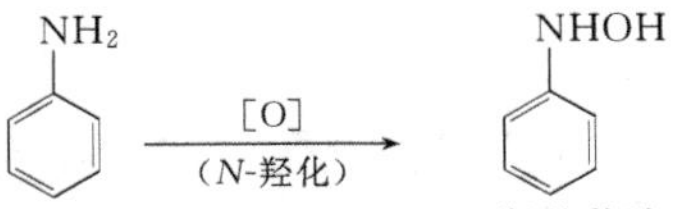

苯胺　　　　　　　　　　N-羟基苯胺

（7）烷基金属脱烷基反应（metalloalkane dealkylation）　四乙基铅［tetraethyl lead，$Pb(C_2H_5)_4$］可在混合功能氧化酶催化下，脱去一个烷基，形成三乙基铅［$PbH(C_2H_5)_3$］。三乙基铅毒性较四乙基铅为高，主要作用于中枢神经系统，引起脑组织中5-羟色胺的积累。

（8）脱硫反应　许多有机磷化学物如硫逐磷酸酯类（phosphomothionate）和二硫逐磷酸酯类（phosphorodithionate）经常发生脱硫反应（desulfurization），在这一反应中，硫原子被氧化成硫酸根脱落，P＝S基转变为P＝O基。例如：对硫磷氧化脱硫成对氧磷，毒性增强。

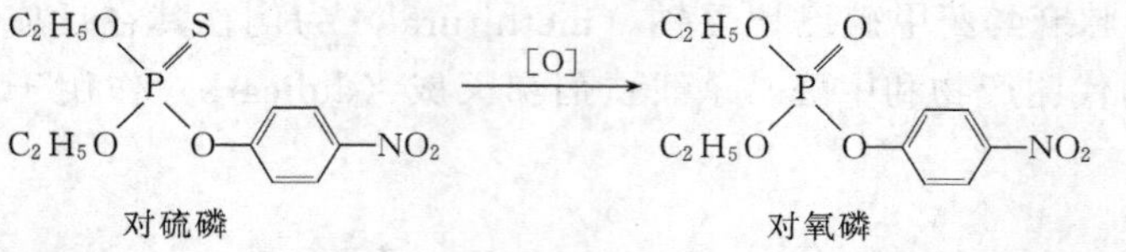

（对硫磷）$\quad$ [O] $\quad$（对氧磷）

（9）**氧化脱氨基反应**（oxidative deamination）　以中枢神经兴奋药物苯丙胺（amphetamine）为例说明该反应。苯丙胺在微粒体细胞色素 P450 依赖性单加氧酶催化下，在邻近氮原子的碳原子上进行氧化，形成苯丙基甲醇胺，再脱去氨基，形成苯基丙酮（phenylacetone），也有可能形成苯基丙酮肟（phenylacetone oxime）。

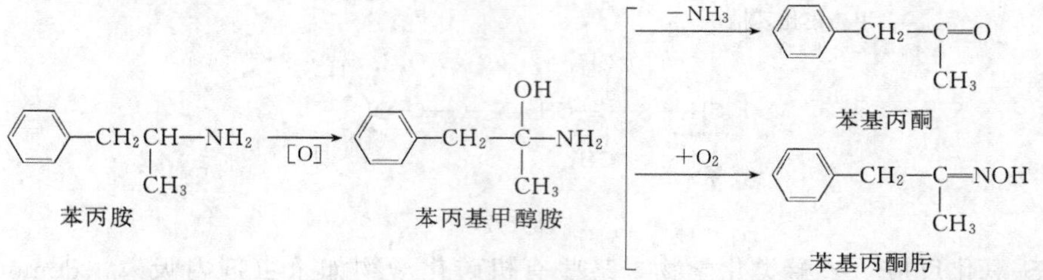

苯丙胺　[O]　苯丙基甲醇胺　$-NH_3$　苯基丙酮　$+O_2$　苯基丙酮肟

（10）**氧化脱卤反应**（oxidative dehalogenation）　卤代烃化学物在细胞色素 P450 依赖性单加氧酶催化下，先形成不稳定的卤代醇类化学物，再脱去卤族元素，形成最终代谢物。DDT 的氧化脱卤反应较为典型，且具有重要的毒理学意义。其中 DDE 具有高度脂溶性且反应活性低，可在脂肪组织中大量蓄积，DDA 主要经由尿液排出。

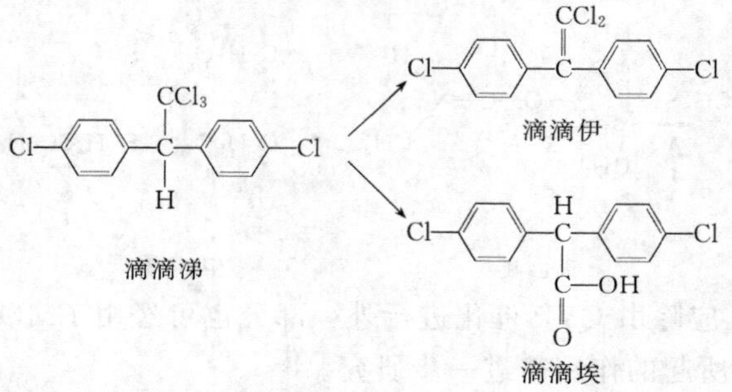

滴滴涕　→　滴滴伊　滴滴埃

2. 微粒体含 FAD 单加氧酶催化的反应

如前所述，FMO 与 CYP 功能时有重叠且具有相同的作用底物，但其反应过程不尽相同，以烟碱为例，其经由 CYP 催化，生成的代谢产物为去甲烟碱，经由 FMO 催化则形成烟碱-N-氧化物（nicotine-N-oxide）。

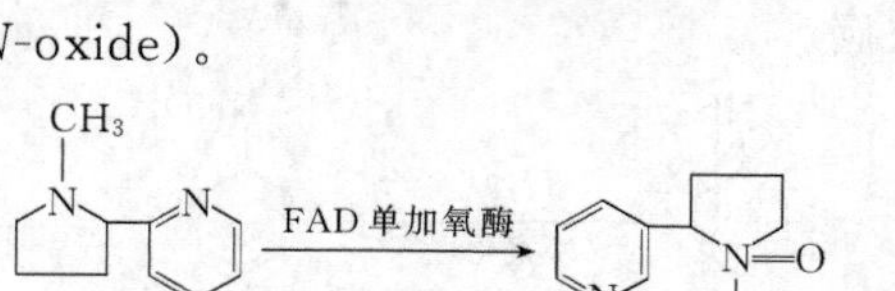

烟碱　FAD 单加氧酶　烟碱-N-氧化物

3. 前列腺素生物合成过程中的共氧化作用

前列腺素（prostaglandin）是由花生四烯酸（arachidonic acid）在机体内经氧化作用而形成。花生四烯酸为一多不饱和脂肪酸，有 20 个碳原子和 4 个双键。该转化过程的第一步是 COX 使两个氧分子掺入花生四烯酸，一个氧分子与该脂肪酸的三个碳形成五元环的过氧化物，另一个氧分子则使其带上一个氢过氧化物功能基团，形成中间产物前列腺素 G_2（PGG_2）。第二步反应催化 PGG_2 氧化为前列腺素 H_2（PGH_2），即由过氧化物酶催化，氢过氧化物基团转变为羟基基团，PGG₂ 就变成 PGH₂。

$$花生四烯酸 \xrightarrow[脂肪酸环加氧酶]{} 前列腺素 G_2 \xrightarrow[（共氧化反应）]{过氧化物酶} 前列腺素 H_2$$

在前列腺素 G_2 被过氧化物酶催化形成前列腺素 H_2 的反应过程中，许多外源有机化学物都可充当电子供体或氧接受体，同时被氧化，这一现象称为共氧化反应（cooxidation）或过氧化物酶依赖共氧化。凡是有足够的亲脂性和较低的氧化还原电势的有机物都可在这一反应中被共氧化，氨基比林（amionopyrine）的 N-脱甲基反应、对乙酰氨基酚（acetaminophen）的脱氢反应、苯并［a］芘（benzo［a］pyrene）的羟化反应以及 7,8-二氢二醇苯并［a］芘（7,8-dihydrodiol benzo［a］pyrene）的环氧化反应等均可在过氧化物酶催化下，经由共氧化反应完成。

在共氧化过程中，有些底物将成为自由基。自由基的特点是存在未配对的电子，因此通常有高度反应活性。它们可能二聚化或与其他分子反应形成新的自由基。

COX 也可介导另一不同的活化途径。PGG_2 通过几个步骤形成过氧自由基。这种活性物可使不少底物环氧化（epoxidation），例如对多环芳烃和黄曲霉毒素 B_1。

在含有细胞色素 P450 单加氧酶和含 FAD 单加氧酶较少的组织中，前列腺素合成酶的活力更高，共氧化作用更易发生。芳香胺类、酚类、多环芳烃类和氢醌等都可以在共氧化反应中被氧化。

有些外源化学物在共氧化作用中经过氧化物酶催化，可以形成亲电子化学物，从而与 DNA 或其他生物大分子结合，此过程与突变及癌肿诱发形成有关，具有重要的毒理学意义。

二、还原反应

含有硝基、偶氮基和羰基的外源性化学物以及二硫化物、亚砜化学物在体内均可被还原，例如硝基苯和偶氮苯都可被还原形成苯胺。四氯化碳在体内可被 NADPH-细胞色素 P450 还原酶催化脱卤还原，形成三氯甲烷自由基（CCl_3^+），该自由基可破坏肝细胞膜脂质结构，引起肝脂肪变性以及坏死等。五价砷化学物中的砷也可被还原成三价砷，三价砷化学物在水中溶解度较高，故毒性较五价砷化学物为强。

根据外源化学物结构及反应机理不同，可将还原反应分为羰基还原反应（carbonyl group reduction）、含氮基团还原反应和含硫基团还原反应。

1. 羰基还原反应

进行羰基还原反应的外源化学物主要有醛类和酮类，产物分别为伯醇和仲醇。

乙醛经醇脱氢酶催化还原为乙醇，水合氯醛（chloral hydrate）还原为三氯乙醇（2,2,2,-trichloroethanol）。

$$Cl_3CCH(OH)_2 \longrightarrow Cl_3CCH_2OH$$
水合氯醛　　　　　　　三氯乙醇

2. 含氮基团还原反应

硝基还原、偶氮还原和 N-氧化物还原都属于含氮基团还原反应。

（1）硝基还原反应（nitro reduction） 硝基基团尤其是芳香族硝基化学物，在还原反应中先形成中间代谢物亚硝基化学物（nitroso compound）和羟胺（hydroxylamine），后还原为相应的胺类。以硝基苯（nitrobenzene）为例，硝基苯先形成亚硝基苯（nitrosobenzene）和苯羟胺（phenylhydroxylamine），最终生成苯胺（aniline）。

硝基苯   亚硝基苯   苯羟胺   苯胺

（2）偶氮还原反应（azoreduction） 偶氮化学物分为脂溶性和水溶性偶氮化学物两种，均可经由偶氮还原酶（azoreductase）催化还原，两者略有不同。

脂溶性偶氮化学物在肠道易被吸收，还原作用主要在肝微粒体以及肠道中进行；而水溶性偶氮化学物由于其较强的水溶性在肠道中不易被吸收，虽然可由肝脏胞液及微粒体中还原酶还原，但主要还是由肠道菌丛的还原菌进行还原，肝微粒体参与较少。

苏丹 IV（sudan IV）是一种色素，经偶氮还原后形成邻氨基偶氮甲苯（ortho-aminoazo-toluene）。

水溶性偶氮化学物的代表为水杨酸偶氮磺胺嘧啶，摄入机体后主要在肠道中经肠菌丛还原作用形成磺胺嘧啶（sulfapyridine）。

（3）N-氧化物的还原 烟碱和吗啡在 N-羟化反应中可形成烟碱 N-氧化物和吗啡 N-氧化物。这两种 N-氧化物在生物转化过程中皆可被还原，所形成的烟碱将被肠道吸收，继续进行下一步生物转化过程。

3. 含硫基团还原反应

以杀虫剂三硫磷（carbophenothion）为例：三硫磷可先被氧化形成三硫磷亚砜（carbophenothion sulfoxide），并在一定条件下被还原成三硫磷。这一氧化还原系统需要硫氧还原蛋白依赖性酶类（thioredoxin dependent enzymes）催化。其毒理学意义是随着半衰期增长，在体内停留的时间增加，对机体的毒作用增大。

三硫磷亚砜   三硫磷

三、水解反应

水解反应（hydrolysis）是化学物与水发生反应而引起化学物分解。许多外源性化学物，例如酯类、酰胺类、环氧化物和含有酯键的磷酸盐取代物极易水解。在水解反应中，水解离为 H^+ 和 OH^-，并分别与外源化学物结合。外源化学物的分子在水解过程中也发生化学变化，分为两个或两个以上较小部分，一部分与水的 H^+ 结合，另一部分则与水的 OH^- 结合。在哺乳动物的血浆、肝、肾、肠黏膜、肌肉和神经组织中有许多水解酶，微粒体中也存在。

酯酶是广泛存在的水解酶，酯酶和酰胺酶可分别水解酯类和胺类。

水解反应是许多有机磷杀虫剂在哺乳动物体内的主要代谢方式，例如敌敌畏、对硫磷、乐果和马拉硫磷等水解后毒性降低或消失。有些昆虫对马拉硫磷有抗药性，即由于其体内羧酸酯酶活力较高，极易使马拉硫磷失去活性。此外，拟除虫菊酯类杀虫剂也通过水解酶催化降解而解毒。

1. 酯类水解反应

分别以对氧磷、乙酸乙酯和乙酰硝基酚为例说明 A、B、C 类酯酶催化的酯类水解反应。

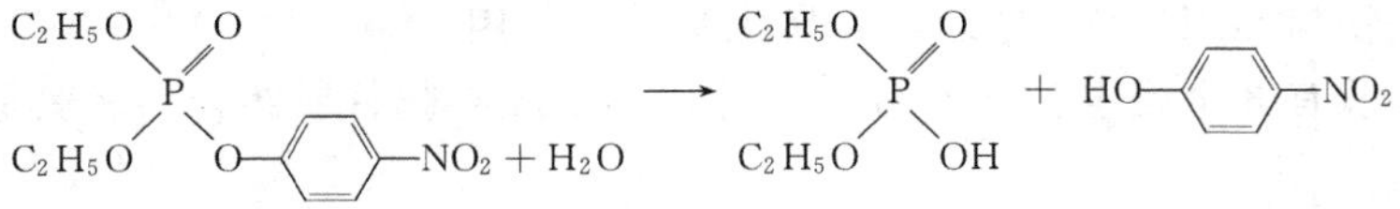

对氧磷　　　　　　　　　　　　　　　　　　对硝基酚

$$CH_3COOC_2H_5 + H_2O \longrightarrow CH_3COOH + C_2H_5OH$$

乙酸乙酯　　　　　　　　　乙酸　　　乙醇

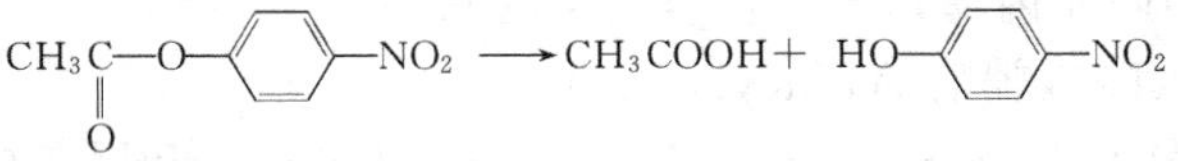

乙酰硝基酚　　　　　　　　乙酸　　　　　对硝基酚

2. C—N 键类化学物水解反应

酰胺类化学物（amides）的水解是 C—N 键类化学物水解反应的代表，局部麻醉剂多卡因（lidocain）在生物转化过程中也可发生 C—N 键水解，形成苯胺衍生物二甲代苯胺（xylidine）。

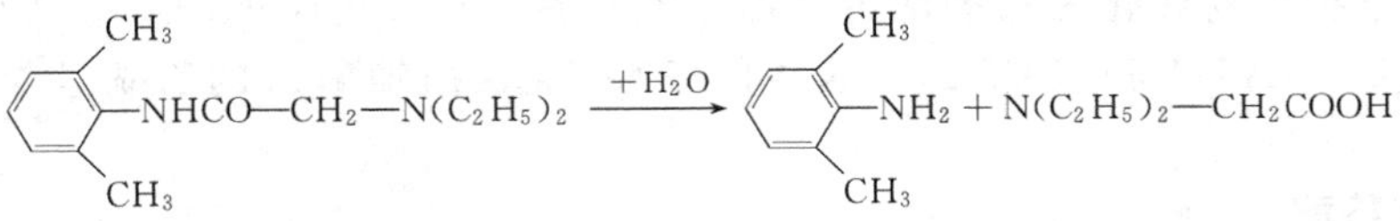

利多卡因　　　　　　　　二甲代苯胺　　　　二乙氨基乙酸

3. 非芳香族杂环化学物水解反应

内酰胺化学物（lactan）通过酰胺酶催化，发生开环反应（ring-opening reaction）并分解。

4. 水解脱卤反应（hydrolytic dehalogenation）

脂肪族化学物分子中与碳原子相连的卤素原子通过酶促作用由碳链脱落，其中以氯原子最容易发生。DDT 经由 DDT 脱氯化氢酶（DDT-dehydrochlorinase）催化形成 DDE 是典型的水解脱卤反应。

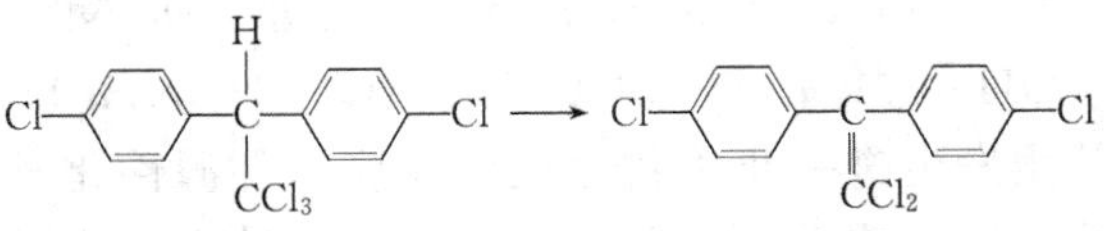

DDT　　　　　　　　　　　　DDE

●●● 第四节　Ⅱ相反应酶系 ●●●

1. UDP-葡糖醛酸转移酶

UDP（尿苷二磷酸）-葡糖醛酸转移酶（UDP-glucuronyl transferase）是一种微粒体酶，主要存在于肝脏和肾脏，也存在于胃肠道黏膜、脑、脾脏和胎盘中。UDP-葡糖醛酸转移酶将 α-D-UDP-葡糖醛酸（UDPGA）转移到外源化学物的亲核原子上（O、N 或 S），催化

UDPGA 以其糖苷键与许多种化学物结合形成 β-D-葡糖苷酸。

2. 磺基转移酶

磺基转移酶（sulfotransferase，SULT）催化由 3′-磷酸腺苷-5′-磷酸硫酸（PAPS）所提供的磺酰基（sulfonyl）转移到底物的亲核接受体，该过程称硫酸结合（sulfoconjugation）。

3. 谷胱甘肽-S-转移酶

谷胱甘肽-S-转移酶（GSH-S-transferase，GST）催化亲电性化学物与内源性谷胱甘肽（glutathione，GSH）结合。谷胱甘肽可自行与许多亲电物反应，GST 通过脱去 GSH 的巯基，正确引导底物与 GSH 相互靠近，起易化结合的作用。

由于谷胱甘肽有 3 个带电荷的部分，外源化学物经谷胱甘肽结合后较其原物的水溶性大为增强。

GST 催化几种不同类型的反应，且 GST 与亲电子性碳的反应有 3 种：①取代反应，即从饱和碳原子或杂原子取代裂解的基团，如卤素、硫酸酯、磺酸酯、磷酸酯和硝基；②开环反应，如环氧化物和四元内酯；③加合至活化的双键。

4. 酰基转移酶（酰基辅酶 A，acyl-CoA）

氨基酸-N-酰基转移酶（amino acid N-acyl transferase）和甲基转移酶催化氨基酸结合。该反应的第一步是外源化学物的羧酸基被活化，并形成相应的辅酶 A 硫酯（CoA thio-ester）。第二步，羧酸被转移到氨基酸的氨基上，借此外源化学物与氨基酸结合，目前该反应的毒理学关系还未发现。

5. 乙酰基转移酶

与外源化学物生物转化有关的两种乙酰基转移酶（acetyltransferase，AT）是 N-乙酰基转移酶 1 和 2（NAT-1 和 NAT-2）。这两种酶均催化乙酰辅酶 A 的乙酰基转移至胺类或羟胺类。

6. 甲基转移酶

甲基转移酶（methyltransferase）催化的甲基转移有时非常重要。例如烟碱（nicotine）可被甲基化成为 N-甲基烟碱离子，谷胱甘肽结合过程中的 β-裂解酶产物可被甲基化形成自由巯基而解毒；某些儿茶酚（catechol）化学物可被儿茶酚-O-甲基转移酶进行 O-甲基化，可以防止有毒物醌的产生。

●● 第五节　Ⅱ 相反应 ●●●

Ⅱ 相反应又称结合反应（conjugation reaction），是进入机体的外源性化学物经过第一相反应，已具有羟基（—OH）、羧基（—COOH）、氨基（—NH₂）、环氧基等极性基团后，与某些内源性化学物或基团发生进一步生物合成的反应。外源性化学物及其代谢物与体内某些内源性化学物或基团结合所形成的产物称为结合物。在结合反应中需要有辅酶与转移酶并消耗代谢能量。所谓内源性化学物或基团的来源是体内正常代谢过程中的产物，参加结合反应的必须为内源性化学物，直接由体外输入者不能进行。

外源性化学物在代谢过程中可以直接发生结合反应，也可先经过上述氧化、还原或水解等第一阶段生物转化反应（第一相反应），然后再进行结合反应（第二相反应），在一般情况下，通过结合反应，一方面可使外源性化学物分子上某些功能基团失去活性以及丧失毒性；另一方面，大多数外源性化学物通过结合反应，可使其极性增强、脂溶性降低、水溶性增加，加速由体内的排泄过程。

根据结合反应的机理，可将结合反应分成以下几种类型。

1. 葡萄糖醛酸结合反应

葡萄糖醛酸结合（glucuronidation）是最常见的结合反应，占有最重要的地位，醇类、酚类、羧酸类、硫醇类和胺类等许多外源化学物均可进行该反应，大多数脊椎动物和几乎所有哺乳动物体内均可发生此种结合反应。主要是外源性化学物及其代谢物与葡萄糖醛酸结合。葡萄糖醛酸由尿苷二磷酸葡糖醛酸（uridine diphosphate α-glucuronic acid，UDPGA）提供，而尿苷二磷酸葡糖醛酸的来源则是在糖类代谢过程中生成的尿苷二磷酸葡萄糖（uridine diphosphate glucose，UDPG）经由 UDPG 脱氢酶（UDPG-dehydrogenase）催化形成尿苷二磷酸葡糖醛酸。

尿苷二磷酸葡萄糖（UDPG）+2NAD $\longrightarrow$ 尿苷二磷酸葡糖醛酸（UDPGA）+2NADH$_2$

在葡萄糖醛酸基转移酶的作用下，葡萄糖醛酸与外源化学物及其代谢物的亲核杂原子结合，诸如羟基、氨基、巯基和羧基等基团，反应生成 β-葡萄糖醛酸苷，并释放出 UDP。葡萄糖醛酸必须为内源性代谢产物，直接由体外输入者不能进行结合反应。

葡萄糖醛酸结合作用主要是在肝微粒体中进行，此外肾、肠黏膜和皮肤中也可发生，外源化学物在肝脏中经结合反应后，随同尿液和胆汁排出。但有时一部分在肠道下段，可在肠菌群中的 β-葡萄糖苷酸酶作用下，发生水解，则此种外源化学物可重被吸收，进行肝肠循环，使其在体内停留时间延长。

通过葡萄糖醛酸结合反应，外源化学物将失去部分甚至全部原有的生物学作用，毒性消失或降低，而且外源化学物分子中增加羧基不但增强了其水溶性，排泄过程中也增大了其被有机阴离子转运系统转运的可能性。

2. 硫酸结合反应

硫酸结合反应是另一种重要的结合反应，是外源化学物经 I 相反应后，与内源性硫酸结合并排出体外的反应。外源性化学物及其代谢物中的醇类、酚类或胺类化学物在 I 相反应中先经羟化，分子结构上形成羟基，然后与硫酸结合，形成硫酸酯。还有一些内源化学物在代谢过程中也可以发生硫酸结合反应。

内源性硫酸的来源主要是含硫氨基酸的代谢产物，经三磷酸腺苷（ATP）活化，成为 3′-磷酸腺苷-5′-磷酸硫酸（PAPS），再在磺基转移酶（sulfotranpferase）的作用下与酚类、醇类或胺类结合为硫酸酯，即 PAPS 是硫酸结合的供体。

$$SO_4^{2-}+ATP \xrightarrow{\text{硫酸化酶}} 5′\text{-磷酰硫酸腺苷（APS）+焦磷酸}$$

$$APS+ATP \xrightarrow{\text{APS 激酶}} 3′\text{-磷酸腺苷-5′-磷酸硫酸（PAPS）+ADP}$$

作为结合剂的硫酸必须是内源性的，即化学物在体内代谢过程中形成，直接进入机体的外源性硫酸不具有此种作用。

硫酸结合反应多在肝、肾、胃肠等组织中与葡萄糖醛酸结合反应同时进行。然而由于体内硫酸来源所限，不能充分提供，故较葡萄糖醛酸结合反应为少。值得注意的是若机体接触外源性化学物剂量较低，则首先进行硫酸结合；随着剂量增加葡萄糖醛酸结合渐渐处于主要地位，硫酸结合则逐渐减少。

在一般情况下，通过硫酸结合反应可使外源性化学物原有毒性降低直至丧失。但有些外源性化学物经硫酸结合反应后，其毒性反而较高。例如属于芳香胺类的一种致癌物 2-乙酰氨基芴（简称 FAA 或 AAF）在体内经 N-羟化反应，形成 N-羟基-2-乙酰氨基芴（N-hydroxy-2-acetylaminofuorene）后，其羟基可与硫酸结合，形成硫酸酯。此种 AAF 硫酸酯较

AAF 本身具有更强的致癌性。有些动物肝内缺乏硫酸转移酶，无法形成硫酸酯。

例如苯酚的硫酸结合反应：

苯酚 　　　　　　　　苯酚硫酸结合物　　3′-磷酸腺苷-5-磷酸

3. 谷胱甘肽结合反应

外源化学物在体内形成的环氧化物可通过与谷胱甘肽结合并形成硫醚氨酸（mercapturic acid）而解毒。此结合反应由谷胱甘肽转移酶催化进行。谷胱甘肽转移酶分布广泛，在肝、肾中都有分布，主要存在于胞浆内和微粒体中，其中胞液酶占 95％左右。

谷胱甘肽是谷氨酸、半胱氨酸和甘氨酸组成的三肽，结合反应中的谷胱甘肽必须为内源性，即来自内源性化学物的中间代谢物，外源性谷胱甘肽不能进行该反应。

可进行谷胱甘肽结合反应（glutathione conjugation）的外源化学物通常具有下述条件：①一定程度的疏水性；②可与谷胱甘肽进行一定程度的非酶促反应；③含有一个亲电子碳原子，这是因为谷胱甘肽具有亲核性质，易与分子结构中含有亲电性的部位结合。可进行谷胱甘肽结合反应的外源化学物主要为卤化物、芳基卤化物、硝基化合物、酯类化合物、苯、萘、苯胺等芳烃类和芳胺类化合物及环氧化物，其中，又以环氧化物与谷胱甘肽的结合较为常见，具有重要的毒理学意义。例如溴化苯经代谢转化为环氧化物，溴苯环氧化物为一强肝脏毒物，可引起肝脏坏死；但与谷胱甘肽结合后，将被解毒并排出体外。

溴苯 　　　　　　溴苯环氧化物　　　　溴苯硫醚氨酸结合物

谷胱甘肽结合是含有亲电子 C、N、O、S 的外源化学物解毒的一般机制，由于谷胱甘肽在体内生成与储备有一定限度，如大量环氧化物在短时间内形成，可出现谷胱甘肽耗竭，仍有严重损害发生。

4. 氨基酸结合反应

有些含有羧基的外源性化学物，例如芳香羧酸和芳香羟酸可与氨基酸结合，其中与甘氨酸结合（amino acid conjugation）最为常见。反应时羧酸在 ATP 和乙酰辅酶 A 存在下，首先由酰基辅酶 A 合成酶催化，活化生成酰基辅酶 A 硫酯，再由 N-乙酰转移酶催化与氨基酸的氨基反应形成酰胺键，例如甲苯在体内代谢，生成苯甲酸，苯甲酸可与甘氨酸结合，形成马尿酸而排出体外。氢氰酸可经半胱氨酸结合，由唾液和尿液排泄。

$$\text{RCOOH} \xrightarrow[\text{ATP-依赖性酸；辅酶 A 连接酶}]{+\text{ATP}+\text{CoA}-\text{SH}} \text{RCO}-\text{S-辅酶 A}+\text{AMP}+\text{PPi}$$

$$\text{RCO}-\text{S-辅酶 A}+\text{甘氨酸} \xrightarrow[\text{甘氨酸-N-乙酰基转移酶}]{} \text{马尿酸}+\text{CoA·SH}$$

苯甲酸 　　　　　　　　苯甲酸辅酶 A　　　　　腺苷单磷酸
　　　　　　　　　　　　衍生物

$$\text{苯甲酸辅酶 A 衍生物 (CO—S—CoA)} + \text{甘氨酸 (NH}_2\text{—CH}_2\text{—COOH)} \xrightarrow{\text{甘氨酸-}N\text{-乙酰基转移酶}} \text{马尿酸 (CO—NH—CH}_2\text{—COOH)} + \text{CoA—SH}$$

5. 乙酰结合反应

外源性化学物中的芳香胺类、磺胺类、肼类化学物的氨基或羟氨基，例如苯胺可通过其氨基与乙酰辅酶 A 反应，经乙酰转移酶催化使苯胺形成其乙酰衍生物。糖、脂肪以及蛋白质的代谢产物是乙酰辅酶 A 的供体。

6. 甲基结合反应

生物胺类作为外源化学物中的一种，其在体内与甲基结合的反应即甲基结合，也称甲基化。其中蛋氨酸的甲基经 ATP 活化，成为 S-腺苷蛋氨酸，再经甲基转移酶催化，使生物胺类与甲基结合而被解毒排泄。甲基结合并不是一种重要的生物解毒方式。

第六节　影响生物转化过程的有关因素

一、物种差异和个体差异

同一外源性化学物生物转化的速度在不同动物可以有较大差异，例如苯胺在小鼠体内生物半衰期为 35min，狗为 167min。同一外源性化学物在不同物种动物体内的代谢情况可以完全不同。如前所述，N-2-乙酰氨基芴在大鼠、小鼠和狗体内可进行 N-羟化并与硫酸结合成为硫酸酯，呈现强烈致癌作用；而在豚鼠体内一般不发生 N-羟化，因此不能结合成为硫酸酯，也无致癌作用或致癌作用极弱。

外源性化学物在体内生物转化过程的个体差异还表现在某些参与代谢的酶类在各个体中的活力。例如芳烃羟化酶（arylhydrocarbon hydroxylase，AHH）可使芳香烃类化学物羟化，并产生致癌活性，其活力在个体之间存在明显差异。在吸烟量相同的情况下，AHH 活力较高的人，患肺癌的危险度比活力低的人高 36 倍；体内 AHH 具有中等活力的人，患肺癌的危险度比活力低者高 16 倍。

二、外源性化学物代谢酶的抑制和诱导

一种外源性化学物的生物转化可受到另一种化学物的抑制，此种抑制与催化生物转化的酶类有关。参与生物转化的酶系统一般并不具有较高的底物专一性，几种不同化学物都可作为同一酶系的底物，即几种外源性化学物的生物转化过程都受同一酶系的催化。因此，当一种外源性化学物在机体内出现或数量增多时，可影响某种酶对另一种外源性化学物的催化作用，即两种化合物出现竞争性抑制。实际状况下，往往是多种外源化学物与机体同时接触，这些物质中的某种或某几种可明显影响该外源性化学物质的生物转化过程，从而导致外源化学物对机体的生物学作用甚至是毒性作用的改变。这种改变通常是由于有关催化酶类酶活力的改变，表现为抑制或诱导。

（1）代谢酶的抑制　外源化学物使代谢转化过程减弱或减速的现象称为代谢酶的抑制。具有抑制作用的化学物质称为抑制物。抑制物的抑制作用可分为以下几种类型。

① 结合性抑制。即抑制物与酶的活性中心发生可逆或不可逆结合。例如对氧磷抑制羧

酸酯酶（carboxylesterase），而马拉硫磷水解过程系由羧酸酯酶催化，故马拉硫磷水解速度减慢，毒作用增强。若将马拉硫磷中掺入对硫磷，马拉硫磷的生物学作用会加强，对昆虫表现为杀虫效果增强，对人畜则表现为毒性增高。

② 竞争性抑制。不同外源化学物对同一酶的活性中心出现竞争性抑制，例如1,2-亚乙基二醇和甲醇均由醇脱氢酶催化而表现出毒作用，但因乙醇与醇脱氢酶有更大的亲和力，故乙醇治疗可降低两者的毒性。

③ 破坏酶。四氯化碳、氯乙烯、肼等代谢产物可与细胞色素 P450 共价结合，破坏其结构和功能。

④ 减少酶的合成。例如氯化钴可抑制血红素的合成，并增加血红素氧化酶的活力，使肝内细胞色素 P450 含量降低。

⑤ 变构作用。如一氧化碳可与 P450 结合，引起变构以阻碍其与氧结合。

⑥ 缺乏辅因子。如马来酸二乙酯将 GSH 消耗殆尽以抑制其他外源化学物经 GSH 结合代谢。

（2）代谢酶的诱导　外源化学物使催化酶酶活力增高或酶含量增加的现象称酶的诱导（induction）。具有诱导作用的外源化学物称为诱导物（inducer）。诱导的结果可促进其他外源性化学物的生物转化过程，使其增强或加速。在微粒体混合功能氧化酶诱导过程中，还观察到滑面内质网增生；酶活力增强以及对其他化学物代谢转化的促进等均与此有关。

诱导物可分类为三种：①巴比妥型。苯巴比妥类诱导物，如苯巴比妥主要对联苯羟化反应中 4-羟化反应的酶具有诱导作用，使代谢反应增强，此外还可诱导对硝基茴香醚的 *O* 脱甲基反应、苄甲苯丙胺的 *N*-脱甲基反应和有机氯杀虫剂艾氏剂的环氧化反应。②多环芳烃类型。多环芳烃类诱导物可增强多环芳烃羟化酶的活力，催化苯并［*a*］芘等多环芳烃类化学物的羟化反应，使细胞色素 P450 含量增加。③其他类型诱导物。多氯联苯类诱导物兼具上述两种诱导物的特点，可诱导细胞色素 P450 酶类，既可促进苯巴妥类药物的代谢，也可促进多环芳烃类化合物的代谢过程。除 CYP 外，其他的生物转化酶诸如葡萄糖醛酸转移酶、谷胱甘肽转移酶等也可被相应的诱导物诱导。

三、代谢饱和状态

外源化学物浓度和剂量对其代谢有很大影响，机体刚开始与外源化学物接触时，随着量的增加其代谢产物也随之增加，但当外源化学物达到一定浓度时，代谢过程所需的底物减少或是酶的催化活力有限，单位时间内代谢产物的量将不再增加，这种代谢途径被饱和的现象即称为代谢饱和（metabolic saturation）。代谢过程受机体代谢的饱和状态影响很大，即代谢达到饱和时，正常的代谢途径可能发生变化，并因此影响其毒性作用。以溴化苯为例，其在体内首先转化成为具有肝脏毒作用的溴化苯环氧化物；当接触剂量不大时，大概有 75% 的溴化苯环氧化物可转变为谷胱甘肽结合物，并以溴苯基硫醚氨酸（bromophenyl mercapturic acid）的形式排出；若接触剂量过大时，由于谷胱甘肽的量不足，甚而出现谷胱甘肽耗竭，结合反应有所降低，只有约 45% 左右可以溴苯基硫醚氨酸的形式排出，未经结合的溴苯环氧化物与 DNA 或 RNA 以及蛋白质的反应增强，呈现毒性作用。

四、其他影响因素

机体的营养状况、生物体的年龄、性别、昼夜节律等因素也对生物转化造成一定的影响，具体内容可参见本教材第六章。

【复习思考题】

1. 简述生物转化的概念和意义。
2. 影响生物转化的因素有哪些？
3. 简述Ⅰ相反应和Ⅱ相反应的概念和反应类型。

第五章　外源化学物中毒的机理

外源化学物的生产使用与食品安全矛盾日益突出，其经食物链进入机体，给人类健康带来的危害亦日趋严重，围绕其在食品中的残留检测、质量标准以及毒理学研究等，已成为当前食品安全性评价的主要研究热点。其中毒理学研究中的毒作用机制因外源化学物的种类不同而十分复杂。

外源性化学物在生物体内的中毒机理是目前国内外毒理学研究的热点之一。一般来说，中毒机理应符合以下 3 点要求：①应能说明外源性化学物毒作用的启动作用；②应能说明多种外源化学物的中毒，甚至化学致癌（特殊中毒）的部分机理；③应能说明随后发生的病理生理过程。

掌握化学毒物毒作用机制，不仅具有理论意义，而且具有实际意义。外源化学物进入机体后，在靶部位与关键性的生物大分子作用，引起各种结构和功能异常，当超过机体的解毒功能、修复功能和适应能力时，就出现毒作用。毒作用机制的阐明有助于我们对外源化学物有害作用的早期预防、早期诊断和早期治疗提供线索和依据。目前对外源化学物毒作用机制的研究正在深入发展。

●● 第一节　概　　述 ●●

一、基本概念

毒物可以是固体、液体和气体。它们与机体接触或进入机体后，可与机体相互作用，产生损害作用。理论上，毒性的强度主要取决于终毒物在其作用部位的浓度和持续时间。

终毒物（ultimate toxicant）是指一种特别性质的物质，它与内源性靶分子（如受体、酶、DNA、微纤维蛋白及脂质等）相互作用，使整体性结构和/或功能改变，从而导致毒性作用。终毒物常常是母体化学物，即机体接触的化学物，也可能是母体化学物的代谢产物或者是在毒物生物转化期间产生的活性氧。终毒物也可以是内源性分子。

二、化学毒物产生毒性的可能途径

由于潜在毒物的数目巨大和生物机体结构的复杂性，目前只有极少数可能的毒作用已阐明。据现有知识，毒物进入机体后产生毒性可能的途径如图 5-1 所示。

图中所示为毒物进入机体，与机体发生多种相互作用，并最终引起毒作用的过程。图中介绍了三种途径导致毒作用。

① 最直接的途径，即化学毒物在机体重要部位出现，而不与靶分子作用；例如，过量的糖进入肾小管。

② 较为复杂途径，毒物进入机体后，抵达靶部位，与靶分子相互作用，导致毒作用；例如，河豚毒素进入机体，抵达运动神经元，与 Na^+ 通道相互作用，使 Na^+ 通道阻塞，抑制运动神经元的功能。

③ 最为复杂的途径，需要许多步骤。首先，毒物分布到靶部位（步骤1），在此，终毒物与内源性靶分子相互作用（步骤2），引起细胞功能和域结构的紊乱（步骤3），从而启动分子水平、细胞或组织水平的修复机制，当毒物致紊乱超过修复能力，使修复功能失调或丧失，毒作用就发生（步骤4）。组织坏死，癌的形成皆为经 4 个步骤产生。

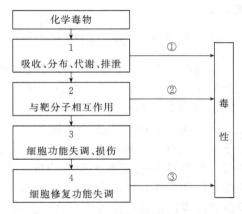

图 5-1　产生毒性可能的途径示意图

按照导致毒作用的途径和较为公认的中毒机制，本章重点介绍毒物对生物膜的损害作用，包括对细胞内钙稳态的影响、毒物所致氧化损伤及毒物对生物大分子的作用。

第二节　毒性作用的一般机制

一、直接损伤作用

如强酸或强碱可直接造成细胞和皮肤黏膜的结构破坏，产生损伤作用。

二、受体-配体的相互作用与立体选择性作用

受体是组织的大分子成分，它与配体相互作用，产生特征性生物学效应。受体-配体的相互作用通常有立体特异性，化学结构的微小变化就可急剧减少甚至消除毒物的生物效应。但在毒理学反应中不能过分强调立体选择性的意义。因为活性差别不仅可延伸到结构不同的毒物和几何异构体，还决定于是否具有手性结构特点的毒物。研究表明，许多毒物的有害作用是直接与干扰受体-配体相互作用的能力有关。如阿托品就是阻断了乙酰胆碱与胆碱能受体的结合从而改变或破坏神经系统的正常生理功能。

三、干扰细胞能量的产生

许多毒物所产生的有害作用，是通过干扰碳水化学物的氧化作用以影响三磷酸腺苷（ATP）的合成。例如，亚硝酸盐是一种氧化剂，可使正常低铁血红蛋白（Fe^{2+}）氧化成高铁血红蛋白（Fe^{3+}），失去输氧能力而使组织缺氧。毒物引起 ATP 耗竭有许多不同的途径，但线粒体氧化磷酸化被干扰可能是最常见的原因。另一类是抑制呼吸链的递氢或电子传递的药物。如全身性毒剂氰化物和一氧化碳等，它们可分别抑制呼吸链中的不同环节，从而使细胞耗氧量降低，因而化学物氧化受阻，偶联磷酸化也无法进行，ATP 生成随之减少。

另一种机理是 ATP 的过度利用和抵偿，如乙基硫氨酸的肝毒性即与此有关。细胞内 ATP 的缺乏将危及甚至终止细胞主动转运过程，细胞内的离子浓度如 Na^+、K^+、Ca^{2+} 浓度将发生改变，各种生物合成过程如蛋白质合成将减少，肝细胞不能有效地形

成胆汁。

四、与生物大分子结合

毒物与生物大分子相互作用主要方式有两种，一种是可逆的，一种是不可逆的。如底物与酶的作用是可逆的，共价结合形成的加成物是不可逆的。

1. 与蛋白质结合

蛋白质分子中有许多功能基因可与毒物或其活性代谢物共价结合，除了各种氨基酸分子中共同存在的氨基和羧基外，还包括丝氨酸和苏氨酸所特有的羟基、半胱氨酸的巯基等。这些活性基团常常是酶的催化部位或对维持蛋白质构型起重要作用，因而与这些功能基团共价结合最终会抑制这些蛋白质的功能，出现组织细胞毒性与坏死，诱发各种免疫反应和肿瘤的形成，还可出现血红蛋白的自杀毁灭和酶的抑制。如初制生棉籽油中的游离棉酚，其活性的羧基和羟基可以和蛋白质结合，降低蛋白质的利用率。游离棉酚可引起胃肠表面黏膜发炎、出血，并能增加血管壁的通透性，使血浆、血细胞渗透到外周组织发生血浆性浸润。

2. 与核酸结合

毒物母体直接与核酸进行共价结合反应较少见，绝大多数是由毒物的活性代谢产物与核酸碱基进行共价结合，使碱基受损，基因突变、畸变和癌变等。

DNA 加成物的形成可引起细胞毒性、诱变作用、改变蛋白质-DNA 相互作用和肿瘤的启动等。如芳香胺可引起碱基置换型改变，活化 ras 癌基因。许多作用研究发现 DNA 加成物与致癌性的因果具有一定的数量关系。例如，熏制、烘烤和煎炸等食品中所含的多环芳烃（主要是苯并[a]芘）在体内转化为多环芳烃的环氧化物或过氧化物后进一步与 DNA、RNA 或蛋白质大分子结合，最终生成致癌物。

3. 与脂质结合

关于这方面研究较少。脂质最易产生共价结合的部分是：磷脂酰丝氨酸、胆碱与乙醇胺。如，氟烷与 1,1-二氯乙烯的活性代谢物可与细胞膜乙醇胺共价结合，从而影响膜功能。

五、对酶的影响

酶的种类很多，在体内分布极广，参与所有细胞的生命活动，而且极易受各种因素的影响，是毒物作用的一类主要对象。多数毒物能抑制酶的活性，许多植物的种子和荚果中含有动物消化酶抑制剂，如豆类中含有的胰蛋白酶及胰凝乳蛋白酶抑制剂；存在于小麦、大麦等禾本科作物种子中的 α-淀粉酶抑制剂，可抑制动物对淀粉的吸收。

●● 第三节 外源化学物与器官（系统）及细胞、亚细胞损害 ●●

毒理学对外源化学物毒作用机制的阐述，在整体器官（系统）水平上，是关于中枢神经系统、心血管系统、造血系统、肝脏、肾脏、呼吸系统、免疫系统及皮肤的直接或间接损伤；在细胞、亚细胞水平上，是关于干扰细胞内酶系功能、抑制细胞间隙连接通讯、破坏细胞的亚微结构；在分子水平上，是对生物膜的化学组成成分和物理性质的影响、引起细胞钙稳态失调、氧化损伤生物大分子、与蛋白质或核酸共价结合，导致相应的机能障碍、结构改变和物质代谢异常，表现一系列的病理变化和临床症状。由整体器官向亚细胞、分子水平纵向研究，并将这三方面紧密结合起来，将是今后全面说明外源化学物毒作用机制的发展趋势。

一、器官（系统）水平的损害

（1）中枢神经系统　神经性毒物极易透过血-脑屏障，导致神经系统功能或结构的损害。一般来说，神经组织的再生能力比较弱，一旦受到损伤往往是不可逆的器质性损害。不同的毒物对不同的部位，引起不同程度的损害。如甲基汞、酒精、巴比妥类、呋喃坦啶等损害小脑时，表现肌肉张力增强或降低、姿态异常、步态蹒跚等；乌头碱选择性地兴奋延髓的迷走中枢时，表现心率变慢、心律不齐和血压下降等。

（2）心血管系统　毒物对心脏、心血管中枢和外周血管均有作用。对心脏主要损害心脏的传导系统及心肌细胞。如有机磷农药、镉、一氧化碳中毒时，可引起房室和室内传导阻滞、心律紊乱、心收缩力减弱、输出量减少和血压下降。砷、磷、锑、四氯化碳中毒时，可引起中毒性心肌炎。毒物对心血管中枢的损害作用主要表现为心搏过缓和血压下降，毒物对外周循环的作用比较复杂。当毒物引起心率减慢、血压下降时，会代偿性地引起外周血管收缩和阻力增加。但当心脏严重受损时，血管阻力增加，反而加重心脏负担，促发心力衰竭。

（3）造血系统　主要体现在某些外源化学物对血细胞的损害作用。对粒细胞的毒性表现为骨髓粒细胞生成不足或破坏过多而使循环血液中粒细胞数量减少。如应用环磷酰胺、烷化剂、阿糖胞苷等，血液中粒细胞水平明显降低；对红细胞的毒性表现为抑制骨髓红细胞的生成，破坏红细胞和改变血红蛋白。如苯能干扰幼红细胞的增殖。砷、苯肼和皂苷等可直接损伤红细胞膜引起溶血，小量的乙酰苯胺、甲基多巴等可引起自身免疫性溶血。一氧化碳、亚硝酸盐可与血红蛋白结合，影响其携氧功能，导致缺氧。引起血小板减少的化学因素有苯、铅、砷、碘化钾及抗肿瘤药物等。

（4）肝脏　有些毒物对肝脏具有特殊的亲和力。如活性氧可引发肝脏纤维化；高剂量的对乙酰氨基酚可引起小叶中央肝细胞坏死；雌激素、秋水仙碱、环孢菌素 A、氯丙嗪、1,1-二氯乙烯等可致胆汁淤积，引起继发性肝损伤以及胆酸在肝细胞内潴留诱发肝细胞凋亡等。

（5）肾脏　毒物对肾脏的损害表现为急性肾功能衰竭、慢性肾炎及肾病综合征等。其毒作用机理为：①干扰生化过程而直接影响细胞代谢。如汞离子与肾小管上皮细胞内线粒体膜上的含巯基酶结合，使其丧失活性，导致细胞代谢障碍而出现上皮细胞浑浊、肿胀和坏死等。②肾小管腔被阻塞。当长期应用某些乙酰化率高的磺胺类药物时，在肾小管内析出结晶而阻塞肾小管腔。③形成免疫复合物。某些毒物抗原或毒物半抗原，再次进入机体，与机体已产生的抗体结合，形成中等大小抗原-抗体复合物，既不能被吞噬细胞吞噬分解，也不能通过肾小球滤过排出，作用于肾小球的基底膜引起病变。

（6）呼吸系统　毒物对呼吸系统的损害主要表现为呼吸中枢抑制，其次是呼吸肌麻痹、支气管平滑肌痉挛及支气管分泌物增多、阻力增加，最终造成呼吸道通气受阻、缺氧和窒息而发生急性中毒死亡。

（7）免疫系统　免疫系统包括免疫器官、免疫细胞和免疫分子。免疫毒性化学物可直接作用于免疫细胞，影响其成熟分化和对抗原的识别，从而影响免疫分子的生成量与种类，或通过干扰神经内分泌系统，使免疫受抑制，造成机体抗感染能力下降和易发肿瘤，引发病理性免疫应答或出现自身免疫性疾病。

（8）皮肤　脂溶性物质可以透过表皮角质层，透过的速度同其脂/水分配系数有关，脂、水均溶的物质更易透过皮肤。若因外伤或皮肤疾患破坏表皮的完整性，则可加速毒物的吸收，吸收后毒物呈现全身作用。有些毒物与皮肤接触后立即引起损伤，如强酸引起凝固性坏死、强碱引起液化性坏死等。

二、细胞、亚细胞水平的损害

（1）细胞内酶系或某些化学组分的差异　同一脏器的同一类型细胞对化学毒物的反应往往有很大差异。如氟烷、四氯化碳和溴苯等可引起肝小叶中央坏死，但对周边区的肝细胞影响不太明显。有的却相反，如内毒素则主要引起肝小叶周边区肝细胞坏死，这是因为肝小叶不同区的肝实质细胞、酶系活性与化学成分有较大的差异。如以细胞色素 P450 为代表的混合功能氧化酶系，在中央静脉附近的肝细胞内含量最高，而周边区则较少。所以，凡通过混合功能氧化酶系活化的肝脏毒物，都可诱发肝小叶中心性坏死。

（2）抑制细胞间隙连接通讯的功能　正常细胞在生长活跃期和组织再生时，抑制细胞间隙连接通讯（GJIC）的功能下调，有利于维持生长刺激信号分子在细胞内的浓度，促进细胞增殖和细胞转化。GJIC 的抑制是促进细胞增殖的重要机制之一，GJIC 异常可使癌变细胞脱离周围正常细胞的控制而呈自动增殖，最终发展为肿瘤。实验表明玉米赤霉烯酮对正常人皮肤角质形成细胞株 HaCaT 细胞的功能有明显的抑制作用，亚砷酸钠和氧苯砷对人皮肤成纤维细胞的 GJIC 也有明显的抑制作用，提示其可能是一种致癌物。

（3）作用于细胞亚微结构　内质网、线粒体等亚微结构与物质代谢有密切关系。四氯化碳可引起肝细胞内质网、线粒体的损伤，导致蛋白质合成障碍，脂蛋白减少，甘油三酯蓄积而形成脂肪肝。

第四节　外源化学物与生物膜损害

外来化学物引起细胞膜成分改变，如引起膜磷脂和膜蛋白结构改变，或引起细胞膜生物物理性状改变，而影响其通透性和膜镶嵌蛋白、酶以及受体的活性。例如农药对硫磷引起膜效应的浓度低于引起抑制胆碱酯酶的浓度，它还能引起脑神经细胞突触小体脂质流动性降低。乙醇使肝细胞脂质流动性增高。不同化学物使膜改变的机制也不同，需要逐一研究。

一、化学毒物对生物膜的组成成分的影响

维持细胞膜的稳定性对机体的生物转运、信息传递及内环境稳定是非常重要的。一些化学毒物可通过改变膜的酶蛋白活性或改变膜脂质组成而产生毒作用。如农药 DDT 作用于细胞膜上的 K^+，Na^+-ATP 酶，使其活性受到抑制，从而表现神经细胞膜对 Na^+、K^+ 通透性改变；有机磷化学物可与突触小体即红细胞膜上乙酰胆碱酯酶共价结合；对硫磷可抑制突触小体膜和红细胞膜 Ca^{2+}-ATPase 和 Ca^{2+}，Mg^{2+}-ATPase；苯并芘可抑制小鼠红细胞膜 Ca^{2+}-ATPase 和 Na^+，K^+-ATPase 活性；Pb^{2+}、Cd^{2+} 可与 Ca^{2+}-ATPase 上的巯基结合，使其活性抑制。四氯化碳对肝细胞膜的作用是磷脂总量减少 60%，但胆固醇含量没有变化；二氧化碳可与人红细胞膜的蛋白结合，使红细胞膜蛋白 α-螺旋减少。

二、化学毒物对膜生物物理性质的影响

生物膜的生物物理性质主要表现在生物膜的通透性、流动性、膜电荷和膜电位等几个方面。其生物物理性质稳定与正常生理功能发挥有密切关系。再者，生物物理性质可用现代仪器设备方便检测，如膜流动性等。

（1）对膜通透性的影响 主要是膜蛋白的改变，如 Pb、Hg、Cd 等重金属可与膜蛋白的巯基、羰基、磷酸基、咪唑和氨基等作用，改变其结构和稳定性，从而改变膜的通透性；Zn、Hg、Cd、Al、Sn 等可与线粒体蛋白反应，改变其结构和功能；DDT 等高脂溶性物质也可与膜脂相溶而改变膜的通透性。

① 生物膜的生物物理性质影响。生物膜的生物物理性质包括膜的通透性、流动性、膜电荷等。若细胞膜的通透性增加，可使细胞浆中的重要营养物质外漏。如细胞外 K^+ 浓度升高、细胞内乳酸脱氢酶和酸性磷酸酶的漏出。测定这些成分可作为评价膜通透性损伤的指标。

② 生物膜的通透性指生物膜与周围环境极性物质的交换能力。膜通透性有选择性，不同物质在膜上有不同的通透率。生物膜可保持细胞内 pH 和离子组成的相对稳定，并可以进行摄取和浓缩营养物，排除废物，产生神经、肌肉兴奋所必需的离子强度等重要生理功能。在毒理学中，可利用生物膜的选择通透性，研究化学毒物对生物膜的影响，以通透性作为细胞毒性作用的观察指标。例如，细胞内重要离子，如 K^+ 浓度可作为评价膜通透性及膜完整性的指标。用胞内某些酶如乳酸脱氢酶、酸性磷酸酶的漏出，作为膜通透性损伤的指标。

③ 膜的选择通透性与细胞的功能有密切的联系。许多可以改变细胞膜或细胞器膜通透性的物质往往具有一定的毒性。比如，缬氨霉素可使膜对 K^+ 的通透性增大，以致线粒体发生解偶联，从而造成细胞损伤。农药 DDT 可作用于神经轴索膜，改变 Na^+、K^+ 通透性；在立体的神经纤维上，可观察到 DDT 使其动作电位持续时间延长和重复；在整体动物上则可观察到动物兴奋性增高、震颤和痉挛。因此 DDT 中毒的症状与神经细胞膜粒子通透性改变有关。

但是通透性的改变与细胞毒性大小并非绝对相关，因为通透性的改变不是细胞损伤的唯一原因。

（2）对膜流动性的影响 膜的流动性是指膜组成成分的多种不同类型的运动，包括脂质分子和蛋白质分子在膜平面上的侧向移动、旋转运动以及膜整体结构的流动性。细胞内外物质交换、细胞融合和细胞识别等均与膜流动性有关。现已发现不少化学毒物可以影响膜脂流动性，进而影响膜的通透性和膜镶嵌蛋白质（即膜酶、膜抗原与膜受体）的活性。如 DDT 可引起红细胞膜脂流动性降低，乙醇可引起肝细胞线粒体膜脂流动性增高。溴氰菊酯对膜流动性影响的研究发现：溴氰菊酯可使人工膜的脂质流动性升高。重金属二价离子引起膜流动性下降已有不少报道。铅可引起大鼠离体肾脏细胞微粒体膜脂流动性降低，且具有剂量-效应关系。SiO_2 可引起巨噬细胞膜脂流动性升高，对硫磷引起人与大鼠红细胞膜脂流动性下降。总之，有机化学物、无机化学物或重金属对膜脂流动性均可产生影响，虽然影响剂量各有不同，有些至今尚不清楚，但是均可通过对膜脂流动性的影响而分析其对膜的毒性作用。因此，毒理学家试图探讨化学毒物与膜流动性的关系，以丰富中毒机制和寻找早期损伤的指标。

（3）对膜表面电荷的影响 膜表面糖脂、糖蛋白形成膜表面极性基团，组成表面电荷。

膜表面电荷的性质和密度可以反映细胞表面的结构和功能。因此，可通过测定细胞膜表面电荷来了解化学毒物与膜作用的途径和方式。

●● 第五节 外源化学物与细胞钙稳态紊乱 ●●

一、细胞内钙稳态及其作用

细胞内的钙由结合钙和离子钙两种形式。只有离子钙才具有生理活性，离子钙又分为细胞内 Ca^{2+} 和细胞外 Ca^{2+}。正常情况下细胞内的钙浓度较低（$10^{-8}\sim10^{-7}mol/L$），细胞外浓度较高（$10^{-3}mol/L$），内外浓度相差 $10^3\sim10^4$ 倍。在细胞静息状态下细胞内游离 Ca^{2+} 仅为 $10^{-7}mol/L$，而细胞外液 Ca^{2+} 则达 $10^{-3}mol/L$。当细胞处于兴奋状态时，第一信使传递信息，则细胞内游离 Ca^{2+} 迅速增多可达 $10^{-5}mol/L$，此后再降低至 $10^{-7}mol/L$，完成信息传递循环。故将 Ca^{2+} 称为体内第二信使。Ca^{2+} 浓度的这种稳态状的变化过程称为细胞钙稳态（calcium homeostasis）。

Ca^{2+} 在细胞功能的调节中起着重要作用，如神经传导、肌肉收缩、腺体分泌、白细胞及血小板活化、细胞增殖和分化、细胞形态发生、细胞衰老等。细胞内 Ca^{2+} 可从细胞外经细胞膜上的钙离子通道流入，也可以从细胞内肌浆网等钙池释放。而细胞的多种功能都依赖于细胞内外极高的 Ca^{2+} 浓度差，一旦某种因素使细胞钙稳态紊乱，就会引起细胞功能性损伤，甚至死亡。大量实验表明，细胞内钙的持续增高是引发各种组织和细胞的毒性机制，可称之为"细胞死亡的最终共同途径"。

在正常情况下，对细胞溶质中的 Ca^{2+} 具有极为严格的调控机制，细胞溶质内许多蛋白质、核苷酸、酸性磷脂等都可与 Ca^{2+} 结合形成缓冲体系。内质网、线粒体等细胞器有细胞内"钙库"之称，其钙浓度较高，是细胞溶质 Ca^{2+} 稳态最重要的调节场所。

正常情况下，细胞内钙稳态是由质膜 Ca^{2+} 转位酶和细胞内钙隔离室系统共同操纵控制的。细胞损害时，这一操纵过程紊乱可导致 Ca^{2+} 内流增加，Ca^{2+} 从细胞内储存部位释放与/或通过质膜逐出抑制，从而导致细胞内 Ca^{2+} 浓度不可控制地持续增加，细胞内 Ca^{2+} 浓度持续高于生理水平以上必然导致维持细胞结构和功能的重要大分子难以控制地破坏。而且这种持续增加将会完全破坏正常生命活动所必需的由激素和生长因子刺激而产生的短暂的 Ca^{2+} 浓度瞬变，危及线粒体功能和细胞骨架结构，最终激活不可逆的细胞内成分的分解代谢过程。

现在已知控制细胞内钙的浓度的运送系统有多种，比较重要的是钙通道和钙泵。钙通道系指利用浓度梯度，使胞外高浓度的钙进入胞内的通道。其本质是膜上的分子微孔，可允许大量的离子沿浓度梯度进入细胞，在兴奋性细胞，钙浓度受动作电位影响；而在非兴奋性细胞，则不受动作电位影响。钙泵，或称钙转位酶，Ca^{2+}，Mg^{2+}-ATPase 等可通过消耗 ATP，将胞内钙逆浓度差移至胞外，以保证胞内钙浓度的低水平。

如上所述，在细胞内的钙有两种类型，即游离的钙离子和与蛋白质结合的钙。与蛋白结合的钙有两种类型：一是结合在细胞膜或细胞器膜内的蛋白质上；二是结合在可溶性蛋白质上。激动剂刺激引起细胞 Ca^{2+} 动员，可调节细胞的多种生物功能，包括肌肉收缩、神经传导、细胞分泌、细胞分化和增殖。Ca^{2+} 在细胞功能的调节中起了一种信使作用，负责将激动剂的刺激信号传给细胞内各种酶反应系统或功能性蛋白。

其主要传导途径为：①Ca^{2+}与钙结合蛋白。Ca^{2+}对细胞功能的调节作用多数是通过各种钙结合蛋白介导的，如钙调蛋白（CaM）。②Ca^{2+}与cAMP。Ca^{2+}与cAMP两种系统在多种水平上以协同或拮抗的方式相互影响，如何影响取决于细胞反应过程与细胞类型。③Ca^{2+}与蛋白激酶C（PKC）、磷脂酶C（PLC）。PKC、PLC均是受Ca^{2+}调节的酶。这些酶在细胞内信号传递中有重要作用。④Ca^{2+}与离子通道。胞内浓度的增加可调节离子通道，即活化Ca^{2+}通道、Cl^-通道及Na^+通道，也可调节Ca^{2+}自身通道。由此可见，钙离子在细胞中有重要的生理意义。

在毒理学中，发现细胞损伤和死亡与胞内钙浓度增高有关。目前，钙浓度变化研究已经成为中毒机制研究热点之一，发展成为细胞钙稳态紊乱（distribution calcium homeostasis）学说，则是指细胞内钙浓度不可控制地增高，从而产生一系列反应，导致细胞损伤或死亡。

二、细胞内钙稳态紊乱与细胞毒性

化学物质可以通过干扰细胞内钙稳态从而引起细胞损伤和死亡，即细胞钙稳态的紊乱是某些化学毒物中毒的机制之一。已发现不少化学毒物如硝基酚、醌、过氧化物、醛类、二噁英、卤化链烷、链烯和Cd^{2+}、Pb^{2+}、Hg^{2+}等重金属离子均能干扰细胞内钙稳态。如非生理性增高细胞内钙浓度可激活磷脂酶而促进膜磷脂分解，引起细胞损伤和死亡。使用Ca^{2+}激活蛋白酶的抑制剂可延缓或消除细胞毒作用。Ca^{2+}也能激活某些可引起DNA链断裂和染色质浓缩的核酸内切酶，某些环境化学物可能通过这一途径引起细胞损伤，甚至死亡。

重金属离子的中毒，某些金属毒物如铅、镉、汞、镍等均可影响细胞内钙稳态，因为这些金属与Ca^{2+}具有类似的原子半径，可在质膜、线粒体或内质网膜的Ca^{2+}转运部位上与Ca^{2+}发生竞争，部分或完全取代Ca^{2+}，进而导致细胞内钙稳态的失调。

铅一方面与Ca^{2+}及CaM结合，激活Ca^{2+}-CaM依赖酶系，另一方面铅浓度高时将细胞内巯基激活，可抑制Ca^{2+}-CaM依赖酶系，并呈剂量依赖的双相效应。可见铅的中毒机制中Ca^{2+}的浓度具有重要意义。铅的神经毒性与其对钙稳态的影响有着密切的关系。Pb^{2+}通过阻断突触前电压依赖性钙通道竞争性抑制Ca^{2+}进入突触前神经末梢从而影响突触传递。Hegg等发现，铅暴露可引起钙电流下降及电压峰值降低。铅除了阻断细胞外钙通道，还可通过细胞内作用改变钙通道活性。相对于胞外阻断效应，胞内Pb^{2+}通过减少钙通道的Ca^{2+}依赖性稳态失活而增加起始钙电流，在一定范围内此效应呈剂量依赖性和可饱和性。铅和钙均为二价阳离子，据称Pb^{2+}可模拟Ca^{2+}激活钙通道，使胞外钙内流，导致胞浆Ca^{2+}浓度升高，而神经末梢的Pb^{2+}进入细胞内能模拟Ca^{2+}激活PKC，PKC的激活可减少Mg^{2+}对电压依赖性钙通道的阻挡作用，也可使钙通道开放，胞外Ca^{2+}内流。此外，Pb^{2+}也可代替Ca^{2+}激活内质网、线粒体等钙库膜上的钙通道，使细胞内存储的钙释放出来，造成胞浆Ca^{2+}浓度大幅度增加。孙黎光等认为铅引起神经细胞内的Ca^{2+}浓度及PKC活性升高，是铅导致海马神经元突触长时程增强（long term potentiation，LTP）异常的主要原因，这可能是铅神经毒性的机制之一。

镉是另一种重金属毒物，其原子半径与钙相似，故可直接与钙竞争，部分或完全取代钙，可使CaM含量减少。表现为免疫系统、雄性生殖系统以及心肌等改变，有的可用钙调素拮抗剂来预防或减轻损伤作用。镉的毒性作用可能是通过诱发细胞内钙代谢紊乱所致。研究表明，钙离子可直接与Ca^{2+}-ATP酶的巯基结合，使酶活性丧失，从而使进入细胞内的Ca^{2+}不能及时排出或不能被钙库摄取，造成细胞内Ca^{2+}浓度持续升高，最终导致血管平滑肌收缩、肌张力增高、外周阻力增高，从而加速了高血压的发生和发展。镉具有免疫抑制作用。周弘等发现，镉除可抑制小鼠脾淋巴细胞转化、白细胞介素-2 的生成减少外，对淋巴细胞钙稳态也有干扰作用，使细胞 Ca^{2+} 浓度升高，CaM 含量降低，且呈现剂量和时间依赖关系。这说明，镉对小鼠脾淋巴细胞的抑制作用与细胞内钙稳态失衡有密切关系。

农药如拟除虫菊酯为神经毒化学物，有研究发现它可使神经细胞内游离钙浓度增高，可能与其抑制 Ca^{2+}，Mg^{2+}-ATPase、CaM 和磷酸二酯酶（PEE）有关。当然，拟除虫菊酯对钙稳态的影响有复杂的机制，且与其具体化学结构有关。

四氯化碳可抑制肝细胞微粒体 CaM-ATPase，表现为肝内质网酶活性改变及钙的蓄积。其机制可能是 CCl_4 可在肝脏氧化产生自由基，后者攻击 Ca^{2+}-ATPase 上的巯基，使酶活性下降；另外，Ca^{2+} 浓度增加，可激活某些酶，如磷酸化酶 a。

还有许多化学毒物可非特异性地影响细胞的结构和功能，而继发引起钙稳态失调。例如，乙醇或其他亲脂性的醇类及局麻药可直接作用于细胞膜，引起膜物理化学性质的改变，包括膜介电常数的变化、膜双脂层分子流动性增高、膜体积膨大及膜通透性增加等，从而改变了膜对 Ca^{2+} 的通透性及膜上钙载体或通道的性质，导致细胞内钙稳态失调，使神经细胞的兴奋及神经递质的释放出现异常。

三、细胞内钙稳态失调与细胞凋亡

细胞内 Ca^{2+} 信号的改变在各种病理及毒理学过程中起重要的作用。如前所述，在细胞受损时可导致 Ca^{2+} 内流增加，或 Ca^{2+} 从细胞内储存部位释放增加，或抑制细胞膜向外逐出 Ca^{2+}，表现为细胞内 Ca^{2+} 浓度不可控制地持续增加，即打破细胞内钙稳态，或称为细胞内钙稳态的失调。Ca^{2+} 这种失调或紊乱，将完全破坏正常生命活动所必需的由激素和生长因子刺激而产生的短暂的 Ca^{2+} 瞬变，危及细胞器的功能和细胞骨架结构，最终激活不可逆的细胞成分的分解代谢过程。这就是所谓中毒机制中钙稳态失调学说。具体如下所述。

1. 对代谢能量的影响

胞浆高 Ca^{2+} 浓度通过单转运器使线粒体 Ca^{2+} 摄取增加，抑制 ATP 的合成。Ca^{2+} 摄入增加的第二个后果是线粒体呼吸（电子传递）加速，伴有氧自由基生成增加，又可使线粒体内膜脂质过氧化。线粒体的 ATP 生成损害可累及细胞膜、内质网上的 Ca^{2+}-ATP 酶及细胞膜上的 Na^+，K^+-ATP 酶的能量供给，造成细胞内 Ca^{2+} 泵出减少或泵入内质网的减少，进一步升高胞浆 Ca^{2+} 浓度，最终可导致线粒体内膜的过氧化损伤及可能的水解性损害，后者则受 Ca^{2+} 激活的磷脂酶诱发。

其次，Ca^{2+} 由于激活线粒体脱氢酶引起内膜氧化损伤而使能量储备耗竭。柠檬酸循环中氢输出增加可刺激电子沿电子传递链流动，使活性氧自由基如 $O_2^- \cdot$、H_2O_2、$OH \cdot$ 等形成增加，它们均可损害线粒体内膜。这种损伤进一步累及到氧化磷酸化作用。

再者，胞浆 Ca^{2+} 持续性升高，势必促使 Ca^{2+}-ATP 酶的作用加强以除去过多的 Ca^{2+}，ATP 的消耗也相应增加。如果细胞 ATP 储备耗竭，则没有足够的能量排除 Ca^{2+}，胞浆 Ca^{2+} 水平可进一步增加。

2. 微管功能障碍

胞浆 Ca^{2+} 无控制地升高引起的细胞损伤也涉及微管的解聚。肌动蛋白丝的整个细胞通过骨架蛋白的微丝黏附于质膜中的肌动蛋白以维持细胞的正常形态。胞浆 Ca^{2+} 增加使肌动蛋白丝同 α-辅肌动蛋白和胞衬蛋白分离，促使质膜大疱（细胞表面出现多个突出物）的形成，质膜变得易于破裂。试验资料已证实了这种论断，例如，将甲萘醌与人血小板一起培育，可见胞浆游离 Ca^{2+} 显著增加，并导致聚合的肌动蛋白明显减少，α-辅肌动蛋白从细胞骨架中分离。

3. 水解酶激活

Ca^{2+} 对细胞损害机制的第三个方面是激活降解蛋白质、磷脂和核酸的水解酶。许多整合性膜蛋白是 Ca^{2+} 激活的中性蛋白酶或钙蛋白酶（calpain）的靶分子。需钙蛋白酶介导的肌动蛋白结合蛋白的水解也可引起膜大疱。Ca^{2+} 激活的蛋白酶经蛋白水解可将嘌呤脱氢酶转变为次黄嘌呤氧化酶，其副产物 O_2^-·和 H_2O_2 可引起细胞损伤。

●● 第六节　自由基与生物大分子的氧化损伤 ●●

一、自由基的概念与类型

生物体内自由基（free radical）是一类特殊的活性代谢物，是指含有一个或多个未配对电子的任何分子或离子，可以是正、负或中性离子，并以碳、硫、氮或氧为其中心。一些过渡金属也可能成为自由基。各类自由基中，最常见的是以氧为中心的自由基。自由基的共同特点是具有顺磁性、化学反应性极强、作用半径小、生物半衰期极短。与生物有关的自由基有以下类型（表 5-1）。

（1）氧中心自由基　这种自由基持续不断地在机体中产生活性氧（reactive oxygen species，ROS），即通常所说的活性氧族，不仅包括氧自由基如 O_2^-·、·OH·，而且也包括一些含氧的非自由基衍生物，如 H_2O_2、单线态氧、次氯酸等，还包括过氧化物、氢过氧化物以及内源性脂质和外来化学物的环氧代谢物，因为它们都含有化学性质活泼的含氧功能基团。

（2）其他自由基　有机分子中也含有以自由基存在的其他原子，对组织损失也起重要作用。该类自由基包括以碳为中心的自由基如三氯甲基自由基、以硫为中心的自由基如烷硫自由基、以氮为中心的自由基如苯基二肼自由基，以及金属离子如 Cu^+/Cu^{2+}、Fe^{2+}/Fe^{3+}、Ti（Ⅲ）/Ti（Ⅳ），这些金属离子具有接受和供给电子的能力从而成为自由基反应的重要催化剂。

表 5-1　与生物体系有关的自由基类型

自由基类型	例　子	评　价
以氢为中心	H 原子(一个质子,一个电子)	从含碳化合物抽出 H 原子,常启动自由基的链式反应。例如,HO·能通过从膜脂质的脂肪酸侧链抽出 H 而启动脂质过氧化 L-H＋·OH ⟶ L·＋H_2O
以碳为中心	三氯甲基自由基 CCl_3·(由 H 抽出形成膜脂质中的碳中心自由基 L·)	CCl_4 毒性的主要原因
以硫为中心	烷硫自由基 R—S·	巯基化合物氧化时产生的活性自由基(由过渡金属促进)
以氮为中心	苯基二肼自由基 $C_6H_5N＝N$·	参与苯肼的红细胞毒性
以氧为中心	无机:超氧阴离子(O_2^-·) 羟基自由基(·OH) 有机:烷氧自由基(LO·) 过氧自由基(LO_2·)	氧化应激的主要动因:OH·十分活跃,O_2^-·较弱。由 L·与 O_2 反应产生(LO·和 LO_2·);任何碳中心自由基通常迅速与 O_2 反应产生过氧自由基。如 CCl_3·＋O_2 ⟶ O_2CCl_3·
过渡金属离子	Cu^+/Cu^{2+},Fe^{2+}/Fe^{3+} Ti(Ⅲ)/Ti(Ⅳ)	接受和供给电子的能力使它们成为自由基反应的重要催化剂

注: O_2 本身是自由基;双原子氧分子有 2 个不配对电子,所以氧经单电子还原 O_2^- (一个不配对电子),故 H_2O_2 不是合格的自由基,虽然它能形成·OH 而成为重要的氧化剂。

二、自由基的来源

在正常生理生化反应过程中细胞通过多种途径产生自由基。生物体内的自由基有两类：一类是正常参与线粒体电子转运过程的自由基，另一类是自由的非结合状态的并能与各种组织成分相互作用的自由基。后者有较强的反应性，极易与组织细胞成分中的电子结合以达到更稳定的配对电子状态。

在毒理学中，主要关注自由的自由基，即通常所说的活性氧族（ROS），包括氧自由基如超氧阴离子、羟自由基，也包括一些含氧的非自由基衍生物，如单线态氧、氢过氧化物、次氯酸、过氧化物及内源性脂质和外源化学物的环氧代谢产物，因为它们在化学本质上都含有活性氧功能团。

（1）细胞正常生理过程中产生的自由基　正常生理情况下，机体会产生自由基，参与一些生物学功能，而对机体没有损害作用。线粒体是活性氧的重要来源。细胞内的酶也是产生自由基的来源（图 5-2）。最著名的是黄嘌呤氧化酶，它可直接将分子氧还原成过氧化物和过氧化氢，或生成羟自由基。尽管这种反应在体外试验时被广泛用于生成自由基，但其在体内的重要性仍有相当大的争论。过氧化物酶体具有很强的形成 H_2O_2 的能力，凡能刺激过氧化物酶体生物合成的化学物均可诱导 H_2O_2 的大量生成。由于黄嘌呤氧化酶在许多组织中广泛存在，且具有明显产生 ROS 的能力，故其在自由基组织损伤方面可能具有重要作用。

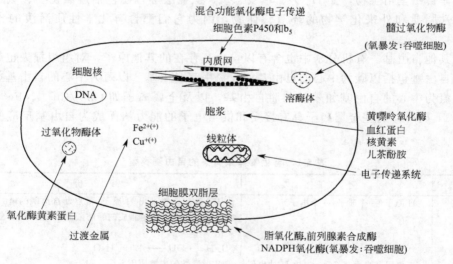

图 5-2　细胞内自由基的来源

（2）外来化学物质在体内产生的自由基　许多外来化学物可通过各种不同途径产生自由基，但其中最主要的途径是通过氧化还原反应。能发生氧化还原的物质有：①醌类。如丝裂霉素、阿霉素、博莱霉素等。②硝基化合物。主要为苯的硝基化合物如硝基苯，硝基杂环化学物如呋喃妥英。③双嘧啶化学物。如百草枯和杀草快。此外，有些化学毒物可干扰线粒体呼吸链功能，如甲基汞、氰化物、3-硝基丙酸等，使 ROS 生成增加。

过渡金属离子，最著名的铁和铜，可促使电子转移到脂质、蛋白质和 DNA 等生物大分子上。此外，金属离子可催化已存在的有机过氧化物分解，其最终结果是导致组织损害。生物系统也存在一些阻止氧化损伤的因素，如生物体内的络合蛋白（非特异性的金属硫蛋白和高度特异的铁蛋白等），皆可结合金属离子，使其在血液中维持相对较低的水平。

三、自由基对生物大分子的损害作用

正常机体内，自由基与其防御体系之间处于动态平衡之中，由于种种原因，机体内活性氧积累过多，不能被防御体系消除，或者防御体系功能不足，不能消除过多的自由基时，机体的功能就可能发生紊乱，受到自由基反应的损害，导致疾病发生或中毒。由氧自由基产生的细胞毒性效应称为氧化应激。当自由基的产生超过机体防御体系的消除能力，或机体的防御体系受损而不能发挥正常功能时，自由基才会对细胞有一定的毒性作用。

1. 脂质过氧化作用及其损害

脂质过氧化是指多不饱和脂肪酸的氧化破坏，由于生物膜具有脂质双分子层结构，自由基易攻击生物膜上的不饱和脂肪酸而造成脂质过氧化，进而对生物膜产生强烈的破坏作用。膜脂质过氧化过程可分为启动、发展和终止三个阶段。体内的自由基，如 $Cl_3COO\cdot$ 和 $HO\cdot$ 通过脂肪酸的氢抽提而引发脂质的过氧化变性。所形成的脂质自由基（$L\cdot$），通过氧固定，可连续不断地转化成脂质过氧自由基（$LOO\cdot$），经过氢抽提转化成脂质氢过氧化物，通过二价铁离子催化的 Fenton 反应转化成脂质烷氧自由基（$LO\cdot$）。随后的片段产生烃，如乙烷和活性醛，后者如 4-羟基壬醛（4-hydroxynonenal）和丙二醛（malondialde-hyde）。可见，自由基的形成是一系列连锁反应的结果，已形成的自由基可作为一种诱导物引发新的自由基形成，使反应不断发展。在此过程中，某一自由基可经多种反应形成另一种形式的自由基团，最后形成脂质过氧化自由基和脂质过氧化物。膜脂质过氧化的直接后果是其不饱和性的改变，随之发生膜流动性降低，脆性增加，以及膜受体和膜上的酶类功能改变。脂质自由基引起细胞脂质过氧化可导致细胞结构破坏，细胞内容物外溢，细胞死亡。如图 5-3 所示为羟基自由基引发的脂质过氧化过程。

2. 对蛋白质的氧化损伤

蛋白质是自由基损害的靶分子。清除氧化蛋白质是一个持续的过程，只有当氧化蛋白质产生的速率超过其清除能力，或者当新合成的、能充分发挥功能的更替蛋白质严重不足时，才会对细胞产生明显损害。许多蛋白质是酶蛋白，氧化损伤可导致酶活性的诱导或抑制。对蛋白质的作用，实际上是对氨基酸的作用。所有氨基酸的残基都可被羟自由基作用，其中以芳香氨基酸与含硫氨基酸最为敏感。自由基攻击氨基酸后，可使氨基酸残基氧化并形成多种中间产物，使蛋白质的结构和功能发生改变，其后果是造成蛋白质的凝集与交联或降解与断裂，主要取决于蛋白质成分的特征及自由基的种类。自由基对蛋白质影响表现在两个方面：一是直接作用，如酶蛋白分子受到自由基与过氧化降解产物作用，使其功能受损。二是间接作用，脂质过氧化—膜脂质—膜—膜结合酶。自由基对氨基酸的攻击不仅破坏了细胞膜的通透性，引起细胞内外离子浓度失衡，而且还可抑制细胞间隙连接通讯（gap junction inter-cellular communication，GJIC），使细胞的信息传递通路发生障碍。研究表明，自由基通过破坏间隙连接结构即所谓"连接蛋白质"而抑制 GJIC。GJIC 的丧失或受抑制，使转化细胞脱离正常细胞的控制，无限生长而癌变。众所周知，低密度脂蛋白（low density lipopro-tein，LDL）与动脉粥样硬化的发生具有明显的关系，吞噬细胞可蓄积大量酰基化的 LDL 颗粒，由于吞噬细胞能够生成 ROS，且 LDL 中存在的脂肪酸对脂质过氧化作用敏感，体内 LDL 氧化作用特别易发生在动脉粥样硬化斑块中，补充抗氧化剂，如维生素 E 和胡萝卜素，可有效地预防 LDL 氧化。

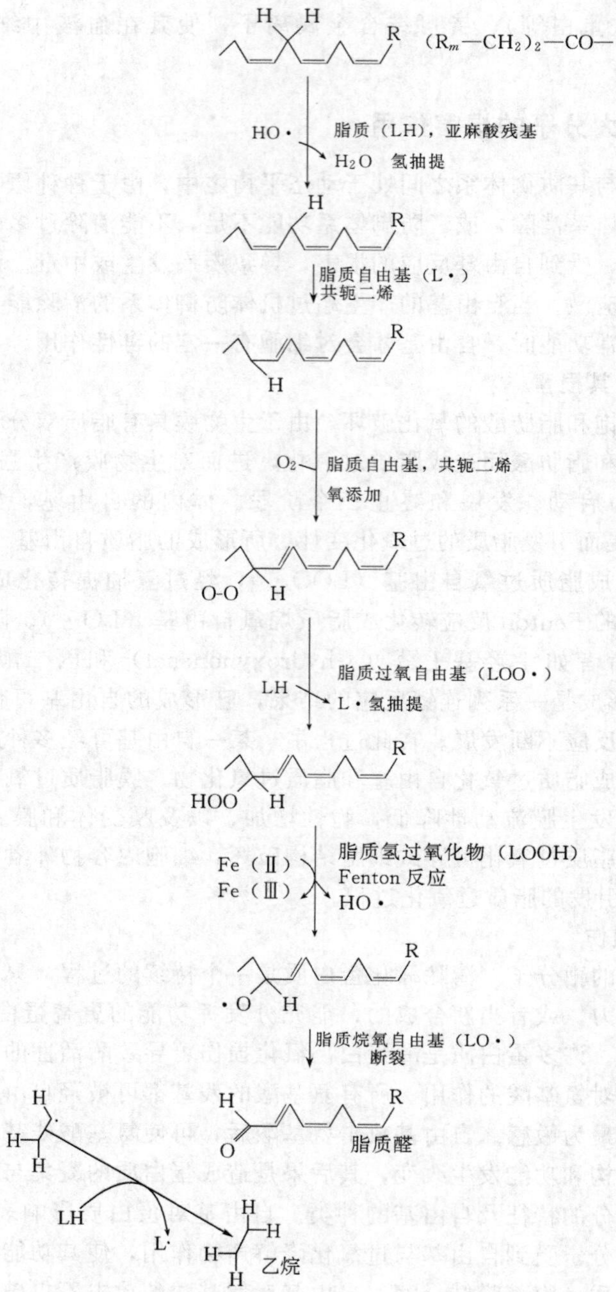

图 5-3　羟基自由基引发的脂质过氧化

3. 对 DNA 的氧化损伤

活性氧对 DNA 的氧化损伤作用是毒理学研究的热点之一，因为它可能是突变或癌变的基础。氧化所致的 DNA 损伤是最重要的内源性损伤之一。氧化应激与细胞程序化死亡或称凋亡有关。活性氧对 DNA 产生许多不同类型的损害，如碱基损伤、DNA-蛋白质交联物的形成和 DNA 链的断裂等。OH· 可作用于 DNA 的所有部分，单线态氧主要作用于 DNA 链中的鸟嘌呤碱基，O_2^- 能使 DNA 链断裂，H_2O_2 虽不能直接攻击 DNA，但参与其损伤 DNA 的过程。活性氧如何引起 DNA 损伤，其确切机制尚未阐明。但是，对 DNA 氧化损伤的研究已有一定深度。主要的研究如下所述。

（1）活性氧对碱基的损伤　研究表明活性氧攻击 DNA 的靶位点是腺嘌呤与鸟嘌呤的 C8、嘧啶的 C5 与 C6 双键。其机制可能为：氧自由基直接作用于双键部位，使之获得一个加合基而改变其结构；或自由基可使 DNA 链上出现无嘌呤或无嘧啶部位；或 OH· 可以自动从胸腺嘧啶的甲基中除去 H 原子。活性氧与 DNA 反应，最终可形成 20 余种不同类型的碱基修饰产物，其中 8-羟基脱氧鸟嘌呤（8-OHdG）形成数量最多，也最为常见。8-OHdG 是毒理学中重要的生物标志物，以它作为 DNA 氧化损害的重要指标。

（2）活性氧造成 DNA 链断裂　活性氧亦可造成 DNA 链的断裂，可能的机制为：①自由基对 DNA 的攻击，主要针对 DNA 分子中的核糖部分，可能的位置在 DNA 分子中核糖的 3 和 4 碳位上，造成 DNA 链的断裂；②自由基对胸腺嘧啶碱基作用，造成的损害经修复酶切除，可产生类似的单链断裂；③氧化应激启动胞内代谢过程，激活核酸酶，导致 DNA 的断裂。

DNA 链断裂在基因突变的形成过程中有重要意义。DNA 链断裂后，可能造成部分碱基的缺失；可能造成被修复的 DNA 碱基的错误掺入和错误编码；可能引起癌基因的活化，或抑癌基因的失活等，从而产生突变、癌变。

Kehrer 将自由基损害细胞的机制总结于图 5-4。

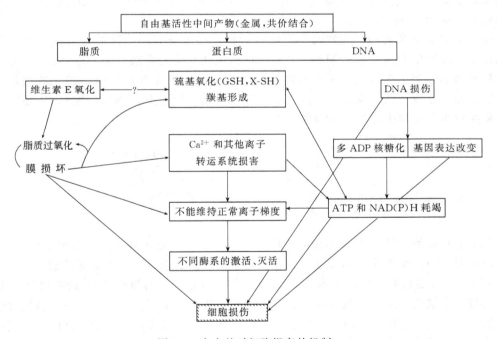

图 5-4　自由基对细胞损害的机制

四、机体对自由基的防御体系

机体虽有多种途径产生自由基，但并不是产生自由基就会对机体有损害作用。自由基产生只有超过抗氧化能力或机体抗氧化能力降低时，才会造成损害作用。这是因为机体有相应的防御系统，包括非酶类和酶类抗氧化系统（图 5-5）。

1. 非酶类抗氧化系统

在生物体系中广泛分布着许多小分子，它们能通过非酶促反应清除氧自由基。例如谷胱

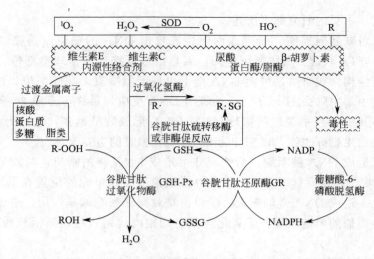

图 5-5　生物抗氧化防御体系

甘肽、维生素 C、维生素 E、GSH、牛磺酸和次牛磺酸等。

　　谷胱甘肽能与过氧化氢或有机过氧化物作用,可保护细胞免受过氧化物损害,是重要的自由基捕获剂。不同类型的细胞内 GSH 的浓度不同,一般处于 $0.5 \sim 10 \text{mmol/L}$ 之间,哺乳动物肝细胞为 $4 \sim 8 \text{mmol/L}$。

　　维生素 E 又名生育酚,天然的生育酚有七种,其中分布最广泛的是 α-生育粉,具有抗氧化作用。维生素 E 可抑制肝细胞内微粒体的过氧化脂类的生成。据报道,给予鼠维生素 E 有延长寿命的作用,在胎儿成纤维细胞传代培养中,给予维生素 E 者,传代数增加,可抑制过氧化脂类生成,其生成的苯羟自由基可被巯基化学物还原,特别是被 GSH 还原成生育酚,从而使生育酚能更有效地发挥作用。

　　维生素 C 也有与维生素 E 同样的作用,然而维生素 E 是脂溶性的,维生素 C 是水溶性,基作用场所不同,维生素 C 可使水中自由基淬灭,在防止膜受攻击上有重要意义。

　　β-胡萝卜素是自然界中已知最有效的单线态氧清除剂,与维生素 E 具有协同抗氧化作用。尿酸、牛磺酸和次牛磺酸也有防止自由基损伤的保护作用。尿酸也是一种捕捉自由基很有效的抗氧化剂。近年来发现金属硫蛋白具有抗氧化损伤效应,它对于羟自由基有很高的反应活性,使之灭活,但对超氧化物的作用较弱。

2. 酶类抗氧化系统

　　在生物进化过程中,需氧生物如人或动物机体内存在防御氧化损害的酶系统,即清除自由基的酶系统。包括超氧化物歧化酶（superoxide dumutases,SOD）、过氧化氢酶（catalase）、谷胱甘肽过氧化物酶（glutathione peroxidase,GSH-Px）及谷胱甘肽还原酶（glutathione reductase）。

　　SOD 是催化 O_2^- 歧化反应的酶类,这种歧化反应属于自身氧化还原反应,O_2^- 的歧化反应在 H^+ 存在下,经 SOD 催化,一半 O_2^- 氧化为 O_2,O_2^- 的另一半还原为 H_2O_2。

$$O_2^- + O_2^- + 2H^+ \xrightarrow{\text{SOD}} O_2 + H_2O_2$$

SOD 是生物对抗 O_2^- 毒性的酶，产物之一 H_2O_2 又可与 O_2^- 相互作用（Haber-Weins 反应）产生 $OH\cdot$，借以清除细胞内 $O_2^-\cdot$。缺氧条件下，培养的大肠杆菌中 SOD 含量少；有氧条件下，培养的大肠杆菌中 SOD 含量高。如果将上述两种大肠杆菌置于 20 个大气压的 O_2 及 N_2 条件下培养，当即见到无氧条件下预先培养的大肠杆菌迅速死亡；有氧条件下，预先培养的大肠杆菌对 O_2 有抵抗性，因此，SOD 在防止 O_2^- 的毒性方面具有重要意义。

SOD 有含 Cu、Zn 的 SOD（Cu，Zn-SOD），含 Fe 的 SOD（Fe-SOD）及含 Mn 的 SOD（Mn-SOD）三种存在形式。生物界中，细菌等原核生物及线粒体中含有 Fe-SOD 和 Mn-SOD，与高等动物所含的 Cu，Zn-SOD 相比，其蛋白质部分截然不同。目前从牛红细胞中提取了比较多的 Cu，Zn-SOD，其结晶纯品已开始用于临床。各种 SOD 进行的歧化反应稍有不同，Fielden 等测出 Cu，Zn-SOD 中的 Cu 有 1/4 处于还原不被氧化状态，这是因为有一部分 Cu 与 $O_2^-\cdot$ 进行反应，另一部分处于非反应状态。

Pick 等测出大肠杆菌的 Mn-SOD 对 O_2^- 的催化反应有两种速度，推测 Mn-SOD 以三种形式存在并参与反应。

Fe-SOD 参与反应的机制与 Cu，Zn-SOD 一样按两步进行：

$$Fe^{3+}\text{-SOD} + O_2^- \longrightarrow Fe^{2+}\text{-SOD} + O_2$$

$$Fe^{3+}\text{-SOD} + O_2^- \xrightarrow{2H^+} Fe^{2+}\text{-SOD} + H_2O_2$$

SOD 生理功能可归纳为：保护细胞，对抗氧的毒性；有助于 H_2O_2 浓度的调节，对付微生物的侵害。

H_2O_2 的消除依赖于两种酶，一是过氧化氢酶催化 H_2O_2 的歧化反应；二是谷胱甘肽（GSH）过氧化物酶，在 GSH 参与下使 H_2O_2 分解 GSH 变为氧化型谷胱甘肽。这两种酶可消除体内 H_2O_2 及过氧化物从而防止血红蛋白及肝细胞膜部分被氧化破坏的可能。

过氧化氢酶（catalase，CAT）可催化 2 分子 H_2O_2 生成 H_2O 和 O_2。

对于谷胱甘肽过氧化物酶（GSH-Px），多种组织细胞中均含有此酶，主要存在于真核细胞的胞浆中，线粒体中也含有。GSH-Px 可催化 H_2O_2 和有机氢过氧化物还原，此过程需以 GSH 为辅基。此酶含有四个具有催化活性的硒原子。其催化的反应为：

$$H_2O_2 + 2GSH \xrightarrow{\text{GSH-Px}} 2GSSG + 2H_2O$$

$$ROOH + 2GSH \xrightarrow{\text{GSH-Px}} GSSG + ROH + H_2O$$

谷胱甘肽还原酶（glutathione reductase，GR）的组织分布与 GSH-Px 相同，其是一种胞浆酶，该酶利用各种途径生成的 NADPH 还原氧化性谷胱甘肽（GSSG）；即

$$GSSG + NADPH + H^+ \xrightarrow{\text{GR}} 2GSH + NADP^+$$

3. 机体防御体系对自由基氧化损伤的防护作用

主要通过三条途径：①清除自由基和活性氧，以免引发脂质过氧化；②分解过氧化物，阻断过氧化链；③除去起催化作用的金属离子。

（1）清除自由基和活性氧

① 维生素 E 是一种脂溶性维生素，有七种异构体，以 α-生育酚活性最高，可直接与 $O_2^-\cdot$、$OH\cdot$ 和 $^-O_2$ 作用，防止自由基引发的脂质过氧化反应。

② β-胡萝卜素是脂溶性维生素 A 的前体，在人体和动物体内可转化成维生素 A。能淬灭 $^-O_2$，也能清除 $O_2^-\cdot$ 和 $\cdot OH$，防止脂质过氧化。

③ 维生素 C 既是供氢体，又是受氢体，有助氧化作用，还是强还原剂，可保护其他物质免受氧化损伤。由于它是供氢体，故可使被氧化的维生素 E 和氧化的巯基恢复成还原型；由于维生素 C 有亲电子特性，又能直接与 OH·、O_2^- 和 $^1O_2$ 作用。

④ 超氧化物歧化酶根据所结合的元素分为 Cu，Zn-SOD、Mn-SOD、Fe-SOD，其是催化 O_2^- · 歧化为 H_2O_2 的酶。

（2）还原氢过氧化物　活性氧和自由基引发脂质过氧链式反应，即有氢过氧化脂质生成，这些氢过氧化物如不及时清除，将与 O_2^- ·作用生成氧化力更强的·OH，因此，除清除活性氧自由基之外，尚需及时分解这些过氧化物。

① 含硒的谷胱甘肽过氧化物酶（SeHPx）是以微量元素硒为活性中心分解过氧化物的一种酶。

② 磷脂氢过氧化物谷胱甘肽过氧化物酶（PHGP）是一种新的含硒酶，与 SeHPx 作用的底物不同。

③ 触酶（过氧化氢酶，CAT），其辅基含微量元素铁，可催化 H_2O_2 分解。

④ 谷胱甘肽硫转移酶（GST）催化有机过氧化物还原。

（3）隔离或去除金属催化剂

① 结合铁的蛋白质和螯合剂。

② 铜蓝蛋白质和其他含铜蛋白质。

综上所述，多种微量营养素构成了自由基清除剂的活性中心，在防护自由基损伤中起重要作用。

五、其他类型终毒物的形成及对机体的损害

许多外源化学物（如强酸与强碱、烟碱、氨基糖苷、环氧乙烷、甲基异氰酸盐、重金属离子、HCN、CO）具有直接毒性作用，而另外一些毒物的毒性主要是由于其代谢物引起。生物转化为有害产物的过程称为增毒或代谢活化。对于某些外源化学物，增毒过程赋予了它们的生物学微环境和结构发生不良变化的理化特征。例如，由乙二醇形成的草酸可引起酸中毒和低血钙，以及因草酸钙沉淀而导致肾小管堵塞。有时化学物通过生物转化而获得更有效地与特定受体或酶相互作用的结构特征和反应性。例如，有机磷杀虫剂对硫磷可转化为一种高活性的胆碱酯酶抑制剂对氧磷；杀鼠药氟乙酸盐在三羧酸循环中转变为一种抑制顺乌头酸酶的假底物氟柠檬酸；一种因在患者产生致命的肝毒性而已被取消的抗病毒药非阿鸟苷可被磷酸化为三磷酸盐，抑制 DNA 聚合酶-γ 因而损害线粒体 DNA 的合成。然而，最为多见的情况是，增毒使外源化学物不加区别地与带有易感功能基团的内源性分子反应，这种反应性的增加是由于它们转变为：①亲电物；②自由基（本节前面已述及）；③亲核物；④氧化还原反应物。

1. 亲电物

亲电物（electrophile）是指含有一个缺电子原子的分子，带部分或全部正电荷，这使它能通过与亲核物中的富电子原子共享电子对而发生反应。亲电物的形成涉及许多化学物的增毒作用，这样的反应产物常常通过插入一个氧原子而产生，该氧原子从其附着的原子中抽取一个电子，使其具有亲电性。当醛、酮、环氧化物、芳烃氧化物、亚砜类、亚硝基化学物、膦酸盐和酰基卤类形成时，情况就是如此。另一种情况是共轭双键形成，它通过氧的去电子作用而被极化，使得双键碳之一发生电子缺失（即成为亲电子的），这种情况发生于 α、β-不饱和醛和酮以及醌和醌亚胺形成时，许多这些亲电代谢物的形成是由 P450 催化的。

阳离子亲电物是通过键的异裂作用而形成的。例如，7,12-二甲基苯并蒽等芳香烃甲基取代物以及 2-乙酰氨基芴等芳香胺化学物先被羟化，分别形成苄基醇和 N-羟基芳香胺化学物（酰胺）。通常此类产物随后在磺基转移酶的作用下发生酯化。所形成的酯类化学物中的 C—O 或 N—O 键发生异裂反应，分别形成硫酸氢盐阴离子和苄基正碳离子以及硫酸氢盐阴离子和芳基正氮离子。而金属汞氧化为 Hg^{2+}，CrO_4^{2-} 还原为 Cr^{3+}，还原为 AsO_3^{2-} 或 As^{3+} 则是无机化学物形成亲电毒物的例子。

2. 亲核物

亲核物的形成是毒物活化作用较少的一种机制。例如：苦杏仁经肠道细菌 β-糖苷酶催化形成氰化物；丙烯腈环氧化和随后谷胱甘肽结合后形成的氰化物以及硝普钠经巯基诱导降解后形成的氰化物；CO 是二卤甲烷经过氧化脱卤的有毒代谢产物；一种强亲核物和还原剂硒化氢是由亚硒酸盐与谷胱甘肽或其他巯基反应形成的。

3. 活性氧化还原反应物

除了上述所述机制外，还存在着特殊的产生活性氧化还原反应物的机制。例如：硝酸盐通过肠道细菌还原、亚硝酸酯或硝酸酯与谷胱甘肽反应而形成产生高铁血红蛋白的亚硝酸盐；氨苯砜羟胺和 5-羟伯胺喹啉（分别为氨苯砜和伯胺喹啉的羟化代谢物）通过协同氧化作用而引起高铁血红蛋白的形成；还原剂如抗坏血酸以及还原酶如 NADPH 依赖的黄素酶使 Cr(Ⅵ) 还原为 Cr(Ⅴ)。氧化还原循环的外源性自由基以及 O_2^-·和·NO 能还原结合于铁蛋白的 Fe(Ⅲ)，随后以 Fe(Ⅱ) 形式将其释放，由此形成的 Cr(Ⅴ) 和 Fe(Ⅱ) 催化 HO·形成。

总之，大多数反应性代谢物是缺电子的分子或分子片段，如亲电物和中性或阳离子自由基。虽然某些亲核物是具有反应性的（例如 HCN、CO），但许多亲核物是通过转变为亲电物而活化。同样，具有多余电子的自由基在 HOOH 形成并接着发生均裂后引起中性 HO·而导致损害。

【复习思考题】

1. 试述终毒物与靶分子的反应类型及对靶分子的影响。
2. 细胞调节和维持功能障碍与毒性关系如何？
3. 自由基具有什么特点？自由基反应包括哪些阶段？
4. 简述自由基对生物大分子的损害作用。
5. 试述化学毒物对机体损伤的主要机制。

第六章 影响外源化学物毒性作用的因素

化学物对不同的物种、品系、个体，在不同的条件下以及不同的环境中所诱导的毒性是有差异的。研究外源化学物毒性作用的影响因素对外源化学物的安全评价、毒理学研究的设计及其资料的评估都是十分重要的。

毒性作用是化学物与生物（人或动物）机体相互作用的结果。外源化学物或其代谢产物必须以具有生物学活性的形式到达靶器官及靶细胞，必须具备有效的剂量、浓度，持续足够的时间，并与靶分子相互作用或改变其微环境，才能够引发毒性作用。

影响化学物毒作用的因素是多方面的，影响毒性作用出现的性质和强度归纳为四个方面：①毒物因素；②机体因素；③化学物与机体所处的环境条件；④化学物的联合作用。

其中主要是化学物本身的化学结构和物理特性，其次是宿主因素和环境因素。

●● 第一节 外源化学物的因素 ●●

外源化学物的化学结构是决定毒作用的重要因素，其决定了毒物的理化性质和化学活性，因而决定了毒物在体内可能参与和干扰的过程，并因此决定了毒作用的性质和大小，其关系图见图6-1。同时也受外源化学物的剂型以及不纯物含量等因素影响。

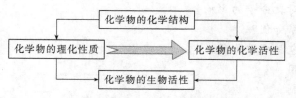

图6-1 外源化学物的结构与生物活性的关系

一、化学结构

1. 化学结构与毒作用性质

外源化学物的化学结构是决定毒性的重要物质基础，外源化学物的生物活性或其毒性效应的研究在毒理学领域是基础性研究。通过研究化学物的结构与毒性之间的关系，找出化学结构与活性关系的规律，有助于从分子水平甚至量子水平阐明化学毒物的毒性机制；有助于指导新的化学物质或药物的设计和合成；有助于通过比较预测新化学物质的生物活性，推测其毒性及作用机理；有助于依据此规律探讨中毒急救措施，指导解毒药物的筛选，制定有效的防治措施；有助于通过比较来预测新化学物的生物活性、作用机理和安全限量范围。

例如：苯具有麻醉作用和抑制造血功能的作用，当苯环中的氢被甲基取代成甲苯或二甲苯时，抑制造血功能的作用就不明显；当苯环中的氢被氨基或硝基取代时，其作用性质有很大的改变，此时具有形成高铁血红蛋白的作用，而且对肝脏具有不同程度的毒性；当苯环的氢基被卤素所取代时，则以肝毒性为其特征。

2. 化学结构与毒性大小

化学结构与毒性大小的关系是一个相当复杂的问题，在 20 世纪 60 年代以前，毒理学只限于对外源化学物的同源衍生物进行较为直观的比较毒理学研究，探讨化学结构改变后毒性的变化，而不能进行定性的理论阐明。随着基础科学的发展，出现了定量构效关系（quantitative structure activity relationship，QSAR）、量子药理学（quantum pharmacology）等新型学科，并有了较为深入的研究。这些研究方法现已被引入毒理学研究中，同上所述，有助于从分子水平，甚至量子水平阐明外源化学物的毒性机理，也有助于探寻中毒的急救治疗措施，尤其是为筛选解毒药物打下理论基础，同时有利于预测分析新合成或即将面世的外源化学物的结构特征以预报它可能的毒性效应。

对化学物效构关系的研究目前尚处于发展阶段，仅找到一些相对有限的规律，但是它的发展和成熟必将使外源化学物毒理研究的周期大为缩短，现举例如下。

（1）同系物的碳原子数　烷、醇、酮等碳氢化学物与其同系物相比，碳原子数愈多，则毒性愈大（甲醇与甲醛除外）。但当碳原子数超过一定限度（7～9 个）时，毒性反而下降。当同系物碳原子数相同时，直链的毒性比支链的大，成环的毒性大于不成环的。直链饱和烃类化学物为非电解质化学物，具有神经系统麻醉作用，从丙烷（甲烷和乙烷是惰性气体除外）至庚烷，随碳原子数增加，其麻醉作用增强，庚烷以后由于水溶性过小，麻醉作用反而减小；这是因为随着碳原子数增加其脂溶性增大，水溶性相应减小，即脂/水分配系数增大，疏水性减弱，不利于通过水相转运，在机体内被阻滞于吸收过程中遇到的脂肪组织中，不易穿透膜屏障达到中枢神经系统。再如丁醇、戊醇的毒性较乙醇大；甲醛在体内可转化成甲醇和甲酸，故其毒性反而比乙醇大。

（2）烃基　对非烃类化学物分子中引入烃基，使脂溶性增高，易于透过生物膜，毒性增强。但是，烃基结构可增加毒物分子的空间位阻，从而使毒性增加或减小。烃类化学物中一般芳香族烃类化学物比脂肪族烃类毒性大。脂肪族化学物中引入羟基后，毒性增高。在化学物中引入羧基后，可使化学物水溶性和电离度增高，而脂溶性降低，毒性也随之减弱，例如苯甲酸的毒性较苯为低。

（3）分子饱和度　分子中不饱和键增多，使化学物活性增大，其毒性增加。如对结膜的刺激作用，丙烯醛＞丙醛，丁烯醛＞丁醛。再如二碳烃类的麻醉作用是：乙炔＞乙烯＞乙烷。

（4）卤素取代　卤代烷烃类物质的毒性可因卤素的增多而增强，卤素元素有强烈的吸电子效应，结构中增加卤素使分子极性增加，更易与酶系统结合，使毒性增高。例如氯化甲烷对肝脏的毒性依次为：$CCl_4 > CHCl_3 > CH_2Cl_2 > CH_3Cl > CH_4$，其麻醉作用依次为：$CHCl_3 > CH_2Cl_2 > CH_3Cl > CH_4$。

（5）羟基　芳香族化学物中引入羟基，分子极性增强，毒性增加。如苯引入羟基而成苯酚，后者具弱酸性，易与蛋白质中碱性基团结合，与酶蛋白有较强的亲和力，毒性增大。多羟基的芳香族化学物毒性更高。脂肪烃的麻醉作用，引入羟基（成为醇类），麻醉作用增强，并可损伤肝脏。

（6）酸基和酯基　酸基一般指羧基（—COOH）和磺酸基（—SO_3H），引入分子中时，水溶性和电离度增高，脂溶性降低，难以吸收和转运，毒性降低。如苯甲酸的毒性较苯低，人工合成染料中引入磺酸基液可降低其毒性，酸基经酯化后，电离度降低、脂溶性增高，使吸收率增加，毒性增大。

（7）氨基　胺具碱性，易与核酸、蛋白质的酸性基团起反应，易与酶发生作用。胺类化学物按其毒性大小依次为：伯胺、仲胺、叔胺。

（8）基团的位置　如带两个基团的苯环化学物，其毒性是：对位＞邻位＞间位。分子对称者毒性较不对称者大，如1,2-二氯乙烷的毒性大于1,1-二氯乙烷。

（9）构型　机体内的酶对化学物质的构型有高度特异性。当环境化学物为不对称分子时，酶只能作用于一种构型。

① 同分异构体。化学物的同分异构体之间的毒性不同，一般来说，对位＞邻位＞间位，如二甲苯、硝基酚、氯酚等。但也有例外，如邻硝基苯醛的毒性大于其对位异构体。

② 旋光异构体。由于受体或酶一般只能与一种旋光异构体结合，产生生物效应，故化学物旋光异构体之间的毒性不同。一般 L-异构体易与酶、受体结合，具有生物活性，而 D-异构体反之。例如 L-吗啡对机体无作用。但也有例外，如 D-尼古丁的毒性比 L-尼古丁的毒性大 2.5 倍。

（10）有机磷化学物结构与毒性　有机磷杀虫剂一般为五价磷化学物，其结构通式为：

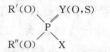

R′、R″为烷基，烷基的碳原子数越多，毒性越强，即甲基＜乙基＜异丙基。Y 为氧时较为硫时的毒性大。X 为酸根时，强酸根时的毒性较弱酸根大。X 为硝基时，其毒性与苯环上的取代基性质有关，毒性按大小依次为：—NO₂、—CN、—Cl、—H、—CH₃、—C₄H₉、—CH₃O、—NH₂。若同为—NO₂，则与取代位置有关，其毒性一般为：对位＞邻位＞间位。

二、理化性质

1. 溶解性

（1）脂溶性　化学物在脂（油）相和水相的溶解达到平衡时，在脂相和水相中溶解度的比值，称为脂（油）/水分配系数。在构效关系研究中，这是一个十分重要的化学物的物理参数。它有助于说明有机化学物在体内的分配规律，并直接影响化学物的吸收、分布、转运、代谢和排泄，与其毒性密切相关。一般脂溶性高（疏水性强）的毒物易于被吸收且不易被排泄，在体内停留时间长，毒性较大（参阅第三章）。如机体对氯化高汞的吸收率为2%，醋酸汞50%，苯基汞50%～80%，甲基汞90%以上，因甲基汞脂溶性高，易进入神经系统，毒性较大。脂溶性物质易在脂肪组织中蓄积，易造成神经系统的损害。

（2）水溶性　化学物的毒性除与其在脂、水中的相对溶解度有关外，还与其绝对溶解度有关。一般有毒化学物在水中，特别是在体液中的溶解度越大，毒性越强。例如，砒霜（As_2O_3）在水中的溶解度比雄黄（As_2S_3）大 3 万倍，因而毒性较后者大；水溶性还可以影响毒物作用的部位，如刺激性气体氯气、二氧化硫、氨、氟化氢等易溶于水，能对上呼吸道迅速引起刺激作用，而 NO_2 的水溶性较低，不易引起上呼吸道病变但其可深入至肺泡，引起肺水肿，且需经一定潜伏期才能引起深部呼吸道病变。

2. 电离度

电离度即化学物的 pK_a，对于弱酸或弱碱性有机化学物，在体内环境 pH 条件下，其电离度越低，非离子型比例越高，越易吸收，发挥毒效应作用越强；反之，离子型的比例越高，虽易溶于水，但难被吸收，且易随尿排出（参阅第三章）。

3. 挥发度和蒸气压

液态毒物在常温下容易挥发则易于形成较大蒸气压，易通过呼吸道和皮肤吸收进入机体。如汽油、四氯化碳、二硫化碳等因易于挥发可通过空气对机体引起损害。有些液态毒物的 LD_{50} 值相近，即绝对毒性相当，但由于各自的挥发度不同，所以实际毒性（即相对毒性）可相差很大。如苯与苯乙烯的 LD_{50} 值均为 45mg/L，绝对毒性相同，但苯乙烯的挥发度仅为苯的 1/11，所以苯乙烯在空气中不易挥发形成高浓度，比苯的实际危害性低。将物质的挥发度估计在内的毒性称为相对毒性，其更能反映液态毒物经呼吸道吸收的危害程度。

4. 分散度

粉尘、烟、雾等固体物质，其毒性与分散度有关。颗粒越小、分散度越大，生物活性越强，越易进入呼吸道深部。粒径大于 $10\mu m$ 的空气颗粒污染物在呼吸道上部被阻，而小于 $5\mu m$ 的颗粒才能进入呼吸道深部，小于 $0.5\mu m$ 的颗粒易经呼吸道再排出，小于 $0.1\mu m$ 的颗粒因弥散作用易于沉积在肺泡壁。由口摄入的固态化学物质，其分散度也影响其被消化道的吸收率，从而影响毒性。

三、化学物的纯度

一般说某个毒物的毒性，都是指该毒物纯品的毒性。毒物的纯度不同，它的毒性也不同。因此，对于待研究的毒物，应首先了解其纯度、所含杂质成分与比例，以便与前人或不同时期的毒理学资料进行比较。工业化学品中往往混有溶剂、剩余的原料、原料中的杂质、合成副产品等；商品中往往还含有赋形剂和添加剂等。这些杂质有可能影响、增强、甚至改变原化学物的毒性作用，有的杂质比原化学物的毒性还要大。所以有些食物中毒事件就是由于使用了杂质含量比较高的工业级的食品添加剂而造成的。

再如，除草剂 2,4,5-T（2,4,5-三氯苯氧乙酸）的致畸性主要是由于其所含有的杂质四氯二苯二噁英（TCDD）所致。在早期对 2,4,5-T 进行研究时，由于样本中含有相当量的 TCDD（30mg/kg），而 TCDD 的 LD_{50}（经口，雌性大鼠）仅为 2,4,5-T 的 400 万分之一。因此，即使 2,4,5-T 的杂质含量低于 0.5mg/kg，仍有较大的毒性。

四、毒物进入机体的途径

1. 接触途径

由于接触途径不同，机体对毒物的吸收速度、吸收量和代谢过程亦不相同，故对毒性有较大影响。经口染毒，胃肠道吸收后先经肝代谢，进入体循环。经皮肤吸收及经呼吸道吸收，还有肝外代谢机制。一般认为，同种动物接触外源化学物的吸收速度和毒性大小顺序是：静脉注射＞腹腔注射＞皮下注射＞肌内注射＞经口＞经皮，吸入染毒近似于静注。但也有例外，如农药久效磷小鼠腹腔注射与经口吸收毒性基本一致，其 LD_{50} 分别为 5.37mg/kg 和 5.46mg/kg；又如大鼠经口给予氨基氰 LD_{50} 为 210mg/kg，经皮为 84mg/kg，经口毒性反应比经皮低。这是因为氨基氰在胃内可被胃酸作用迅速转化，经胃肠道吸收先到肝脏被较快降解之故。又如硝酸盐经口染毒，可在胃肠道中还原为亚硝酸盐，引起高铁血红蛋白症，而静脉注射则无此毒效应。

表 6-1 接触途径与化学物急性毒性（以 LD_{50} 表示）关系　　　　单位：mg/kg

毒　　物	动　　物	指　标	口服(p.o.)	皮下注射(s.c.)	静脉注射(i.v.)
KCN	大鼠	MLD	10～15	17	2.5
咖啡因	大鼠	LD_{50}	233±14	—	104.8±1.87
亚硝酸钠	狗	MLD	330	50	—
乙醇	小鼠	LD_{50}	9488	—	1973

注：毒性试验时配制受试物所用的溶剂或悬乳剂会影响获得的数据。

由表 6-1 可见，这些化学物急性经口接触比其他途径都低。有一些例外是某些化学物在胃肠道中被消化酶或其他组织酶或细菌转化或活化而毒性增高，例如苏铁素。

此外，染毒途径中还有许多因素已知可影响毒性。经口染毒时，毒性取决于多方面因素，除外源化学物及消化道的各种因素外，从外源化学物消化道吸收后经门静脉首先进入肝，在肝中经受生物转化（即所谓的肝脏首过效应）则是更重要的影响因素。如果在肝中代谢很快而且生物转化后的产物毒性降低，则口服的毒性可能会低，低于其他途径。反之，如经肝代谢后的产物毒性反而大于化学物母体，则口服的毒性可能会增加，且高于其他途径。

2. 溶剂

染毒时往往要将毒物用溶剂溶解或稀释，有时还要用助溶剂。有的溶剂和助溶剂可改变化学物的物理化学性质和生物活性。因此选用的溶剂和助溶剂应该是无毒的、与受试毒物无反应，且制成的溶液应稳定。

常用的溶剂有水（蒸馏水）、生理盐水、植物油（玉米油、葵花子油、橄榄油）、二甲基亚砜等。

常用的助溶剂有吐温-80，其为非离子型表面活性剂，具有亲水性基团和亲脂性基团，可将水溶性化学物溶于油中，脂溶性化学物溶于水中。但吐温-80 对某些化学物的吸收有影响，且有一定毒性。溶剂选择不当，可加速或减慢毒物的吸收、排泄而影响其毒性。例如，DDT 的油溶液对大鼠的 LD_{50} 为 150mg/kg，而 DDT 的水溶液对大鼠的 LD_{50} 为 500mg/kg，这是因为油能促进 DDT 的吸收所致，用油量过大会导致腹泻而影响吸收。又如测定敌敌畏和二溴磷的毒性时，用吐温-80 和丙二醇作溶剂，后者毒性比前者高，原因是丙二醇的烷氧基可与这两种毒物的甲氧基发生置换，形成毒性更高的产物所致。

3. 毒物浓度与容积

在一般同等情况下，浓溶液较稀溶液毒性强。如氰化钾和氰化钠，以 1.25% 水溶液灌胃对 20 只小鼠分别引起 9 只与 2 只死亡，而 5% 水溶液，虽剂量如前，但 20 只小鼠中分别死亡 19 只和 13 只。但也有例外，1,1-二氯乙烯原液的毒性不明显，但稀释后肝毒作用增强。染毒容积对毒性也有影响。在动物实验中一次灌胃容积一般为体重的 1%～2%，不应超过 2%，静脉注射在鼠类不能超过 0.5mL，较大动物不能超过 2mL。

4. 交叉接触

毒物经呼吸道接触时，应保护皮肤，防止气态毒物经皮肤吸收。对易挥发性化学物，经皮涂布接触时，应将涂布处密封起来，以防止其蒸气经呼吸道或动物舐食涂布部位，引起经消化道吸收。

●● 第二节　机体的因素 ●●

一、种属和品系

不同种属的动物和同种动物中不同个体之间对同一毒物的感受性存在差异，其原因很多，但主要是由于不同种属、品系动物的遗传特征决定外源化学物在体内的代谢转化方式（包括代谢酶）和转化速率所致。如食草动物长期接触氰化物产生适应酶，故其对氰化物的解毒能力较人、狗等杂食动物强；又如 2-乙酰氨基芴（2-AAF）在许多动物体内（如大鼠）可经 N-羟化形成 3-OH-2-AAF，进而与硫酸结合形成硫酸酯呈现强致癌性，使动物致癌；而在猴、豚鼠体内则不发生 N-羟化，不能形成致癌物，故无致癌性。

种属差异除表现在毒性效应强度（量）的差别外，也可表现为质毒性效应性质（质）的差别。小鼠能抵抗黄曲霉毒素 B1 的致肝癌作用，因小鼠体内含有一种谷胱甘肽转硫酶的同工异构酶，该酶对黄曲霉毒素 B1 致癌的环氧化物具有较强的亲和力，可对黄曲霉毒素 B1 进行解毒；而大鼠对黄曲霉毒素 B1 的这种解毒作用较低，即使摄入较低量的黄曲霉毒素 B1 也会诱发肝癌。

化学物致癌作用的种属差异可能与胎盘屏障的运转情况不同有关。如反应停对大、小鼠剂量高达 4000mg/kg 也几乎无致畸作用，而 0.5～1.0mg/kg 的剂量即对人有致畸作用，对兔、猴、狒狒也只有某个品系才能引起畸胎。农药敌枯双对大、小鼠有强烈致畸作用，而对人是否可致畸尚未得到证明。因此，在进行化学物毒性研究时，应多用几种动物，一般至少用两种以上，其中一种应为非啮齿动物。

同一种群不同个体对毒物的反应也有差异。在动物试验时应尽可能选择条件一致的动物，以减少个体差异。

二、个体因素

接触同一剂量的毒物，不同的个体可出现迥然不同的反应。造成这种差别的因素很多，如健康状况、年龄、性别、生理变化、营养和免疫状况等。肝、肾病患者，由于其解毒、排泄功能受损，易发生中毒；未成年人，由于各器官、系统的发育及功能不够成熟，对某些毒物的敏感性可能增高；在怀孕期，铅、汞等毒物可由母体进入胎儿体内，影响胎儿的正常发育或导致流产、早产；以及免疫功能降低或营养不良，对某些毒物的抵抗能力减低等。

1. 年龄

年龄可影响机体的许多生理功能、体液与体重的比例、血浆蛋白的含量，从而影响药物发挥作用。尤以幼儿和老年人表现明显。

婴幼儿的肝脏、肾脏、中枢神经系统等器官尚未发育完全，故容易受经肝代谢灭活、肾排泄的外源化学物影响，对毒物的敏感性较高。鼠葡萄糖醛酸基转移酶大约在出生后 30 天才能达到成年水平；出生后 8 周龄大鼠体内肝脏微粒体混合功能氧化酶才能达到成年活力水平。因此凡需要在机体内转化后才能充分发挥毒性效应的毒物，在新生或幼年动物反应的毒性一般就会比成年动物低；反之，凡在机体内可迅速经酶代谢降解失活的毒物，则对新生或幼年动物毒性就可能较大。如八甲磷需在体内经转化后才具有毒性，以 35mg/kg 给初生大鼠灌胃不引起死亡，但相同剂量给成年大鼠灌胃则 100% 死亡；而对硫磷在体内降解很快，所以对仔鼠毒性大于成年鼠。如氯霉素易使早产儿及新生儿产生灰婴综合征；血-脑屏障发育尚未完善的婴儿对吗啡特别敏感，易致呼吸抑制。此外，婴儿的体液占体重的比例较成人大，水盐代谢率也较成人快，但其调节能力较差，故对利尿药特别敏感，容易致电解质紊乱。

60 岁以上老年人的某些器官功能逐渐衰退，如肝代谢灭活、肾排泄能力减弱；器官代偿适应能力较差；机体对药物的耐受性降低；血浆蛋白含量减少，血液中游离型的外源性化学物浓度高。与成年人相比，相同的接触剂量则老年人血中的外源化学物的浓度较高，$t_{1/2}$ 延长，易引起毒副反应。如肌注 20×10^4 U 的青霉素 G，1.5h 后老年人血药浓度比成年人高 3 倍。老年人给予氨基糖苷类抗生素易发生肾毒性作用，因为老年人肾小管再生能力下降，对药物毒性抵抗力弱，另外，老年人肾储备功能下降，而在肾小球滤过率明显下降时，血清肌酐水平仍保持"正常"的假象，这是老年人肌肉总量减少，因而代谢产物肌酐产生减少之故，此时如给予常规剂量氨基糖苷类抗生素，则可能出现明显的肾损害甚至急性肾衰。

2. 性别

毒物毒性在性别上的差异主要表现在成年动物，如苯、二硝基酚、对硫磷、艾氏剂等对雌性动物毒性较大，而河豚毒素的毒性雄性比雌性更敏感，马拉硫磷对雄性大鼠的毒性则高于雌性，邻苯二甲酸丁基苄酯对动物的干扰有明显的性别差异，对雄性的危害要远远大于对雌性的损害。外源化学物毒性在性别上的差异其原因可能主要与性激素有关，雄性激素能促进细胞色素 P450 的活力，因此对一些毒物在雄性体内易于代谢和降解，如雄性大鼠将 DDT 转化成 DDE 的能力高于雌性，雄性大鼠使毒物代谢转化后与葡萄糖醛酸结合的能力也较雌鼠为高。

孕激素能抑制肝微粒体酶的氧化作用和葡萄糖醛酸的结合作用。怀孕可增加小鼠对某些毒物如农药和一些金属毒性的敏感性。

此外，有的毒物的排泄也存在性别差异，如丁基羟基甲苯在雄性大鼠体内主要经尿排出，而在雌性体内主要经粪便排出，可能因其葡萄糖醛酸与硫酸结合反应的速度与性别差异有关。

3. 健康状况

动物的疾病因素与毒性也有关系。肝脏是外源化学物在体内转化的主要场所，而肾脏是多种外源化学物的排泄途径，患有肝、肾疾病对于外源化学物的吸收、分布、代谢与排泄会产生不同程度的影响，通常能降低肝脏生物转化能力，微粒体和非微粒体酶系及Ⅱ相反应常可受干扰，肾脏功能下降或衰竭，会影响毒物的排泄，导致毒物储留。如患有严重肝炎与肝硬化的病人可见肝细胞 P450 含量下降 50%，患有急性化学性肝坏死的病人血浆内苯巴比妥、安替比林的半衰期延长一倍。故肝、肾功能不良者接触外源化学物时，这两个脏器易于受损，或因造成外源化学物在体内蓄积而易发生中毒。

免疫状态对于某些毒作用的反应性质和程度有直接影响，过低或过高的免疫反应水平都可能带来不良的后果。

4. 营养状况

营养成分失调不仅影响健康，而且也将影响机体对外源化学物的生物代谢和毒性效应。

饮食营养状况不佳，可影响对毒物的耐受性。必需氨基酸、蛋白质的缺乏通常可抑制混合功能氧化酶的活性，混合功能氧化酶活性的下降对外源化学物在体内的代谢转化产生不同程度的影响，从而对毒性产生影响。

维生素 A 缺乏可抑制混合功能氧化酶，维生素 C 和维生素 E 缺乏也是如此。但是硫胺素的缺乏作用却与之相反，维生素 A 缺乏增加了呼吸道对致癌物的易感性。

一些饲料中含有丰富的化学物如黄樟素、黄酮素和吲哚，它们是混合功能氧化酶强烈的诱导剂。

5. 遗传因素

主要表现在先天性代谢疾病以及原因不明的特殊体质，可对某种化学物质产生异常反应。如患遗传性红细胞葡萄糖-6-磷酸脱氢酶缺乏症，对某些化学物（如苯、苯肼、乙酰苯胺等）比较敏感，接触后容易发生溶血。

第三节　环境因素

许多环境因素可影响外源化学物的毒性作用，如气温、气压、昼夜或季节节律及其他物理因素（如噪声）、化学因素（联合作用）等。

一、气象因素

气温增高可使机体毛细管扩张，血液循环加快、呼吸加速，经皮和经呼吸道吸收的化学物其吸收速度加快。高温多汗，氯化钠随汗液排出增多，胃液分泌减少，胃酸降低，影响胃肠吸收。此外，排汗量多则尿量减少，使经肾随尿排出的毒物在体内滞留时间延长，毒作用增强。有人比较了 58 种化学物在不同温度下（8℃、26℃和 36℃）对大鼠 LD_{50} 的影响，结果有 55 种在 36℃高温环境中毒性最大，26℃时毒性最小。

高气湿，尤其伴随高气温时，化学物经皮吸收速度加快。气湿增大，汗液蒸发困难，皮肤表面的水合作用加强，水溶性强的化学物可溶于皮肤表面的水膜而被吸收；同时也延长了化学物与皮肤的接触时间，使吸收量增加。此外，在高湿环境下，某些化学物如 HCl、HF、H_2S 的刺激作用增大；某些毒物还可改变形态，如转化为 SO_3 和 H_2SO_4，使毒性增加。

气压可引起某些毒物毒性作用的变化。如在高原低气压下士的宁的毒性降低，而氨基苯丙毒性增强。

此外，某些化学物如大气中的氮氧化物和醛类，在强烈日光照射下，可转化为毒性更强的光化学烟雾。

二、季节和昼夜节律

生物节律即生物钟是生命进化过程中长期历史形成的基本特征，包括季节和昼夜节律。研究证明化学物的毒性与其进入机体发挥作用的时间有关。例如，给小鼠腹腔注射相同剂量的乙醇，发现下午 4 时和 8 时死亡率最高；又如给大鼠相同剂量的苯丙胺，清晨 3 时死亡率为 78%，而上午 8 时仅为 7%。季节节律也影响化学物的毒性。如表 6-2 所示，大鼠对巴比妥钠的反应具有明显的季节性。

表 6-2　大鼠对巴比妥钠反应的季节变化

季节	入睡时间/min	睡眠时间/min	季节	入睡时间/min	睡眠时间/min
春	56.1±11.0	470.0±34.0	秋	120.0±19.0	190.0±18.7
夏	93.6±11.3	242.0±14.3	冬	66.5±8.2	360.03±33.0

三、饲养方式

动物笼的形式、每笼装的动物数、垫笼的草和其他因素也能影响某些化学物质的毒性。例如，异丙肾上腺素对单独笼养 3 周以上的大鼠，其急性毒性明显高于群养的大鼠。养于"密闭"笼（四壁和底为薄铁板）内的群鼠对吗啡等物质的急性毒性较养于"开放"笼（铁丝笼）中大鼠为低。

●● 第四节　外源化学物的联合作用 ●●

一、联合毒性的定义和种类

在人类的饮食中，外源性化学物往往不是单一的，多种外源性化学物可同时或先后摄入进而对机体产生一定的毒性作用，这种毒作用与各化学物单独进入机体所产生的生物学作用不完全相同。当两种或两种以上毒物同时或前后相继作用于机体而产生的交互毒性作用，即为毒物的联合作用（joint action 或 combined effect）。多种化学物对机体产生的联合作用可分为以下几种类型。

（1）相加作用　相加作用（additive effect）是指多种化学物的联合作用等于每一种化学物单独作用的总和。化学结构比较接近、或同系物、或毒作用靶器官相同、作用机理类似的化学物同时存在时，易发生相加作用。大部分刺激性气体的刺激作用多为相加作用。有机磷化学物甲拌磷与乙酰甲胺磷的经口 LD_{50} 不同，小鼠差 300 倍以上，大鼠差 1200 倍以上。但不论以何种剂量配比（从各自 LD_{50} 剂量的 $1:1$、$1/3:2/3$、$2/3:1/3$），对大鼠与小鼠均呈毒性相加作用。

（2）协同作用与增强作用　协同作用与增强作用（synergistic effect）是指几种化学物的联合作用大于各种化学物的单独作用之和。例如四氯化碳与乙醇对肝脏皆具有毒性，如同时进入机体，所引起的肝脏损害作用远比它们单独进入机体时为严重。如果一种物质本身无毒性，但与另一有毒物质同时存在时可使该毒物的毒性增加，这种作用称为增强作用（potentiation）。例如异丙醇对肝脏无毒性作用，但可明显增强四氯化碳的肝脏毒性作用。

（3）拮抗作用　拮抗作用（antagonistic effect）是指几种化学物的联合作用小于每种化学物单独作用的总和。凡是能使另一种化学物的生物学作用减弱的物质称为拮抗物（antagonist）。在毒理学或药理学中，常以一种物质抑制另一种物质的毒性或生物学效应，这种作用也称为抑制作用（inhibition）。例如，阿托品对胆碱酯酶抑制剂的拮抗作用；二氯甲烷与乙醇的拮抗作用。

（4）独立作用　独立作用（independent effect）是指多种化学物各自对机体产生不同的效应，其作用的方式、途径和部位也不相同，彼此之间互无影响。

二、毒物的联合作用方式

人类在生活和劳动过程中实际上不是仅仅单独地接触某个外源化学物，而是经常地同时接触各种各样的多种外源化学物，其中包括食品污染（食品中残留的农药、食物加工添加的色素、防腐剂）、各种药物、烟与酒、水及大气污染物、房屋装修物、厨房燃料烟尘、劳动环境中的各种化学物等，这些物质可能对机体引起综合毒性作用。联合作用的方式可分为以下两种。

（1）外环境进行的联合作用　几种化学物在环境中共存时发生相互作用而改变其理化性质，从而使毒性增强或减弱。

（2）体内进行的联合作用　这是毒物在体内相互作用的主要方式。有害因素在体内的相互作用多是间接的，常常是通过改变机体的功能状态或代谢能力而实现。

【复习思考题】

1. 影响污染物毒作用的因素有哪些？

2. 毒物的化学结构与毒作用有何关系？研究它们之间的关系有何实际意义？

3. 什么叫外源化学物的联合作用？主要有哪几种类型？

第七章 一般毒性及其评价方法

一般毒性（general toxicity）是指外源化学物在一定剂量、一定接触时间和一定接触方式下，对实验动物机体产生总体毒效应的能力，又称一般毒性作用（general toxicity effect）或基础毒性（basic toxicity）。了解外源性化学物的毒性的特征、毒性的强度，应对其进行毒性全面的安全性评价。

外源性化学物质的一般毒性作用研究是毒理学工作中非常重要的内容，又是化学物毒理学安全性评价和危险度评定的基础，对防止化学毒物所致急、慢性中毒，制订卫生标准以及管理毒理学的决策方面均具有十分重要的意义。一般毒性评价用得最多的是哺乳动物的体内试验。

一般毒性是相对特殊毒性而言的，根据实验动物接触外源化学物的剂量大小和时间长短所产生的毒效应不同，可将一般毒性分为急性毒性、蓄积毒性、亚慢性毒性和慢性毒性等。而根据观察的目标不同，特殊毒性可分为遗传毒性、生殖发育毒性、致癌性、免疫毒性、神经毒性和神经行为毒性等。相应地，按接触化学毒物时间长短所进行的哺乳动物试验以观察毒效应、评价化学毒物综合毒性的试验即为急性毒性试验、亚慢性毒性试验和慢性毒性试验；根据以上试验结果对化学毒物的毒性进行评价称为一般毒性评价（evaluation for general toxicity）。而按接触外源性化学物后观察目标的不同所进行的哺乳动物试验的遗传毒性试验、生殖发育毒性试验、致癌性试验、免疫毒性试验、神经毒性试验和神经行为毒性试验等，并据此结果对外源性化学物的毒性所进行的评价则称为特殊毒性评价（evaluation for special toxicity）。

●● 第一节 一般毒性评价的实验设计 ●●

一、试验动物的选择

食品毒理学领域主要以实验动物为研究对象来进行毒作用的研究，最终来阐明该外源性化学物质对人的危害强度。在进行一般毒性评价实验时应选用优质的实验动物来进行实验研究，排除来自动物对实验结果影响的因素。实验动物应来自具有繁殖和饲养合格证的标准化实验动物供应中心，且实验研究单位的动物房及动物饲养管理条件应符合要求，亦必须具有使用合格证。一般情况下，不得使用随意交配、来源不明、遗传性状不清、缺乏背景资料的动物。近年国家有关部委颁布了《实验动物管理条例》，对于应用没有达到标准化的实验动物或者在不合格的实验环境设施内取得的动物实验结果，一律视为无效，其科技项目不予项目验收和成果鉴定，不予评奖。所谓的标准化的实验动物是指遗传背景明确、饲养环境和体内微生物得到控制、符合一切标准的动物。在实际工作中对实验动物选择应注意以下要求。

1. 物种、品系的选择

动物种属很多，据统计仅脊椎动物就有 43000 种，其中哺乳动物也有 4500 种。现认为毒理学实验选择哺乳动物比较适宜。实验动物的选择原则上应根据实验目的选择那些在代谢功能上与人接近的、对化学物感受性与人比较一致的、经济易得的实验动物。最常用的实验动物是哺乳动物，但由于不同种属的动物对同一化学物的敏感性有时很不一致，并非所有哺乳动物对化学物的反应都一致。因此，一般要求选用两种以上不同物种（species）的动物，一种是啮齿类，一种是非啮齿类。

选用解剖生理特点符合实验目的要求的实验动物做实验，是保证实验成功的关键问题。很多实验动物具有某些解剖生理特点，为实验所要观察的器官或组织等提供了很多便利条件，如能适当使用，将减少实验准备方面的麻烦，降低操作的难度，使实验容易成功。

选择动物的原则是：尽量选择对受试化学物毒性反应与人相近似的动物；实验操作方便，易于饲养管理的动物；价格较低，易于获得的动物。但是在实际工作中，往往由于实验经费等条件的限制不易达到，而常仅用啮齿类中的大鼠和小鼠来体现两种动物。其次应根据实验要求观察的效应来选择。

常用的实验动物为兔、豚鼠、大鼠、小鼠，有时也应用猴、狗、猫等。其他可能用到的实验动物有地鼠、猕猴、小型猪、鸡等。其中，大鼠、小鼠、豚鼠和地鼠为啮齿目动物。

小鼠、大鼠及豚鼠的气管和支气管腺不发达，只在喉部有气管腺，支气管以下无气管腺，选用这些动物作慢性支气管炎的模型或去痰平喘药的疗效实验就不合适。一般实验动物均有胆囊，大鼠无胆囊，就不能用它来作胆囊功能的研究，而适合作胆管插管收集胆汁，进行消化功能的研究。毒性学研究中敏感实验动物的选择可参见表7-1。

表7-1　毒性学研究中敏感实验动物的选择

研究目的	首选动物方案	不宜使用的动物	备　　注
气体、蒸气对黏膜的刺激作用	猫		
毒物对皮肤的局部作用	豚鼠或兔		它们的皮肤对刺激物的反应近似于人
致呕吐作用的实验	狗、猫	草食动物如兔、豚鼠	
过敏性反应	豚鼠＞家兔＞狗＞小鼠＞猫		
高血压病理模型	狗、兔、大鼠		
外界环境因素引起机体体温影响	兔、猫	大鼠、小鼠	
致癌作用	大鼠、小鼠		
慢性中毒损害实质性脏器	小鼠		
迟发性神经毒	母鸡		

在确定物种后，还应注意品系（strain）差异。应当选择敏感品系。在选择动物物种和品系时，一般情况下，应注意与文献上传统常用的动物一致，以便于实验结果相互比较。

虽然不同种属的动物对同一毒物的反应存在有一定的差异，但有时不同的反应在一定程度上可更好地阐明毒物的作用机理；为此，当使用对毒作用尚不清楚的化学物质进行实验研究时，最好选用几种不同种属的动物，必要时用小动物进行实验所获得的结果，可再在大动物（如狗、猴等）身上进行验证。一般假设，如以与人相同的接触方式、大致相同的剂量水平，在两个物种有毒性反应，则人有可能以相同的方式发生毒性反应。当不同物种的毒性反应有很大的差异时，必须研究外源化学物在不同物种的代谢、动力学及毒作用机制，然后才可将实验结果外推到人。

2. 动物繁殖方式的选择

在选择实验动物时，应选择纯度高、敏感性强的健康品系。实验动物可通过近亲繁殖、异系杂交和随机繁殖三种方式得到三种遗传控制类群。

（1）近亲繁殖　可获得近交品系（inbred strain），即纯品系动物。它是将某一群体中的个体间的亲缘关系较近的进行交配，如"兄妹、母子和父女"之间的近亲交配来获得动物。由于全部动物的基因相同，对外来化学物的敏感性较为一致。实验结果个体差异小（因而可用较少的动物即达到统计所需的精密度）、重现性好（不至在重复试验中出现较大质和量的差异）。但近交系动物体弱易病，对外界环境适应能力差。如小鼠有津白Ⅰ、津白Ⅱ、615、DBA/1 和 DBA/2、Balb/C、C_3H、C57B/6J、A 和 A/He 等。

（2）异系杂交　可获得杂交品种（hybrid strain）。选择 2 个不同的近交系动物有目的地进行交配繁殖，产生的第 1 代就成为杂交一代（F1）。它们的个体之间在遗传上是一致的，但又非近亲，适宜于做毒理实验。选择哪两个近交系进行交配产生杂交一代，应根据文献资料确定，看其特性是否有利于特定的毒理实验目的。

（3）随机繁殖　可获取远交封闭群品系，即在同一种群内，无血缘关系的个体之间随机交配所产生的后代。如果 5 年以上没有从外部引入其他任何品系新的血缘，仅在原种群内保持繁殖的动物称为"封闭群"动物（closed colony）。远交系动物的特点是可以大量生产，适应性和抗病力强。常用于毒理研究工作，如国内常用的昆明种小鼠、NIH 小鼠、LACA 小鼠、F344 大鼠、Wistar 大鼠、SD（Sprague-Dauley）大鼠、新西兰白兔等。

根据实验动物遗传的均一性排序，近交系最高、杂交群次之、封闭群较低。不同品系实验动物对外源化学物毒性反应有差别，所以毒理学研究要选择适宜的品系，对某种外源化学物毒理学系列研究中应固定使用同一品系动物，以求研究结果的稳定性。

3. 实验动物微生物控制的选择

按微生物控制分类，实验动物分为四级，对于毒性试验及毒理学研究应尽可能使用二级（或二级以上）的动物，以保证实验结果的可靠性。

（1）Ⅰ级　普通动物（conventional animal），即要求动物应没有传染给人的疾病。

（2）Ⅱ级　清洁动物（clean animal），即除Ⅰ级标准外，应在一般实验动物室内繁殖饲养，种系清楚，不杂乱，没有该动物所特有的疾病。

（3）Ⅲ级　无特定病原体动物（specific pathogen free，SPF），即除Ⅱ级标准外，动物为剖腹产或子宫切除产，按纯系要求繁殖，在隔离器内或层流室内饲养，只有不致病的细菌群，没有致病病原体。

（4）Ⅳ级　无菌动物（germ free），即在全封闭无菌条件下饲养的纯系动物，其体内外不带有任何微生物和寄生虫（包括大部分病毒）。

4. 个体选择

在实验中同一种动物的个体之间也可因年龄、性别、生理及健康状况等因素，对同一种化学物的敏感性不尽一致，从而影响试验结果。因此在选择个体时，通常同一实验，各剂量组动物平均体重相差不超过 5%，组内个体体重差异应小于 10%。急性实验选择刚成年动物（小鼠体重为 18～25g，大鼠为 150～250g）；慢性实验选用断乳不久的动物（小鼠体重为 10～15g，大鼠体重为 50～100g）。无特别要求，一般选用雌雄各半动物进行实验，如已知不同性别动物对受试物敏感性不同，则应选用敏感的性别。

实验动物必须发育正常、未曾交配和受孕、无外观畸形、体形丰满、被毛浓密光泽、行动灵活、反应敏捷、两眼有神、皮肤无溃疡或结疤、天然孔道干净无分泌物。

在分组过程中应将选好的动物随机分至实验设计的各染毒组与对照的各组中。一般是使用随机区组法即配伍分组法。先将雌雄两性动物分别按体重轻重区分为几个区组，然后将各区组随机平均分配于各组中。

5. 实验动物的随机分组

实验动物分组时，原则上要求所有的动物分配到各组的机会均等，以消除或尽量减少动物个体差异对实验结果的影响。动物分组必须采取随机化的原则，即用实验设计所规定的方法，使每只动物都有同等机会被分配到各实验组中去，尽量避免试验人员有意或无意造成的主观倾向。应该特别指出，随机化并不意味着"随便"。将笼子里的小鼠随便一只一只的抓出来做实验，这不是随机化，因为先抓到的小鼠往往是体弱、不太活泼的，这样做的结果，就会给实验带来一定的偏性。另外，数理统计上所有的公式或用表，尤其是显著性测验的公式等，都是依据随机化的原则制订的，如果违背了随机化原则，就不能正确地应用它们了。具体方法见第十二章实验二。

6. 实验动物的饲养管理

实验动物的喂养条件与喂养环境可以影响外源化学物的毒性效应，为此应该给实验动物提供营养合理的饲料以及清洁、充足的饮水，动物室应保持清洁以及适宜的温度和湿度。不同种属的动物应分室喂养，笼具应保证实验动物能自由活动、不拥挤，必要时应单笼喂养，且应有人工昼夜设施。即使动物处于人工调控的 12h 白昼（早 6 点至晚 6 点）及 12h 黑夜（晚 6 点至次日早 6 点），以稳定其生物时间节律。

根据我国的法规和有关规定，国家实行实验动物的质量监督和质量合格证制度。实验动物的保种、饲育、供应和应用单位，由各级医学动物管理委员会进行定期监督、监测，并颁发实验动物和实验设施的合格证书（有效期 5 年）。应用的实验动物必须有完整的资料。进行动物实验的人员应经培训，取得资格认可（上岗证）。实验动物的饲养设施、环境条件及饲料等必须符合有关的国家标准。

二、染毒方法的选择

外源性化学物的毒理实验，必须模拟人体主要接触方式将受试物通过某种途径给予实验动物，这种接触方式在毒理学中称为染毒（exposure administration）。

由于染毒途径不同，化学物的吸收率、吸收速度及受试物首先到达的器官组织均不同，其代谢转化、毒性反应的性质和程度也不相同，因此染毒途径对毒性有较大的影响。这是因为经胃肠道吸收时，化学物经门静脉系统首先到达肝脏进行生物转化。经呼吸道吸收时，则可首先分布于全身并进入中枢神经系统发生麻醉作用。经皮毒性往往较经口毒性小。各种染毒途径中以静脉注射吸收最快，其他途径的吸收速度一般依次为：呼吸道＞腹腔注射＞肌内注射＞经口＞经皮。见表 7-2。

表 7-2　普鲁卡因的给药途径与毒性的关系

给药途径	LD_{50}/(mg/kg bw,小鼠)	比值(与静脉相比)	给药途径	LD_{50}/(mg/kg bw,小鼠)	比值(与静脉相比)
静脉注射	45	1	经口	500	11
腹腔注射	230	5	皮下注射	800	18
肌内注射	630	14			

注：bw 即 boby weight。

因此正确选择染毒方法和途径是非常重要的。这主要是根据受试物的形态、化学特性、用途、实验目的，以及可能的毒作用特性而定。毒理学中一般用经口、吸入、经皮染毒，偶尔也用注射染毒（包括肌内、皮下、腹腔等）。

染毒途径的选择原则上要与人类接触受试物的实际途径相同。

1. 经消化道染毒途径

对食品添加剂以及食品污染物等受试物来说，主要经口进入机体，而且许多的环境污染物、工业污染物如农药、兽药残留、工业废水的污染等会以食品作为载体经胃肠道进入机体，因此，在急性毒性实验中，经口染毒（oral exposure）是最常用和最主要的染毒途径。常用于研究非挥发性液体和固体化学物经消化道吸收的毒性和毒作用机制。

经口染毒有三种方法，一种是灌胃法，另一种是喂食法，还有一种为胶囊吞服法。

（1）灌胃法 常用于急性毒性试验，偶尔也用于慢性毒性试验，是将受试的化学物配成一定浓度的液体剂型，借助灌胃器或导管人为直接定量经实验动物的食道灌入胃内。

优点：能准确控制剂量，常被人们采用。

缺点：灌胃工作量大，易造成消化道损伤，而且有可能因操作不慎，误入气管造成动物死亡。同时灌胃容量过大，亦可能发生机械性损伤，影响正常的生理功能，特别是可能影响吸收；灌胃容量过小，则要保证较大剂量就必然使受试物浓度增高。

灌胃前，要根据不同性质的外源化学物选择不同的溶剂溶解或稀释受试化学物。在每一实验系列中，同一种属的实验动物灌胃体积最好一致，即以单位体重计算所给予的液体体积（mL）应当相同，这是因为成年实验动物的胃容量与体重之间有一定的比值，按单位体重计算灌胃的液体体积，受试的外源性化学物质的吸收速度会相对稳定。灌胃的体积依所用实验动物而定，小鼠一次灌胃体积在 $0.1 \sim 0.5 mL/10g$ bw，大鼠在 $0.5 \sim 1.0 mL/100g$ bw 之内或不超过 5mL/只，家兔在 5mL/kg bw 之内，狗不超过 5mL/kg bw。也有主张灌胃使用等浓度化学物质液体的，此时一个实验系列中，必然低剂量组灌胃体积少，高剂量组灌胃体积大。

实验已证实，相同剂量时，浓度越大，毒性亦越大。而且浓度太高时，可能发生局部刺激或损伤。所以固定容量和固定浓度均各有利弊。一般灌胃染毒均将灌胃容量固定，以变动受试物的浓度来区分不同剂量。

由于胃和肠道内食物可影响外来化学物的吸收，为了使受试物能完全吸收，避免与食糜相互作用而降低毒性，也为了避免胃内容物不利于受试物液体的灌入，灌胃染毒要求动物保持空腹状态，即禁食 $6 \sim 10h$。一般是前一天晚上开始禁食，第二天早上灌胃。灌胃后，至少 $2 \sim 3h$ 后才喂食，油剂比水溶液要求的时间更长。

在实验中尽可能只灌胃一次，避免多次灌胃。如在急性毒性试验中有必要作多次灌胃，则首次灌胃时仍应空腹，此后在每两次之间给予少量食物。

（2）喂食法 即将受试的化学物质溶于某种溶剂中，然后拌入饲料或溶于饮水中，让受试动物自由摄取，或将受试物拌入少量饲料中，待其食完后，再补充基础饲料。按动物每日的采食量或饮水量计算动物实际摄入化学物的剂量。此法多用于饮水或食品污染物的长期染毒。但需要单笼饲养动物，每天计算摄食量或饮水量，来折算摄入受试物的剂量。

优点：喂食法符合人和动物正常进食和接触食品污染性化学物质的形式，并且在口腔就开始吸收。

缺点：动物尤其是啮齿类动物在摄食时浪费严重，计算的剂量往往不够准确；如若化学物不稳定，具挥发性或有异味的受试物则不宜采用此法，因受试的化学物质易挥发，在摄入过程中会因为挥发而损失剂量或形成经呼吸道交叉吸收；动物有可能拒食有异味或适口性差的受试物，使染毒量达不到设计的剂量，同时影响动物的正常摄食和生长发育。

此外动物需单笼饲养，才能计算每只动物摄入受试化学物的剂量。因此饲喂法适用于7d 喂养试验、亚慢性和慢性毒性等试验周期较长的毒性研究，一般不用于测定 LD_{50} 的试验。

（3）胶囊吞服法　将所需剂量的受试物装入药用的胶囊内，强制放到动物的舌后咽部迫其咽下。多用于兔、猫、猪、狗等大动物，对于具有挥发性或易分解、有异味、易水解、易氧化的受试物特别适用。

优点：剂量准确，且无损伤。

缺点：只适用于大型动物。

在经口染毒时，可因胃内容物而改变化学物的毒性。如某些毒物可与胃内容物发生化学反应，使其毒性增加或降低，也可因胃内容将毒物稀释而降低其毒性。因此，经口染毒时，习惯上用禁食动物，但要注意禁食的时间，饥饿时分解代谢作用可影响毒效应，禁食2h，大鼠和小鼠就可出现肝糖原减少。禁食8h，血浆葡萄糖也降低，并且有些药物代谢酶的活性也发生改变。通常禁食4h胃内容物基本上排空，故以不超过4h为宜。

2. 经呼吸道染毒途径

经呼吸道染毒是评价空气污染物优先考虑的染毒途径。当研究以气体、蒸气、气溶胶、粉尘、烟、雾等形式存在于空气中的外源性化学物质或评价环境空气污染物时，常常采用经呼吸道染毒的途径。

经呼吸道接触染毒方法有两种，一种是吸入染毒，另一种是气管注入。

（1）吸入染毒法　吸入染毒是将实验动物置于含有外源性化学物质的空气环境中，使其自然吸入的方式。吸入染毒又分为静式吸入染毒和动式吸入染毒两种形式。

① 静式吸入染毒。静式吸入染毒（static inhalation exposure）是将实验动物放在一定容积的密闭容器（静式吸入染毒柜），加入一定量的气态或挥发性化学物，使容器内达到设计浓度，在规定的时间内对实验动物进行吸入染毒。染毒时，要用小型风扇搅拌使化学物在染毒柜内分布均匀。受试物的浓度以 mg/m^3 表示。按实际动物的最低需气量，小鼠为3.45L/h，大鼠为30.5L/h计算，一般50L染毒柜可放小鼠6~10只，或大鼠1只，染毒2h。染毒柜体积、放置动物种类和数量及放置时间的相互关系见表7-3。

表7-3　染毒柜体积、放置动物种类和数量及放置时间的相互关系

动物种属	呼吸通气量 /(L/h)	最低需气量 /(L/h)	不同容积染毒柜放置动物的数量/只			
			25L	50L	100L	300L
小鼠	1.45	3.45	3~5	6~10	12~15	36~40
大鼠	10.18	30.5	—	1	1~2	5~6

注：按吸入接触2h计算。

优点：该法设备简单、操作方便、消耗化学物少，适用于每次染毒持续时间不长，动物数量不多的情况。

缺点：实验动物消耗 O_2、排出 CO_2，随着染毒时间的延长，染毒柜内 O_2 含量逐渐下降，CO_2 浓度相应增加，气温和气湿增高。因而如果染毒时间过长或动物数量较多，就可能出现缺 O_2 和 CO_2 潴留的症状。同时，由于动物被毛、排泄物及染毒柜壁可吸附一定量化学物，化学物可能分解以及被动物经呼吸道吸收，使柜内化学物浓度逐渐降低。

此外应注意选择染毒柜体的制造原料，例如对于弱酸性与弱碱性化学物不宜使用玻璃柜体，有机溶剂不宜使用有机玻璃柜体，因柜体易于腐蚀或溶解或起化学反应。

静式吸入染毒时染毒柜中化学物浓度多用计算方法折算，而少使用采气进行化学分析。因为在染毒期间多次采气不仅影响密闭环境中固有的化学物浓度，还将减少空气量，加重负

压环境。

呼吸道吸入接触的时间可依研究要求而定，但目前国内在进行化学物质的 LD_{50} 测定时，一般采用接触吸入 2h 计。

② 动式吸入染毒。动式吸入染毒（dynamic inhalation exposure）是染毒柜装备有补充新鲜空气和排出含化学毒物之空气的动力系统以及随时补充化学毒物的配气系统，连续不断地送入含有一定浓度化学物的新鲜空气，同时排出等量空气，以造成一个不断更新空气而染毒浓度相对稳定的动态平衡的空气环境，以供实验动物吸入染毒。

优点：动物数不受染毒柜容积限制，只需按动物数来决定供应新鲜空气的量。染毒时间也不受限制，只要动物数不超过一定数量，单位时间供应含有一定浓度受试物新鲜空气量，就可避免实验动物缺 O_2 和 CO_2 聚集，温度和湿度易保持恒定。因此，动式吸入染毒适于每次染毒持续时间较长的情况。

缺点：由于该方法对设备要求很高，且受试物消耗量大，操作复杂，目前已很少使用。同时动式吸入染毒方法同样不能解决经皮肤交叉吸收的问题，有学者将其改进为将动物头部放于染毒柜内，而身体置于柜外。但这种方法不适宜于小动物。

染毒柜内化学物浓度需定时多次采气做化学分析，定量测定柜内真实的化学物浓度。如果待测化学物定量分析尚无灵敏、可靠方法时，也可采用计算浓度。

动式染毒装置的配气系统较为复杂，尤其是闪点低的或遇氧易燃、易爆的化学物更需慎重。例如羰基镍极易在室温下挥发，且遇氧混合易爆，故配气系统必须放在低温环境中，载气不能用空气，而应使用氮气，但载体氮气量又需控制在一定限度之下，以防止染毒柜内氮气分压增高。

（2）气管注入法　气管注入是人工将受试的外源性化学物质直接注入动物气管的方式。多用在吸入染毒有困难时，进行定性经呼吸道染毒研究的一种替代方法。该种方式实际上相当于对实验动物进行了一次手术，对呼吸系统有一定的创伤。气管注入有气管插入法、气管穿刺法和暴露气管穿刺法等 3 种。

气管注入染毒法最常用的是经喉气管插入法，多用于粉尘状化学物质混悬液的急性染毒实验。常用大鼠和豚鼠进行，受试物在实验动物被麻醉的条件下注入气管，使之进入肺内。注入的液体量不能超过 1.5mL，以免引起窒息；受试物液体黏度不宜太高，以免阻塞针头；受试物应预先采用适当的、不改变其结构和毒性的方法灭菌，必要时应在受试物液体中加入青霉素（终浓度 $2 \times 10^6 U/mL$），以避免感染。

虽然气管注入量可以定量，但不容易折算为吸入的浓度。

3. 经皮肤染毒途径

外源性化学物质与皮肤接触的机会很多，有些化学物质不仅能与外露的皮肤接触吸收，还可以穿透衣服经皮肤吸收。所以检测外源性化学物局部刺激作用和过敏作用，以及研究化学物质经皮吸收的可能性和经皮吸收的中毒剂量、致死剂量、中毒特征时都需要经皮染毒（dermal exposure）。

研究经皮肤吸收多选用大鼠、家兔和豚鼠为实验动物。方法有两种，一种是涂皮染毒法，另一种是浸尾法。

（1）涂皮染毒法　经皮肤染毒是指将化学物涂布于动物体表，观察化学物的经皮吸收毒性和刺激性，以求其经皮吸收的剂量-反应关系。

由于目前常用的实验动物都有背毛，而背毛有碍于受试化学物质直接与受试动物的皮肤接触，所以在试验前需先行脱毛。一般采用动物脊柱两侧皮肤脱毛（范围相当于 10% 动物体表面积），局部涂敷受试化学毒物，为防止实验动物舔食涂布的化学物并保持化学物与皮肤的密切接触，应在涂布化学物的皮肤上用玻璃钟罩、油纸或塑料薄膜覆盖，再用无刺激性的胶布与绷带固定一定时间。

脱毛的办法由多种，主要是机械剃毛法和化学法（如用硫化钡脱毛）。无论采用何种方法脱毛，必须在脱毛过程中不损伤脱毛区的表皮。同时为了慎重，防止表皮微小的察觉不到的损伤，脱毛后不要立即染毒，应观察24h，确认表皮没有损伤或微小损伤已愈合，再涂布化学物质。

脱毛区面积不可过大，一般要求不超过体表面积的10%～15%。动物体表面积（S）与体重（W）有关，常用经验公式 $S=10.4W^{0.667}$ 计算体表面积，确定脱毛区范围大小。

皮肤接触涂布的化学物一般为6～24h。届时除去敷料用温水或溶剂清洗涂布部位。

（2）浸尾法　小鼠浸尾染毒试验可定性判断受试物是否具有经皮吸收作用。如果浸尾后动物出现中毒症状，甚至死亡，或者检测到生理生化指标发生改变，则可以断定该受试物有经皮吸收毒性作用。

浸尾染毒时，应将小鼠放在特制的玻璃管内，使其尾巴通过玻璃管底塞子中央的小孔插入装有受试物液体的试管里（应注意选择和小鼠大小相适应的玻璃管，以避免小鼠和管壁间空隙太大，小鼠乱动而使其尾巴不能浸入受试物液体中），尾巴浸入部分至少应为尾长的2/3。浸泡时间一般为2～6h，同时注意观察动物有无中毒症状及严重程度。染毒结束后应用温水反复将小鼠尾毛洗净，继续观察。

上述方法中，涂皮染毒定量方法较为准确，浸尾染毒法适用于毒物经皮吸收的定性试验。

4. 经注射途径染毒

当进行化学毒物的毒作用机制研究、比较毒性研究、了解化学毒物代谢与毒物动力学参数或对急救药物进行筛选研究时，常采用注射途径染毒（injection exposure）。注射途径可选择腹腔注射（i. p.）、静脉注射（i. v.）、肌内注射（i. m.）、皮下注射（s. c.）等。注射前，均应常规消毒。静脉注射方式包括大鼠和小鼠尾静脉、兔耳静脉注射。使用注射途径染毒需注意控制注射液的体积，静脉注射时要控制注射速度。但是如果受试物对局部有刺激或损害则不宜选用注射染毒。几种动物不同注射途径染毒量参考见表7-4。

表 7-4　几种实验动物不同注射途径的注射量范围　　　　　　　单位：mL/只

注射途径	小鼠	大鼠	豚鼠	兔	狗
静脉	0.2～0.5	1.0～2.0	1.0～5.0	3.0～10	5.0～15.0
肌内	0.1～0.2	0.2～0.5	0.2～0.5	0.5～1.0	2.0～5.0
皮下	0.1～0.2	0.5～1.0	0.5～1.0	1.0～3.0	3.0～10.0
腹腔	0.2～1.0	1.0～3.0	2.0～5.0	5.0～10.0	—

注：1. 每只动物体重以小鼠20g、大鼠和豚鼠200g、兔2.5kg、狗10kg计。

2. 剂量范围：前者为常用量，后者为最大用量。

●● 第二节　急性毒性试验 ●●

急性毒性试验是研究和认识外源性化学物毒性及其强弱的第一步工作，通过急性毒性试验可以了解生物有机体一次性大剂量接触外源性化学物后所产生的毒性特征和强度，初步获得受试物的最基本的毒理学参数，为进一步进行毒理学试验和研究奠定基础。

一、基本概念及实验目的

1. 基本概念

急性毒性（acute toxicity）指人或动物单次或 24h 之内多次大剂量接触（染毒）某外源化学物后，在短期内所发生的快速而剧烈的中毒反应，包括致死效应。

急性毒性的概念中既包含有时间因素，又与染毒途径有关。"一次或 24h 内多次"因染毒途径不同而具有不同的含义。灌胃、注射或注入时，"一次"均指在瞬间将外源化学物给予实验动物，其他途径如经呼吸道和皮肤染毒时，"一次"是指在一个特定的期间内，使实验动物持续地接触受试化学物的过程。对于吸入染毒，工业化学物一般不超过 8h，我国通常是 2h；吸入环境化学物一般不超过 24h。"24h 内多次"是指当外源化学物的毒性过低时，一次给予最大容量和最大浓度，仍然观察不到毒性作用或达不到规定的限制剂量，则需要在 24h 内将受试物分 2~4 次给予实验动物。所谓短期内，一般指染毒后 7~14d。

各种外源化学物包括工业化学品（化工原料及产品），农用化学品（农药、化肥）、药物（医药、兽药、饲料添加剂），食品添加剂（抗氧剂、着色剂、防腐剂、调味剂），日用化学品（洗涤剂、化妆品）等，在合成初期，都必须进行急性毒性试验，为毒理学评价提供生物学信息，并为管理毒理学提供重要的决策资料。

2. 试验目的

急性毒性试验（acute toxicity test）是为了观察在一次或在 24h 内多次大剂量染毒的情况下外源性化学物的毒作用而设计的一种毒理学试验，是一般毒性研究的主要内容之一，也是毒理试验研究的第一步，其主要目的如下所述。

① 了解外源化学物急性毒性的强度。测定半数致死剂量（LD_{50}）及其 95% 可信区间，包括急性阈剂量（浓度）并根据 LD_{50} 或 LC_{50} 值进行急性毒性分级，以初步评价外源化学物对机体的急性毒性大小和急性毒作用的强度。

② 了解外源化学物毒作用的性质、毒效应的特征及可能的靶器官，初步评价外源化学物的危险性。由动物中毒症状和死亡情况提供短期接触外源化学物所致毒效应的中毒资料和信息，初步评价受试化学物对人或靶动物损害的危险性。

③ 探求外源化学物的剂量-反应（效应）关系，为进行亚慢性毒性、蓄积毒性和慢性毒性及特殊毒性试验染毒剂量的设计和观察指标的选择提供参考。

④ 初步了解动物致死的原因，为研究毒作用的机制提供线索，进而为制定中毒急救治疗措施提供依据。

急性毒性试验中常以不会发生主观误差的生物体的"死亡"为观察指标。

二、实验设计

1. 实验动物

（1）动物的品种和品系　不同种属的动物对化学物的反应可能有很大的差别，急性毒性试验要求选择对化学毒物的代谢和毒效应表现与人的反应尽可能一致的实验动物。当然，在注重选择对化学物毒性反应敏感的动物物种的同时，还得考虑动物易于获得、品系纯化、价格较低和易于饲养等条件。

用于外源性化学物急性毒性作用研究最好用两种种属的动物，包括啮齿类（rodent species）和非啮齿类（nonrodent species）。一般啮齿类常用大鼠或小鼠，尤其是大鼠，几乎占全世界所报道的研究外源性化学物急性毒性试验所用动物的一半，其次是小鼠。这是因为大鼠和小鼠繁殖能力强、价格比较便宜、体积小（占地少、易操作）、寿命短（试验期短）、食谱与人相似（杂食），特别是大鼠被认为在代谢和毒性反应上与人类较为接近。也有报道，有些化学物质对人的毒性比大鼠更敏感。此外有些急性毒性试验也可选用豚鼠或家兔。但是，由于啮齿类动物缺乏呕吐反射，所以凡是研究能引起呕吐的外源性化学物质的急性毒性试验不能使用此类动物。非啮齿类一般选用狗或猫等，但由于价格比较昂贵，不宜大量使用。如对受试物的毒性已有所了解，还应选择对其敏感的动物进行试验，如对黄曲霉毒素选择雏鸭，对氰化物选择鸟类。

（2）体重和年龄　毒理学研究中，应根据研究的目的和任务，选择适龄的动物。急性毒性实验中并不要求纯品系动物，但动物年龄不宜过老或过幼，一般应选用刚成年的动物进行试验，而且须是未曾交配和受孕的动物。由于小动物年龄或日龄与体重是相关的，所以一般以体重来代表年龄。急性毒性试验中用于测定 LD_{50} 的常用的几种实验动物成年体重范围为：小鼠 $18 \sim 25g$，大鼠 $150 \sim 250g$，豚鼠 $200 \sim 250g$，家兔 $2 \sim 2.5kg$，猫 $1.5 \sim 2kg$ 左右，狗为生后 1 年左右（约 $10 \sim 15kg$）。用于实验的同一批动物的体重变异范围不得超过所用动物体重的 10%。所用动物进入实验室后，至少应饲养观察 1 周。动物性别除特殊要求外，一般多为雌雄各半。见表 7-5。

表 7-5　常用实验动物的年龄和体重的关系

动　物	小鼠	大鼠	豚鼠	家兔	犬	猫
成年年龄/月	2	3	2	3～4	3～4	3～4
成年体重/g	15	150	250	1500	7000～15000	1500
寿命/年	1.5～2	2～2.5	6～8	4～9	15～20	10～12
体重(g)选择范围						
急性	18～25	150～250	200～250	1500～2000	8000～15000	1500～2500
慢性	10～15	50～100	150～200	1200～1500	4000～8000	1000～1500

（3）实验动物的性别　急性毒性试验的主要内容是求 LD_{50}，除特殊要求外，一般急性毒性试验对动物性别的要求为雌雄各半。如果在预试验中发现化学物质对雌、雄动物毒效应的敏感性有明显差异，则应单独分别求出雌性与雄性动物各自的 LD_{50}。如果试验是为致畸试验做剂量准备，也可以仅作雌性动物的 LD_{50}。

（4）动物数量与随机分组　急性毒性试验要求大鼠、小鼠等小动物数量为每组 10 只，狗等大动物也应每组 6 只。由于实验动物对化学毒物的毒效应存在个体敏感性差异，即使同窝动物也可能存在这种差异，因此在动物分组中应严格遵循随机化的原则，尽可能减少非处理因素对试验结果的干扰。

（5）禁食　经口染毒的试验，要求动物实验前禁食，以免胃内残留食物对化学物质毒性产生干扰。小鼠和大鼠由于主要在夜间进食，所以要求染毒前应隔夜禁食，但不限制饮水。大动物可在染毒前不喂食，染毒后继续禁食 $3 \sim 4h$。

2. 染毒方法的选择

在研究外源性化学毒物的急性毒性时，实验动物的染毒途径的选择，应以人在生产生活环境中接触该化学物质的方式为出发点。食品毒理学染毒一般采用经口染毒。经口染毒通常可采用灌胃、饲喂、吞胶囊等方式。各经口染毒方式各有优缺点，应视具体情况而定。

3. 剂型与染毒

供试的外源性食品污染物应能溶于或混悬于适当的溶剂，一般采用水或食用植物油作溶剂，可以考虑用羧甲基纤维素、明胶、淀粉等配成混悬液；不能配制成混悬液时，可配制成其他形式（如糊状物等）。必要时可采用二甲基亚砜。但不能采用具有明显毒性的有机化学溶剂。

如果溶剂的毒性情况是未知的，则应设立一个溶剂对照组，溶剂对照组的染毒容量应与最高剂量组相等。受试物可以等体积（各剂量组的化学物质浓度不同，而染毒体积相同）或等浓度染毒（化学物质的浓度相同，而各剂量组的给药体积不同）。值得注意的是上述两种染毒方式所观察到的毒性效应可能不尽相同。如当实验动物口服大量的脂溶性溶剂（如食用油）时，往往会出现腹泻现象，并由此缩短外源性食品污染物在胃肠道滞留吸收的时间，造成毒性降低的现象。另外，当外源性食品污染物经稀释后，局部刺激性往往会减轻，如研究目的是确认全身性毒性，应以等体积染毒，以减轻因胃肠道的刺激而影响化学物质的吸收；但是如果为了评价化学物质的刺激强度，则应给予未经稀释的化学物。急性毒性试验常用动物染毒的常用容量和最大容量，见表7-6。

表7-6　急性毒性试验常用动物染毒的常用容量和最大容量

动物	染毒途径				
	灌胃(i. g.)	静脉注射(i. v.)	腹腔注射(i. p.)	皮下注射(s. c.)	肌内注射(i. m.)
小鼠	0.2~1.0mL/20g	0.2~0.5mL/20g	0.2~1.0mL/20g	0.1~0.5mL/20g	0.1~0.2mL/20g
大鼠	1.0~3.0mL/200g	0.5~1.0mL/200g	1.0~3.0mL/200g	0.5~1.0mL/200g	0.2~0.5mL/200g
狗	10~20mL/只	35~50mL/只			

注：数值的前者为常用容量，后者为最大容量。

4. 试验周期

急性毒性实验外源性化学物质的 LD_{50}（LC_{50}）测定中，不同的化学物其中毒症状出现的时间和特点各有不同，而且引起动物死亡时间也存在很大的个体差异。动物的中毒症状以及死亡，一般多出现在给予受试物后24~48h内，有些化学物染毒后迅速引发中毒症状并使动物迅速死亡，实验要求观察7~14d，一般要求计算出实验动物接触受试物后14d内的总的死亡数。有些毒物中毒反应出现较迟，且主要在2~3d后出现时，则应延长到14d或更长时间（以免遗漏迟发效应）。

例如氰化物和某些有机磷化学物染毒后多数动物在染毒后几分钟至几小时内死亡；但有些化学物中毒症状发展迟缓，甚至出现症状暂时缓解，然后再发生严重症状和迟发性死亡。例如羰基镍染毒早期先出现上呼吸道症状，很快就缓解，但2~3d后甚至更迟些才出现明显的中毒症状，表现为严重的肺水肿、呼吸困难，然后死亡。

5. 观察指标

外源性化学物染毒后，观察实验动物出现的中毒表现，对于了解化学毒物的急性毒作用特征非常重要，可以补充单纯以 LD_{50}（LC_{50}）表示急性毒性的不足。

通常在实验前2~3d内，应仔细观察动物的一般反应、临床表现、死亡数以及各种反应的出现时间等。对濒死的或已经到实验观察期的部分动物一般进行大体解剖，了解有关靶器官的资料，并为病理解剖学检查时选择哪些脏器和组织提供参考依据，必要时再做组织学检查。染毒后中毒效应的观察和记录通常包括以下各项。

（1）中毒症状　试验中观察实验动物接触外源化学物后的中毒症状，对于了解受试化学物的急性毒性特征及该化学物毒性作用的靶器官非常重要，啮齿类动物急性毒性试验观察的内容可参考表7-7。试验过程中还应详细观察和记录动物出现的中毒症状、发生的时间、症状发展的经过、死亡前的特征以及死亡时间等。

表 7-7　毒性表现与器官或系统的关系

系　　统	毒　性　表　现
自主神经系统	眼膜松弛、鼻腔分泌物、眼球突出、流涎、腹泻、排尿、竖毛
行为	镇静、不安、抬头坐位、直瞪前方、垂头、严重的抑郁、过度舔毛、咬足、气喘、烦躁、敌意性攻击和防卫、恐惧、混乱、活动异常
感觉系统	痛敏感；迷路、放置和后肢反射敏感；声觉和触觉敏感、眼球震颤、尖叫
神经肌肉系统	活动增强和减弱、自发性收缩、震颤、惊厥、共济失调、衰竭、管状尾、后肢虚弱、疼痛和后肢反射（缺失或降低）、角弓反张、肌紧张、死亡
心血管系统	心率增快或降低、紫绀、血管收缩、血管舒张、出血
呼吸系统	呼吸浅慢、呼吸困难、喘息、呼吸暂停
眼	瞳孔放大、瞳孔缩小、流泪、眼球震颤、睫状肌麻痹、瞳孔对光反射
胃肠道、泌尿道	流涎、干呕、腹泻、便血、尿血、便秘、鼻渗血、呕吐、尿便失禁
皮肤	脱毛、竖毛、鸡皮疙瘩、红斑、水肿、坏死、肿胀

实验动物接触外源化学物后，往往出现兴奋或抑制，兴奋表现为活动增加、骚动、窜跑、跳跃、呼吸加深和加快等。抑制表现为动物活动减少、呆立、静卧、步态不稳、呼吸困难等。有的表现刺激症状，搔鼻、尖叫、出汗、流涎，有的在眼、耳、鼻、生殖道有血性分泌物。不同的化学物有各自急性中毒的症状。如当一次性大量摄入亚硝酸盐（＞0.3g 以上）进入血液以后，亚硝酸盐可使正常的血红蛋白（Fe^{2+}）变成正铁血红蛋白（Fe^{3+}），使血红蛋白失去携氧能力，导致组织缺氧，在较短的时间内（0.5～1h），产生头晕、呕吐、心悸、皮肤发紫，严重时呼吸困难、血压下降甚至于昏迷、抽搐而死亡。而接触氢氰酸后呈一过性兴奋，呼吸加深、加快，再出现呼吸困难，耳和尾呈桃红色。

（2）体重　在观察实验动物中毒症状的过程中，应同时观察体重的变化。体重可以反映动物中毒后的整体变化。

体重改变的原因很多，若化学毒物刺激或损伤消化道可出现实验动物饮食减少甚至拒食，表现为体重减轻。若化学物质引起腹泻，将影响食物吸收和利用，体重也会减轻。如果化学物质影响水的摄取或肾功能急性损伤，也可能在体重上反映出来。所以，对存活动物尤其是对低于 LD_{50} 剂量组的存活动物，应在观察期 14d 内称量其体重的变化，以便了解受试物引起毒效应的持续时间。

（3）病理检查及其他指标　急性毒性试验中，对死亡的动物均应及时进行大体解剖和病理组织学检查，肉眼观察主要脏器的大体病理变化，如脏器大小、外观、色泽的变化，有无充血、出血、水肿或其他改变，对有改变的脏器进行取材做组织病理学检查。对存活动物在观察期结束时进行大体病理检查，必要时做组织病理学检查。根据试验需要可进一步扩大观察项目，如体温、心电图、脑电图或进行某些生化指标测定等。

（4）死亡和死亡时间　重点观察和记录每只动物死亡的时间，特别是最早出现死亡的时间以及各个剂量组动物的死亡数。分析中毒死亡时间的规律具有一定意义，可为深入研究化学物的毒作用机制提供参考。

三、急性毒性的主要参数

为了估计外源性化学物对人类潜在危险的程度，评价化学物急性毒性的强弱，对其毒性大小进行比较，进而引入了量的概念。建立了统一的急性毒性参数。

通过外源化学物的急性毒性试验，可以得到一系列的毒性参数，包括：

① 绝对致死剂量或浓度（LD_{100} 或 LC_{100}）；

② 半数致死剂量或浓度（LD_{50}或LC_{50}）；

③ 最小致死剂量或浓度（MLD，LD_{01}或MLC，LC_{01}）；

④ 最大耐受剂量或浓度（MTD，LD_0或MTC，LC_0），或称为最大非致死剂量（MNLD）。

以上4种参数是外源化学物急性毒性上限参数，以死亡为终点。此外，还可以得到急性毒性下限参数，即：

① 急性毒性LOAEL（观察到有害作用的最低剂量）；

② 急性毒性NOAEL（未观察到有害作用的剂量）。

这两个参数则是以非致死性急性毒作用为终点。因此，急性毒性试验可以分为两类。一类是以死亡为终点，以检测受试物急性毒性上限指标为目的的试验，这类试验主要是求得受试物的LD_{50}值。另一类急性毒性试验是检测非致死性指标。

通过急性毒性研究，可以获得毒物的半数致死剂量或浓度。但在急性毒性较低时，并不需要精确求出LD_{50}。目前推荐，如给予实验动物15000mg/kg bw也不死亡，则不再加大剂量染毒。

四、LD_{50}的计算方法

1. LD_{50}计算原理

实验动物对毒物的敏感性存在着个体差异。用不同剂量对动物的死亡率制成曲线图（图7-1），横坐标表示剂量，纵坐标表示死亡率，则见低剂量时动物死亡率的变动非常缓慢，在高剂量时死亡率变动更为缓慢，以致曲线的上部拖得很长。但在出现50%死亡率的附近，则由于剂量的变动引起死亡率的变动比较骤急，曲线呈陡直形式。说明50%死亡率是比较灵敏的指标。但在实验中，不可能用一次实验刚好得到50%死亡率的剂量，故必须将实验结果用统计方法处理而求得。图7-2是将图7-1中的原始数据用剂量与死亡数分布绘成的，呈一个偏态曲线。如将图7-1内的剂量用对数来表示，则该图便成为图7-3的形式，即曲线上所示的大剂量那一部分相应地缩短，使曲线成为对称的S形。按图7-3中的数据改为剂量对数与死亡数分布的曲线，即成为一个正态分布的曲线，这样就可以按正态曲线的原理处理。半数致死量就是图7-3曲线上死亡率为50%的剂量对数，再从反对数求得的剂量，这是计算LD_{50}的基本原理。

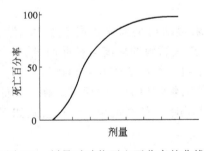

图7-1　剂量对动物死亡百分率的曲线

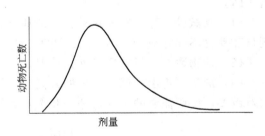

图7-2　剂量对动物死亡数的曲线

求LD_{50}的计算方法很多，常用的LD_{50}值的计算方法有寇氏法、概率单位法、霍恩氏法等。每种方法试验剂量设计及动物数量要求都有所不同。急性毒性中单纯测定LD_{50}值一般可不用对照组，但如配制实验用液中用到新溶剂、新助剂，则应有对照组。对照组动物，应同时给予等容量空白乳液。但是如果在实验中需要观察体重变化、食物利用率等指标以及在实验结束时需作病理组织学观察对，则必须加设实验对照组。

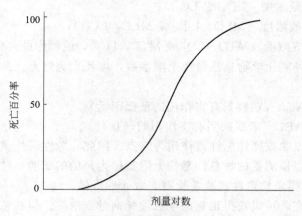

图 7-3　剂量对数对死亡百分率的曲线

2. 寇氏法

寇氏（Karber）法也称平均致死量法，是依据剂量对数与死亡率呈 S 形曲线时所包含的面积推导出死亡率为 50% 的剂量。此法计算 LD$_{50}$ 较为简便，但是实验要符合下列的要求：①每个实验组动物数要相同；②各组剂量要按等比级数分组；③最大的死亡率最好为 100% 或与之接近，最小的死亡率最好为 0 或与之接近。计算公式如下：

$$ \lg LD_{50} = \frac{1}{2} \sum (X_i + X_{i+1}) \times (p_i - p_{i+1}) \tag{7-1} $$

式中　$X_i + X_{i+1}$——相邻两组剂量对数之和；

　　　$p_i - p_{i+1}$——相邻两组死亡率之差。

孙瑞元对寇氏法进行了改进并称之为改进寇氏法。寇氏原法要求最小剂量的死亡率（反应率）为 0，最大剂量死亡率（反应率）为 100%，才能得到精确的结果，孙氏改进后，其最高剂量死亡率可以不是 100%，最低剂量死亡率也可以不是 0，即在最小剂量时仅仅要求最低剂量死亡率小于 20%，最高剂量死亡率大于 80% 即可，该方法要求每个剂量组的组间距呈等比或剂量对数等差，每个剂量组动物数相等，及中间剂量接近 LD$_{50}$。

（1）预试验　除另有要求外，一般应在预试验中求得动物全部死亡或 90% 以上死亡的剂量和动物不死亡或 10% 以下死亡的剂量，分别作为正式试验的最高与最低剂量。

（2）动物数　除另有要求外，一般设 5～10 个剂量组，每组 6～10 只动物为宜。

（3）剂量　将由预试验得出的最高、最低剂量换算为常用对数，然后将最高、最低剂量的对数差，按所需要的组数，分为几个对数等距（或不等距）的剂量组。计算公式如下：

$$ \lg LD_{50} = x_m - i(\sum p - 0.5) \tag{7-2} $$

式中　x_m——最大剂量的对数值；

　　　i——相邻剂量比值的对数；

　　　$\sum p$——各组死亡率的总和（以小数表示）。

【例题】　取体重 18～22g 小鼠 50 只，雌雄各半，随机分成 5 组，每组 10 只，在试验中对小鼠腹腔注射某农药的急性毒性试验分 5 组进行，各组剂量与结果如表 7-8 所示，用改良寇氏法计算求 LD$_{50}$、标准误差和 95% 可信区间。

表 7-8 小鼠腹腔注射某农药试验结果

组　　别	剂量/(mg/kg)	动物数	死亡数	死亡率
1	300	10	0	0
2	360	10	2	0.2
3	432	10	5	0.5
4	518	10	7	0.7
5	622	10	10	1.0

① 计算 LD_{50}：$x_m = \lg 622 = 2.7938$

$$i = \lg \frac{360}{300} = 0.0792$$

$$\sum p = 0 + 0.2 + 0.5 + 0.7 + 1.0 = 2.4$$

代入公式：　　$\lg LD_{50} = 2.7938 - 0.0792 \times (2.4 - 0.5) = 2.6433$

$$LD_{50} = 439.8 \text{mg/kg}$$

② 求 LD_{50} 的 95% 可信限

先求标准误差　　　　　$SE = i \sqrt{\sum \dfrac{pq}{n}}$

式中　p——一个组的死亡率；

$\quad\quad q$——$1 - p$；

$\quad\quad n$——各自动物数；

$\quad\quad i$——相邻剂量比值的对数。

代入公式：$SE = 0.0792 \times \sqrt{\dfrac{0 \times 1.0}{10} + \dfrac{0.2 \times 0.8}{10} + \dfrac{0.5 \times 0.5}{10} + \dfrac{0.7 \times 0.3}{10} + \dfrac{1.0 \times 0}{10}}$

$\quad\quad\quad\quad = 0.0197$

$\lg LD_{50}$ 的 95% 可信限 $= \lg LD_{50} \pm 1.96 SE = 2.6433 \pm 1.96 \times 0.0197 = 2.6819 \sim 2.6047$

LD_{50} 的 95% 可信限 $= 402.4 \sim 480.7 \text{mg/kg}$。

3. 霍恩氏法

霍恩氏（Horn）法又称流动平均法或剂量递增法，该法推荐使用 4 个染毒剂量组，每组动物数量相等而且数量固定，每组各用 4 只或 5 只动物。

(1) 预试验　可根据受试物的性质和已知资料选用下述方法：一般多采用 0.1g/kg bw、1.0g/kg bw 和 10.0g/kg bw 的剂量，各以 2～3 只动物预试。根据 24h 内死亡情况，估计 LD_{50} 的可能范围，确定正式试验的剂量组。也可简单地采用一个剂量，如 215mg/kg bw，用 5 只动物预试。观察 2h 内动物的中毒表现。如症状严重，估计多数动物可能死亡，即可采用低于 215 mg/kg bw 的剂量系列，反之症状较轻，则可采用高于此剂量的剂量系列。如有相应的文献资料时可不进行预试。

(2) 剂量　染毒剂量是固定的，有以下两个系列可供选择。

一个剂量系列的组距为 2.15 倍递增，设计剂量为：1×10^t、$2.15 \times 10^t \cdots$（$t = 0$、± 1、$\pm 2 \cdots$）；

另一个剂量系列的组距为 3.16 倍递增，设计剂量为：1×10^t、$3.16 \times 10^t \cdots$（$t = 0$、± 1、$\pm 2 \cdots$）。

(3) 正式实验　需将动物先在动物房饲养观察 1～2d，使其适应环境，并检验动物的健康状况后，将动物随机分组。给予受试物后一般观察 7～14d。若给予受试物 4d 后实验动物仍然有死亡则需要观察 14d，必要时延长至 28d。记录死亡数量，通过查附录一，求得该化学物的 LD$_{50}$ 的 95% 可信限，并记录死亡时间及中毒症状。

霍恩氏法的优点是所需动物少，计算简便，缺点是所得的 LD$_{50}$ 的 95% 可信限范围较大，不够精确。但是多年实际应用验证，同一受试物的霍恩氏法和改进寇氏法所得的结果极为相近。因此认为其测定结果是可信有效的。

4. 概率单位法

概率单位法（Probit Method）的原理是将累积反应率换算成概率单位（查概率单位表），以对数剂量作图呈直线，与概率单位 5 对应的对数剂量即为 lgLD$_{50}$。故可以目测找到 lgLD$_{50}$，求反对数得到 LD$_{50}$ 值。但此法随意性大，所以应当将各反应点加权对概率进行校正。

（1）预试验　以每组 2～3 只动物找出全死和全不死的剂量。

（2）动物数　一般每组不少于 10 只，各组动物数量不一定要求相等。

（3）剂量及分组　一般在预试得到的两个剂量组之间拟出等比的六个剂量组或更多的组。此法不要求剂量组间呈等比关系，但等比可使各点距离相等，有利于作图。

（4）作图计算　将各组按剂量及死亡百分率在对数概率纸上作图。除死亡百分率为 0 及 100% 者外，也可将剂量换算成对数，并将百分率查概率单位表得其相应的概率单位作点于普通算术格纸上，0 及 100% 死亡率在理论上不存在，为计算需要，令

$$0 = \frac{0.25}{N} \times 100\% , \quad 100\% = \frac{N-0.25}{N} \times 100\% \tag{7-3}$$

式中，N 为该组动物数，相当于 0 及 100% 的作业图用概率单位。

以浓度对数作为横坐标，死亡百分率对应的概率单位为纵坐标，顺着各点的分布趋势用目测法在半对数纸上绘一条直线，并照顾概率，使它拟合图中的数据点；此线应尽量靠近概率单位为 5 及附近的数据点。从直线中读出致死 5% 的浓度对数，并据此估算出 LD$_{50}$。

计算标准误差：

$$SE = \frac{2S}{\sqrt{2N^1}} \tag{7-4}$$

式中　N^1——概率单位 3.5～6.5 之间（反应百分率为 6.7～93.7 之间）的各组动物数之和；

SE——标准误差；

$2S$——LD$_{84}$ 与 LD$_{16}$ 之差，即 $2S = LD_{84} - LD_{16}$（或 $ED_{84} - ED_{16}$）。

相当于 LD$_{84}$ 及 LD$_{16}$ 的剂量均可从所作直线上找到。也可用普通方格纸作图，查表将剂量换算成对数值，将死亡率换算成概率单位，方格纸横坐标为剂量对数，纵坐标为概率单位，根据剂量对数及概率单位作点连成线，由概率单位 5 处作一水平线与直线相交，由相交点向横坐标作一垂直线，在横坐标上的相交点即为剂量对数值，求反对数致死量（LD$_{50}$）值。

5. 回归法

回归法求 lgLD$_{50}$ 较为准确，不要求每个剂量组动物数相等，所用动物数也不多。剂量组距可用等差设计。回归法又分两种，一为简单回归，一为加权回归。以下主要介绍简单回归法。

简单回归法求 LD$_{50}$ 及标准误差的公式如下：

$$\lg LD_{50} \approx \overline{X} + (5 - \overline{Y}) \div b \tag{7-5}$$

式中　$\overline{X}$——对数剂量的平均值，即 $\overline{X} = \dfrac{1}{n}\sum X$；

　　　$\overline{Y}$——各剂量组动物死亡概率单位的平均值，即 $\overline{Y} = \dfrac{1}{n}\sum Y$；

　　　b——Y 依 X 的回归系数，$b = (n\sum XY - \sum X \sum Y) \div D$，$D = n\sum X^2 - (\sum X)^2$。

$$SE = \sqrt{[n^2(\lg LD_{50} - \overline{X})^2 + D] \div (nb^2 D)} \tag{7-6}$$

式中　SE——标准误差；

　　　n——剂量组数。

【例题】　某化学物给予小鼠后的死亡情况见表 7-9，用回归法求其 LD$_{50}$。

表 7-9　某化学物给予小鼠后的死亡情况

组　别	剂　　量		动物数	死亡情况		概率单位(Y)	$\hat{Y}$
	mg/20g	lg$X$		死亡数	死亡率/%		
1	2.0	0.301	6	1	16.7	4.034	4.106
2	2.5	0.398	5	2	40.0	4.747	4.758
3	3.0	0.477	6	4	66.7	5.432	5.289
4	3.5	0.544	5	4	80.0	5.842	5.739
5	4.0	0.602	6	5	83.3	5.966	6.129
6	5.0	0.699	1	1	100.0	∞	—

估计值 $\hat{Y}$ 根据回归方程 $\hat{Y} = 2.0826 + 6.7218(X)$ 计算得到。

本例为 6 个剂量组，但第 6 组 $Y = \infty$，故去掉不进入计算，实为 5 组，即 $n = 5$。根据表中数据可以计算 5 个组的相关数据如下：$\sum \lg(X) = 2.322$、$\sum \overline{\lg(x)^2} = 1.1349$、$\sum Y = 26.021$、$\sum \lg(X)Y = 12.4642$、$\overline{\lg(X)} = 0.4644$、$\overline{Y} = 5.2042$、$D = 0.2827$、回归系数 $b = 6.7218$；根据公式计算得到：$\lg LD_{50} = 0.4644 + (5 - 5.2042) \div 6.7218 = 0.4340$。

SE = 0.0692

95%可信限 = $\lg LD_{50} \pm 1.96$SE

所以此化学物的 LD$_{50}$ 及其 95%可信限为：LD$_{50}$ 为 2.72mg/20g bw，95%可信限为 1.99～3.71mg/20g bw。即 LD$_{50}$ 为 136mg/kg bw，95%可信限为 99.5～185.5mg/kg bw。

五、最大耐受量试验

（1）实验原理　有关资料显示毒性极小的或未显示毒性的受试物，给予动物最大使用浓度和最大灌胃容量的受试物时，仍不出现死亡。

（2）实验动物　至少雌、雄各 10 只。

（3）剂量　受试物最大使用浓度和灌胃体积（一个剂量组）。

（4）实验方法　动物购买后观察 3～5d，给予最大使用浓度和最大灌胃容量的受试物（一日内 1 次或多次给予，一日内最多不超过 3 次），连续观察 7～14d，动物不出现死亡，则认为受试物对某种动物的经口急性毒性剂量大于某一数值（g/kg 体重）。最大灌胃容量小鼠为 0.4mL/20g 体重，大鼠为 4.0mL/200g 体重。

六、急性联合毒性试验

当两种或两种以上的受试物同时存在时，可能发生作用之间的拮抗、相加或协同三种不同的联合方式，可以根据一定的公式计算和判定标准来确定这三种不同的作用。其实验步骤如下所述。

① 分别测定单个受试物的 LD_{50}，方法同前。

② 按各受试物的 LD_{50} 值的比例配制等毒性的混合受试物。

③ 测定混合物的 LD_{50}，用其他 LD_{50} 测定方法时，可以按各个受试物的 LD_{50} 值的二分之一之和作为中组，然后按等比级数向上、下推算几组，与单个受试物 LD_{50} 测定的设计相同，如估计是相加作用，可向上、下各推算两组；如可能为协同作用，则可向下多设几组；如可能为拮抗作用，则可向上多设几组。

④ 计算。混合物中各个受试物是以等毒比例混合的，因此求出的 LD_{50} 乘以各受试物的比例，即可求得各受试物的剂量。

用下式计算混合物的预期 LD_{50} 值的比值，按比值判定作用的方式。

$$\frac{1}{混合物的预期 LD_{50}值}=\frac{a}{受试物 A 的 LD_{50}值}+\frac{b}{受试物 B 的 LD_{50}值}+\cdots+$$
$$\frac{n}{受试物 N 的 LD_{50}值} \qquad (7\text{-}7)$$

式中 $a,b,\cdots,n$ 表示 $A,B,\cdots,N$ 各受试物在混合物中所占的质量比例，$a+b+\cdots+n=1$。

判定受试物联合作用方式的比值采用 H. F. Smith 的规定，即小于 0.4 为拮抗作用，$0.4\sim2.7$ 为有相加作用，大于 2.7 为有协同作用。

⑤ 中毒反应观察。给予受试物后，即应观察并记录实验动物的中毒表现和死亡情况。观察记录应尽量准确、具体、完整，包括出现的程度与时间。对死亡动物可作大体解剖。

⑥ 结果评价。根据 LD_{50} 数值，判定受试物的毒性分级。由中毒表现初步提示毒作用特征。

七、急性毒性分级

LD_{50} 是急性毒性分级的主要依据。为了大致地表示外源性化学物急性毒性的强弱及其对人的潜在的危害，以便于生产、包装、运输、储存和销售、管理、使用外源性化学物时，根据其毒性分级采取相应的防护措施，同时对化学物质的毒性评价和安全管理有一个共同的尺度，国际上提出了外源性化学物的急性毒性分级（acute toxicity classification）。但是目前各国对这些分级标准至今尚没有完全统一，也有不少缺点，有待完善。对同一化学物在不同应用范围的分级标准各国的处理办法也不一样。目前我国食品毒理则沿用了国际上六级标准，即极毒、剧毒、中等毒、低毒、实际无毒、无毒。现将常用的几种急性毒性分级标准介绍如下，以供参考使用（表 7-10～表 7-13）。

表 7-10　WHO 或 IPCS 以 LD_{50} 划分农药危害的分级标准

毒性分级	固体（经口 LD_{50})/(mg/kg)	液体（经口 LD_{50})/(mg/kg)	固体（经皮 LD_{50})/(mg/kg)	液体（经皮 LD_{50})/(mg/kg)
剧毒危害	<5	<20	<10	<40
高度危害	5～50	20～200	10～100	40～400
中度危害	50～500	200～2000	100～1000	400～4000
轻度危害	>500	>2000	>1000	>4000

注：IPCS 即 The International Programme on Chemical Safety，国际化学品安全规划署。

表 7-11　我国农药急性毒性分级标准

毒性分级	经口 LD$_{50}$/(mg/kg)	经皮 LD$_{50}$(4h)/(mg/kg)	吸入 LD$_{50}$(2h)/(mg/m^3)
剧毒	<5	<20	<20
高度	5~50	20~200	20~200
中等毒	50~500	200~2000	200~2000
低毒	500~5000	2000~5000	2000~5000
微毒	>5000	>5000	>5000

注：源自农业部 2001 年 4 月发布的《农药登记资料要求》。

表 7-12　我国食品毒理学中外来化学物质经口毒性分级

毒 性 分 级	大鼠经口 LD$_{50}$/(mg/kg)	相当于人的致死剂量	
		mg/kg	g/人
极毒	<1		
剧毒	1~50	500~4000	0.5
中等毒	51~500	4000~30000	5
低毒	501~5000	30000~250000	50
实际无毒	5001~15000	250000~500000	500
无毒	>15000	>500000	2500

注：源自中华人民共和国国家标准 GB 15193.3—2003《食品安全性毒理学评价程序和方法》。

表 7-13　我国工业化学物急性毒性分级标准

毒 性 分 级	小鼠经口 LD$_{50}$/(mg/kg)	2h 小鼠吸入 LD$_{50}$/(mg/kg)	兔经皮 LD$_{50}$/(mg/m^3)
剧毒	<10	<50	<10
高毒	10~100	50~500	10~50
中等毒	101~1001	501~5000	51~500
低毒	1001~10000	5001~50000	501~5000
微毒	>10000	>50000	>5000

八、急性毒性试验的局限性

对经典的急性毒性试验和 LD$_{50}$ 的意义，多年来一直有不同的意见，许多学者认为其存在诸多的缺陷：①消耗的动物量大，按经典法的要求测 LD$_{50}$，一次实验需要 60~100 只动物。②获得的信息有限，LD$_{50}$ 的值又不能等同于急性毒性，死亡仅仅是评价急性毒性的许多观察终点之一。化学物单次大剂量急性中毒，动物多死于中枢神经系统及心血管功能障碍，并不能很好地显示出各自的毒作用特征，另外，由于死亡迅速，各种器质性变化尚未发展，不能显示出靶器官的病变。③测得的 LD$_{50}$ 值实际上仅是近似值，1977 年欧洲共同体组织了 13 个国家的 100 个实验室，统一主要的实验条件对 5 种化学物的 LD$_{50}$ 进行测定。根据收集到的 80 个实验室的结果分析，结果仍然存在相当大的差别，可达 2.44~8.38 倍。④在安全性评价中仅评价动物死亡和简单的症状观察是不够的，更需要的是生理学、血液学及其他化验检查所提供的深入详细的毒性信息。人用药品注册技术要求国际协调会 ICH（1991）规定在新药的报批材料中，不必准确地测定 LD$_{50}$，只需了解其近似致死量和详细观察记录中毒表现即可。为此，已发展了一些急性毒性试验的方法。

第三节 蓄积实验

一、基本概念及实验目的

1. 基本概念

外源性化学毒物进入机体后，可经过生物转化以代谢产物或化学物原型排出体外。但是，当实验动物反复多次小剂量接触化学毒物，同时化学毒物进入机体的速度（或总量）超过代谢转化的速度和排泄的速度（或总量）时，化学毒物或其代谢产物就有可能在机体内逐渐增加并储留，并由此引起的毒性作用，称为化学毒物的蓄积性毒性作用（accumulation toxicity effect）。

化学物在生物体内的蓄积，无论是物质蓄积或功能蓄积，都是毒物引起慢性中毒的重要条件。测量化学物的蓄积性毒性，对评价化学物的安全性和制订化学物的安全接触限值具有重要意义。

现今仍认为外源化学物在机体内的蓄积作用是化学物发生慢性中毒的物质基础。因此，研究外源性化学物在机体内有无蓄积作用及蓄积程度对评价化学物能否引起潜在的慢性毒性是依据之一，也是制定有关卫生标准时选择安全系数的依据之一。

蓄积性毒性作用包括以下两个内涵。

其一，当外源性化学物多次、少量反复染毒实验动物一段时间后，该物质在生物体内逐渐积累，若能用化学方法测得体内（或某些组织脏器内）存在该化学物的母体或其代谢物，即为物质蓄积（material accumulation），例如重金属铅、汞等，或如 DDT 的代谢物。这种积累随着时间的延长而含量增加，当达到中毒阈值时而产生毒性作用。

其二，当外源性化学物多次、少量、反复染毒实验动物一段时间后，在生物体内测不出该物质，但是又有慢性中毒的症状，这种由于多次接触化学物所引起的机体损害的累积现象称为功能蓄积（functional accumulation）。如某些有机溶剂、有机磷化学物等。

但是实际上，功能蓄积现象也存在部分假象，即当化学物毒性很大，进入机体的数量极微，而目前化学分析方法尚不够灵敏，不能检出时，则实际上是一种物质蓄积，或者物质蓄积与功能蓄积二者兼而有之。例如有机磷化学物沙林（sarin），以微量反复进入机体时，由于沙林降解很快，代谢物由尿中排出也很快，很难在血液和脏器中测出。但是沙林与乙酰胆碱酯酶结合形成磷酰化乙酰胆碱酯酶，一般分析方法难于测得酶上的磷酰基残基，酶却很快老化。可见此时沙林的磷酰基残基依然存在，乙酰胆碱酯酶持续失去功能。所以蓄积作用的研究方法还有待深入研究。

2. 实验目的

如上所述，外源性化学物质在生物体内的蓄积，无论是物质蓄积或功能蓄积，都是毒物引起慢性中毒的重要条件。测量外源性化学物的蓄积毒性，是研究化学毒物基础毒性的重要内容，是评价食品中外源性化学物质安全性的重要依据之一，对评价化学物的安全性和制订化学物的安全接触限值具有重要意义。进行蓄积性毒性试验的主要目的是：

① 通过试验求出蓄积系数 K，了解受试物是否具有蓄积作用，以及蓄积毒性的强弱；

② 评价该物质是否有可能引起潜在的慢性毒性危害，并为慢性毒性试验及其他有关毒性试验的剂量选择提供参考；

③ 为制定该化学物质在食品中的限量标准时，安全系数的选择提供参考；

④ 确定该化学物质是否能应用于食品供人类长期食用。

二、蓄积毒性试验方法及其评价

蓄积作用的检测有两类方法，一类是理化方法，一类是生物学方法。

理化方法是应用化学分析或放射性核素技术测定化学物进入机体以后，在体内含量变化的过程。该法可确定化学物的半衰期，故可作为检测物质蓄积的方法。

生物学方法是测量化学物的蓄积毒性通常采用的方法，是将多次染毒使半数动物出现毒效应的总剂量与一次染毒使半数动物出现毒效应的剂量之比作为蓄积系数，用蓄积系数表示受试化学物的蓄积毒性，蓄积系数越大，表示受试化学物的蓄积毒性越小。由于这种方法是对所测得的多次染毒与一次染毒所产生的生物学效应进行比较，故所测出的蓄积性不能区分功能蓄积和物质蓄积。常用的生物学方法有生物半衰期法和蓄积系数法。

1. 生物半衰期法

生物半衰期（biological half-time，$t_{1/2}$）亦称生物半减期或生物半排出期，是进入机体的外源性化学物质在体内消除一半时所需要的时间。毒理学实验中的生物半衰期法是用毒物动力学原理阐明外来化学物在机体内的蓄积作用特征，主要反映外源性化学物的物质蓄积性质。

外来化学物在机体内蓄积的速度和量，与单位时间内吸收物质的速度和量，以及清除的速度和量是相关的。物质从机体内的清除快慢通常以生物半衰期（$t_{1/2}$）表示，单位为 min 或 h。半衰期短（$t_{1/2}$）的化学物质达到蓄积极限所需的时间也短。

任何外来化学物如果每单位时间内吸收的量是相对恒定的，则当它连续吸收入体内时，在一定的剂量范围之内，其在机体内的蓄积量不是成直线地、无限地增加，而是有一定的极限。这是因为受试化学物质在机体内同时存在生物转化和清除的过程。所以当受试化学物质的吸收过程与清除过程达到动态平衡时，化学物质的蓄积量就将基本上不再增加。

不论一个物质的生物半衰期长短，其在体内经过六个生物半衰期接触，就可以达到蓄积的极限（此时理论蓄积量为极限值的98.4%）。此后如继续接触，体内蓄积量基本上也不会再增加。

如图 7-4 表示了化学物质的 $t_{1/2}$ 与该化学物质在体内蓄积过程的典型曲线关系图。经过第一个生物半衰期后，体内的蓄积量可达极限值的50%，第二个半衰期后为75%，第三个半衰期后为87.5%，第四个半衰期为93.75%，第五个为96.875%，第六个为98.437%，此时即使该化学物质继续进入机体，体内蓄积量将保持一个动态的平衡，基本上不再增加。所以测量一个外来化学物的生物半衰期，不但可以说明该化学物质在机体内蓄积的快慢，还可大致得知其蓄积的极限量。

生物半衰期的测定方法是在受试动物接触外来化学物之后，测定动物血浆中该化学物质在不同时间的浓度。以时间为横坐标，以血浆中物质浓度的对数值为纵坐标绘图，依图求出直线的斜率 k_e（或称 k_e 为清除速率常数）。依下式求出 $t_{1/2}$ 值。

$$t_{1/2} = 0.693/k_e \qquad (7-8)$$

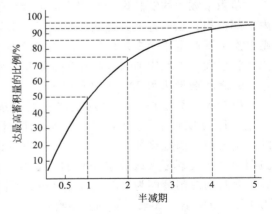

图 7-4　化学物质在体内的蓄积曲线

生物半衰期较短的物质达到蓄积极限所需要的时间短，机体一旦停止接触该物质，也易于很快从机体消除。相反越不容易从体内消除，蓄积性越大。

除吸入染毒外，化学物质在体内蓄积的极限值可按照下列公式估算：

$$蓄积极限值 L(\text{mg}) = 1.44 \times 化学物质吸收量(\text{mg/d}) \times t_{1/2}(\text{d}) \tag{7-9}$$

2. 试验设计与方法

蓄积实验主要有三类：蓄积系数法、20d 蓄积试验法与残留率测定法。这里仅介绍蓄积系数法和 20d 蓄积试验法。

蓄积试验所需的实验动物：体重 200g 左右的成年大鼠，雌雄各 20 只。

蓄积系数法是一种以生物效应为指标，用蓄积系数（K）评价蓄积作用的方法。其原理是在一定的期限内以低于致死剂量（小于 LD_{50} 的剂量），连续多日给试验动物染毒，直至出现预计的毒性效应为止。此时，计算达到此种效应时所染毒的总累积剂量，求此累积剂量与一次染毒该化学物产生相同效应的剂量之比值。该比值即为蓄积系数 K。

蓄积系数（accumulation coefficient，K）是指多次染毒使半数动物出现效应的总剂量 $[ED_{50(n)}]$ 与一次染毒使半数动物出现效应的剂量 $[ED_{50(1)}]$ 之比值，即：

$$K = \frac{ED_{50(n)}}{ED_{50(1)}} \tag{7-10}$$

当实验以死亡为观察的效应时，此时：

$$K = \frac{LD_{50(n)}}{LD_{50(1)}}$$

一般认为，K 值越小，表示受试物的蓄积性越大。如果受试物在动物体内全部蓄积或每次染毒后毒效应是叠加的，则 $LD_{50(n)}$ 等于 $LD_{50(1)}$，即 $K=1$；如果反复染毒时实验动物对化学毒物发生过敏现象，则可能出现 $K<1$。随着化学毒物蓄积作用减弱，K 值增加，通常认为 $K \geqslant 5$，其蓄积毒性极弱。一般依据蓄积系数分级标准来评价其蓄积毒性，见表7-14。

表 7-14　蓄积性评定标准

蓄积系数 K	蓄积性强度	蓄积系数 K	蓄积性强度
<1	高度蓄积	≥3	中等蓄积
≥1	明显蓄积	≥5	轻度蓄积

注：引自 GB 15760—2003《农药登记毒理学实验方法》。

蓄积系数法的实验设计原理为：某种化学物按一定时间间隔分次染毒，如果受试物在体内全部蓄积，在理论上其毒效应相当于一次染毒所产生的毒效应。如果化学物的蓄积性小，则多次染毒产生相同毒效应所需剂量就越多，多次染毒所需剂量与一次染毒所需剂量之间的比值就越大，由此比值来判断化学物蓄积性的大小，根据分次染毒剂量的不同又分为固定剂量法、递增剂量法和 20d 蓄积系数法。

（1）固定剂量法　固定剂量法一般先按常规采用一组动物测出化学物质一次染毒的 LD_{50} [即为 $LD_{50(1)}$]，然后用另一组条件相同的两种性别的动物各 20 只，每天以 $1/10\ LD_{50}$ 的固定剂量、固定途径进行定时染毒（也可在 $1/20 \sim 1/5\ LD_{50}$ 的范围内选择一个剂量），试验期间每日观察记录试验组动物的死亡数，直至累积发生半数动物死亡为止，即可终止试验，此时的总剂量即为 $LD_{50(n)}$，按公式计算受试物的蓄积系数 K，进行评价。若每天剂量为 $1/10\ LD_{50(1)}$，如果到第 50d 动物死亡数目仍未达半数，则可停止试验，因为此时总剂量已达 5 个 LD_{50}，蓄积系数 $K>5$，表示仅有轻度蓄积作用。按固定剂量法设计，蓄积毒性试

验的试验期应在 $25 \sim 100d$ 之间。由于 LD_{50} 是按照动物的体重计算，所以试验期间应经常根据动物的体重相应调整剂量。

（2）递增剂量法 与固定剂量法基本相同，递增剂量法也是先用一组动物测出受试物的 $LD_{50(1)}$，然后用另一组动物测定 $LD_{50(n)}$。后者的染毒以 $4d$ 为一个周期，在同一周期中，每天剂量相同，下一周期剂量为上一周期剂量的 1.5 倍，即第一周期每天为 $0.1 LD_{50(1)}$，第二周期每天为 $0.15 LD_{50(1)}$，依次类推，直至半数动物死亡为止，计算累积剂量即为 $LD_{50(n)}$，求出 K 值，进行评价。在连续接触 $20d$ 即可结束试验，因为 $20d$ 时的蓄积量已达到了 5.26 个 $LD_{50(1)}$。详细染毒剂量见表 7-15。如果到 $28d$，死亡的动物仍未达到半数，可停止试验，因为此时染毒的总剂量已达到 $12.8 LD_{50(1)}$，即 $K > 12.8$，可以认为该受试化学物基本无蓄积毒性。

表 7-15　定期递增染毒剂量用表

染毒期限/d	$1 \sim 4$	$5 \sim 8$	$9 \sim 12$	$13 \sim 16$	$17 \sim 20$	$21 \sim 24$	$25 \sim 28$
每日染毒剂量（LD_{50}）	0.1	0.15	0.22	0.34	0.50	0.75	1.12
每 $4d$ 染毒剂量（LD_{50}）	0.4	0.60	0.88	1.36	2.00	3.00	4.48
累积染毒总剂量（LD_{50}）	0.4	1.00	1.88	3.24	5.24	8.24	12.72

（3）$20d$ 蓄积试验法 $20d$ 蓄积试验法是我国在《食品安全性毒理学评价程序和方法》（GB 15670—1995）的制订过程中鉴于上述两种方法的利弊所提出的。该方法是选用体重 $200g$ 左右的成年大鼠，也可选用小鼠，将受试动物分成 5 组，即 $1/2 LD_{50}$、$1/5 LD_{50}$、$1/10 LD_{50}$、$1/20 LD_{50}$ 和阴性对照组（或溶剂对照组），分别进行染毒，每天一次，累计 $20d$，即各组的总剂量为 $10 LD_{50}$、$4 LD_{50}$、$2 LD_{50}$、$1 LD_{50}$、$0 LD_{50}$，每个剂量组雌雄动物各 10 只。观察记录每组死亡数，按下列标准评定。

结果评定标准为：

① 停药后，各剂量组动物均无死亡，即为蓄积性不明显（或未见蓄积性）；

② 仅高剂量 $1/2 LD_{50}$ 组有死亡，其他组无死亡，为弱蓄积性；

③ 若低剂量 $1/20 LD_{50}$ 组无死亡，但其他剂量组有动物死亡，并呈剂量-反应关系，为中等蓄积性；

④ 如低剂量 $1/20 LD_{50}$ 组出现死亡，且各剂量组呈剂量-反应关系，则为强蓄积性。

虽然蓄积系数法简便，评价外源性化学物质的蓄积作用具有一定的使用价值，但是蓄积毒性大小还与化学物质本身的特性、分次染毒的剂量、动物的种属及所用观察指标等因素有关，使用同一化学物质、不同的方法测得的蓄积系数有较大的差异，在评价时应特别注意测定蓄积系数的试验方法是否相同。

在现有的蓄积毒性试验中，通常选择死亡为观察毒效应指标，而很少采用其他效应指标。

事实上由于某些化学物的急性毒性很低，很大剂量的染毒也不至引起死亡。然而在亚慢性或慢性接触时则可对某些靶器官产生严重的毒效应但不引起致死，因此，以急性毒性试验常用的死亡指标来判定这类化学物的蓄积毒性，则由于不易引起实验动物死亡，可能会得出弱蓄积性的错误结论。因此在实验中除观察动物死亡情况外，亦应注意一般症状及体重变化。必要时还应进行病理检查，以了解可能的靶器官。最好在蓄积毒性试验时选用某种损伤为观察指标，分别求取 $ED_{50(1)}$ 和 $ED_{50(n)}$，并计算蓄积系数，则会得到正确的结论。

第四节 亚慢性毒性试验设计

在多数情况下，人类在生活和生产环境中接触外源性化学物质的剂量水平均较低，且低于急性中毒剂量，不至发生急性中毒，但却可能在长期反复接触中发生慢性中毒。而且有些化学物没有急性毒性或急性毒性极低，依据急性毒性分级标准可划分为相对无毒物质，但是由于这些毒物持续存在于环境中或是人类长期使用，在机体内具有一定的生物蓄积能力，并可产生不良健康效应。为了预防人类发生亚慢性和慢性中毒，也为了得到更接近实际情况的毒作用资料，需要进行亚慢性和慢性毒性试验，以保障人群免于化学物污染危害。

由于机体单次染毒与多次反复染毒的反应可能不同，例如苯急性中毒引起中枢神经系统抑制，即麻醉，而长期的小剂量反复接触时，其作用则是损害造血系统，可引起粒细胞缺乏及白血病。因而利用急性非致死毒性试验来筛选慢性毒性试验指标，有时是不可靠的。所以认为有必要在进行慢性毒性试验时，进行亚急性或亚慢性毒性试验以作为慢性毒性试验的预试验。

一、基本概念及实验目的

1. 基本概念

亚慢性毒性（subchronic toxicity）是指实验动物在较长时间内连续接触较大剂量的外源性化学物后所产生的毒性效应。

在亚慢性毒性中的"较大剂量"是相对的，没有明确的下限，但是剂量上限应小于急性毒性的 LD_{50} 的剂量，要求试验期间每日或每次接触的剂量相等。"较长时间"是指约相当于实验动物寿命的 1/30～1/10 的时间。例如大鼠的平均寿命约 30 个月，其亚慢性毒性试验的染毒期限则应为 1～3 个月。

2. 亚慢性毒性试验目的

亚慢性毒性试验主要是为慢性毒性试验进行探索性或准备性工作。具体有：

① 进一步探索受试化学物的毒作用性质、发生毒效应的类型及靶器官；

② 初步确定外源性化学物毒效应的阈剂量（LOAEL）和最大无作用剂量（NOAEL）及最大耐受剂量（MTD），为慢性毒性试验和致癌试验选择观察指标和剂量设计提供依据；

③ 根据化学物的亚慢性毒性量和最大无作用剂量，估计慢性接触的危险性，为初步提出接触该化学物的安全限量标准提供毒理学依据；以确定是否需要进一步进行慢性毒性试验。

此外，通过亚慢性毒性试验还可以了解受试物对动物繁殖及对子代的致畸作用，可为评价外源性受试物能否应用于食品提供依据。总之，亚慢性毒作用实验研究虽然在毒理学中是重要的，但它主要是为研究外源性化学物质的慢性毒作用而进行的探索性和准备性工作。

二、实验设计

1. 实验动物

亚慢性毒性试验在试验动物的选择上应考虑它对化学毒物的代谢过程、生理反应和生化特性基本上与人或靶动物接近，而且在急性毒性试验中已证明是对受试物敏感的物种和品系。一般要求选择两个动物种属，即啮齿类（如大鼠、家兔）和非啮齿类（如狗、猴），以全面了解化学毒物的毒性特征。目前要求至少用一种动物进行全面系统的试验。由于大鼠对一般化学物的反应和代谢过程大多与人相近似，而在实际中常被采用。

实验动物的品系应明确一致，选择多用纯系动物，如大鼠常用 Wistar 和 SD 品系，小鼠常选用昆明鼠、NIH 等。此外，由于亚慢性试验周期比较长，所以一般动物的年龄选择断乳不久的健康动物，其体重较轻、年龄较小、代谢旺盛、进食量大、生长迅速，容易出现中毒症状。一般小鼠要求出生后 3 周，体重 15g 左右，大鼠要求出生后 4 周，体重为 100g 左右。

各试验组及对照组动物数应相同，体重（年龄）相近，同组动物体重相差不超过平均体重的 10%，组间平均体重相差不超过 5%。如有同窝动物应分配在不同的剂量组内。每组动物数，大鼠一般 20～40 只，家兔为 10～20 只，狗 6～8 只，猴 2～4 只，雌雄各半。但在一些特殊研究中也可以仅使用一种性品系，如研究化学毒物的性腺毒性或生殖毒性。若试验要求在试验中期处死部分动物进行病理学观察，则每组动物数要相应增加。

2. 染毒途径

一般染毒途径只选择人群实际接触的途径和方式，以经口、经呼吸道和皮肤染毒三种途径为主。尽量模拟人或动物实际接触该化学物质的途径或方式，并且应与预期进行的慢性毒性的染毒途径一致。

由于试验周期比较长，食品及食品添加剂选择经口染毒时，最好采用喂饲法，将受试物按一定比例掺入饲料中或与饮水混合进行饲喂，一般不采用灌胃的方法；有异味、易水解或挥发性的受试物，或者染毒时间在 30d 以内时，也可采用灌胃途径染毒。在灌胃时应避免出现由操作造成的动物意外死亡或损伤。

不论经哪一种途径染毒，亚慢性试验期间必须每日定时、定量接触受试的外源性化学物质，以维持实验动物血浆中或体液内有一个稳定的受试化学物质浓度波动范围，且应保证实验动物饮食合理及饲养环境清洁、温湿度适宜。

3. 染毒剂量及分组

正确选择亚慢性毒性染毒剂量必须充分利用急性毒性和蓄积毒性资料。例如，LD_{50} 值及 95% 可信限、死亡曲线斜率、蓄积系数和毒物代谢动力学参数等。在亚慢性毒性实验中，剂量应选择在 LD_0 以下，具体可以在 $1/20～1/100\ LD_{50}$ 的范围内，选择设 3～4 个剂量组和一个对照组，必要时追加一个溶剂对照组。相邻组距可根据死亡剂量-反应曲线斜率和蓄积系数选择 3～10 倍的比例，要求：

① 高剂量组的染毒剂量应造成实验动物明显的中毒效应或靶器官出现典型的损伤，如出现某些生物化学、生理学、病理学的改变，但不引起实验动物死亡；即使有死亡，也应少于 10% 的实验动物数。通常以该化学物的 $1/20～1/5\ LD_{50}$，或者以急性毒性的阈剂量作为该实验组的剂量。

② 中剂量组应产生轻微的中毒效应，相当于亚慢性毒性的阈剂量。

③ 低剂量组不产生任何毒效应，相当于亚慢性的最大无作用量（NOAEL）水平。

4. 染毒时间

在亚慢性毒性的实验期限问题上目前没有严格的统一界限，可根据研究目的、动物种类和染毒途径而定。考虑到人类接触食品污染物、大气和水的持续时间比较长，所以一般研究食品中污染物和环境污染物的毒理学所要求的染毒时间一般为 3～6 个月，而工业毒理学中则多为 1～3 个月，见表 7-16。这是因为人类接触大气、水和食品污染物的持续时间一般较久，而在工业生产过程中可能接触到化学物的时间仅限于人一生中的工作年龄阶段，且每日工作一般不会超过 8h。目前有些试验证明，实验动物反复连续接触外源化学物质达 3 个月，其毒性效应往往与再延长接触时间所表现的毒效应基本相同,所以推荐亚慢性实验为90d试验期。

表7-16　我国对农药、食品污染物、化妆品和消毒剂等化学物毒性试验的期限

试 验	农 药	食品污染物	化妆品	消毒剂
亚急性	1～4 周	短期		
亚慢性	3～6 个月	3～6 个月	≥90d	90d
慢性	小鼠 18 个月	小鼠 18 个月	至少 6 个月	6 个月～2 年
	大鼠 24 个月	大鼠 24 个月	至少 6 个月	6 个月～2 年

5. 观察指标

合理地选择观察指标和采用灵敏、精确的检测方法是正确评价化学毒物对机体毒效应的关键。一般来说,亚慢性毒性试验选择的指标应比较广泛,具有筛选性。观察指标和测试项目一般根据急性试验、蓄积试验提供的数据,以及参考有关文献资料或已有的同系物毒性资料进行选择。通常包括一般性指标、组织病理学检查和特异性指标。外源性化学物亚慢性毒作用研究对毒性效应检测流程如图7-5所示。

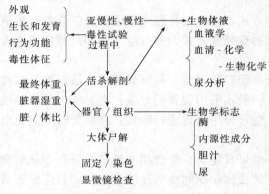

图 7-5　亚慢性、慢性毒性试验
检测各种毒性终点的流程图

(1) 一般性指标　一般性指标主要指非特异的观察指标,能综合反映化学毒物对机体的毒作用,而且常常是敏感的综合毒效应指标。在试验过程中,只要详细记录、仔细分析,往往可以从中发现一些化学毒物的毒性特征。这些指标通常包括如下各项。

① 动物体重和进食量。实验动物在生长发育期体重的增长情况和进食量是综合反映动物健康状况最基本的灵敏指标之一。实验动物体重增长的抑制或体重减轻受到多种毒效应的影响,包括食欲、消化功能、代谢和能量消耗变化等。如果各试验组体重增长变化呈剂量-反应关系,可以肯定这是一种综合毒性效应。进食量明显减少可加重或改变受试物的中毒表现。

一般在试验开始1～3个月内每周称重一次,以后可以每两周称一次。表示体重变化的方式有多种,可将染毒试验组与对照组同期体重绝对增长的重量加以比较和进行统计学处理;也可将染毒试验组与对照组同期体重百分增长率(以接触化学毒物开始时动物体重为100%)进行统计和比较。

② 食物利用率。亚慢性试验期间必须注意观察并记录动物每日的饮食情况,在此基础上计算食物利用率,即动物每食入100g饲料所增长的体重(g bw/100 饲料)。比较染毒试验组与对照组动物的食物利用率,有助于了解化学物的毒性效应。如果化学毒物影响食欲,则每日进食量减少,体重增长会受影响,但食物利用率不一定改变。如果化学毒物干扰了食物的吸收或代谢,虽然不一定影响食欲,但体重增长却减慢,因而食物利用率也会有改变。例如给大鼠喂饲被溴甲烷熏蒸过的饲料2个月,染毒组大鼠与对照组的食物利用率大致相同,分别为25.2%及25.6%,可见大鼠长期食入溴甲烷熏蒸过的饲料后,对食物的吸收和利用没有明显影响,然而试验组体重仅相当对照组平均体重的86.6%,动物体重增长速度减慢,说明被溴甲烷熏蒸过的饲料可能影响大鼠食欲。

③ 中毒症状。染毒期间应每日观察实验动物出现的行为改变和客观征象的异常,详细

记录各症状出现的时间和先后次序，包括食欲、活动、被毛、分泌物、呼吸等，尤其要留意动物被毛的光洁度与色泽、眼分泌物、呼吸、神态、行为等。这些资料有助于判断化学毒物损害机体的部位及程度。

④ 脏器系数的测定。脏器系数通常指某个脏器的湿重与单位体重的比值，即每100g体重中某脏器所占的质量。如肝指数，即为（全肝湿重/体重）×100。一般适用于肝、肾、脑、心、脾、肾上腺、甲状腺、睾丸、卵巢等实质性脏器。这是一个经济的、实用的指标，往往能提供受试化学物质的靶器官的重要线索，反映脏器受到损害后的变化，如增生、充血、水肿、萎缩等变化。脏器系数减小，表明脏器可能出现萎缩、退行性变化等。应用时既要注意称重前洗净脏器表面血污，用滤纸吸干表面水分，也要防止脏器风干失水，还需注意去净结缔组织。

（2）生化检验指标　由于生化指标比较多，一般要求观察如下项。

① 血液学指标：红细胞计数、白细胞计数、血小板计数、血红蛋白、白细胞分类等。

② 血液生化：天冬氨酸氨基转移酶、丙氨酸氨基转移酶、碱性磷酸酶、尿素氮、总蛋白、白蛋白、血糖、总胆红素、肌酐、总胆固醇等。

根据生化指标的变化，不仅可发现受试物所选择作用的靶器官和系统，为病理学检查提供线索，也可为阐明受试物毒作用机理提供依据。

（3）处死解剖检查　试验结束，活杀实验动物，采血进行上述实验室检查，并系统解剖，测定脏器重量，进行肉眼和病理学检查。濒死的动物，应及时解剖。

① 脏器湿重和脏器系数的测定。一般称取心、肝、脾、肺、肾、肾上腺、睾丸、甲状腺、卵巢、脑等脏器湿重，并计算其脏器系数。

② 病理组织学检查。此为亚慢性毒性试验中最重要的检测指标之一。为了发现实验期间不同阶段的病理改变，在试验期间或结束后应分批对部分动物进行病理检查，一般应对染毒过程中死亡的动物及时解剖，肉眼检查后取材进行病理组织学检查，必要时作组织化学或电镜检查。目的是确定化学毒物对机体毒作用的靶部位、损害的性质和程度，从病理学角度寻找化学毒物与病理改变的剂量-效应关系，为了解化学毒物的毒效应及其机制提供依据。具体的检查内容见表7-17。

（4）特异性指标　特异性指标可以反映受试物的中毒特征，也有助于取得中毒机制的线索。但是确定这种指标的难度很大，因为只有清楚地了解化学毒物的作用机制，才容易确定其特异检测指标。依据常规的做法是，在仔细分析化学毒物的急性、亚急性毒性试验过程中动物中毒表现的基础上，结合受试物的化学结构并了解其特殊的化学基团以找出其毒性线索，然后设计出测试项目和方案。

表 7-17　亚慢性和慢性毒性研究中的一般检查、临床实验室检查和病理学检查

器官或系统	一般检查	临床实验室检查	病理学检查
肝	黏膜变色、水肿、腹泻	谷丙转氨酶、谷草转氨酶、胆固醇、总蛋白、白蛋白、球蛋白	肝脏
胃肠系统	腹泻、呕吐、粪便、食欲	总蛋白、白蛋白、球蛋白、钠、钾	胃、胃肠道、唾液腺、胆囊、胰腺
泌尿系统	尿量，成分、颜色	总蛋白、白蛋白、球蛋白	肾、膀胱
造血或凝血系统	黏膜变色、嗜睡、虚弱	血细胞比容，血红蛋白，红细胞计数，白细胞总数及分类，血小板计数，血涂片，凝血酶原时间，活化因子，凝血激酶时间	胸腺，脾，肠系膜淋巴结，骨髓涂片和切片
神经系统	姿势、运动、反应、行为		脑、脊髓、坐骨神经

器官或系统	一般检查	临床实验室检查	病理学检查
眼	外观、分泌物、眼科检查		眼和视神经
呼吸系统	呼吸频率、咳嗽、鼻腔分泌物	总蛋白、白蛋白、球蛋白	一侧肺和主要支气管
内分泌系统	皮肤、毛发、体重、尿和大便特征	葡萄糖、钠、钾、碱性磷酸酶,胆固醇	甲状腺、肾上腺、胰腺
生殖系统	外生殖器官的外形和触诊		睾丸、附睾、精囊、前列腺、卵巢、子宫
心血管系统	脉搏、频率和特征、节律性,水肿,腹水	谷草转氨酶	心脏[①],主动脉,其他组织的小动脉
骨骼系统	生长、畸形、跛行	钙、磷、碱性磷酸酶	骨骼和抗断裂程度
皮肤	颜色、气味,外表,毛发	总蛋白、白蛋白、球蛋白	仅在经皮染毒时进行
肌肉	体积,无力,消瘦,活动减少	谷草转氨酶,磷酸肌酸激酶	在一般检查和临床化学观察中有损伤时进行

① 器官要进行称重。

注：全部动物都要进行肉眼检查。所列的器官和组织应进行显微镜检查。

第五节　慢性毒性试验设计

一、基本概念及实验目的

1. 基本概念

慢性毒性（chronic toxicity）是指人或实验动物长期（生命的大部分时间甚至终生）反复接触低剂量的化学毒物所产生的毒性效应，亦称长期毒性（long term toxicity）。

慢性毒性试验（chronic toxicity test）是外源性化学毒物一般毒性评价程序中的最重要的试验，也是最后阶段的试验，染毒时间超过 90d。这对我国具有自主知识产权的化学物质的毒理学安全性评价具有十分重要的作用，为受试物能否应用于食品的最终评价提供依据。

许多化学物质在环境中的浓度并不具有明显的急性毒性，然而在长期慢性接触的情况下，其潜在的、累积的效应变得明显起来，如急性接触二噁英和多氯联苯可引发皮肤氯痤疮，对内脏器官却没有明显的急性毒作用，但当其在体内积累到一定的浓度时，可引起肝脏损害和其他类型的不良作用。更重要的是，慢性毒性试验的结果是制定外源性化学物安全限量的重要依据，因此，其试验设计的周密性不容忽视。

2. 慢性毒性试验的目的

① 确定反复将受试物给予实验动物后所出现的慢性毒性作用，尤其是进行性和不可逆的毒性作用以及致肿瘤作用。

② 确定实验动物长期接触外源性化学物的毒性下限，即造成机体损害的最小作用剂量（LOAEL），或慢性毒性的阈剂量和对机体无害的最大无作用剂量，即未观察到造成损害的最大剂量（NOAEL），以及剂量-反应关系。

③ 研究外源性化学物慢性毒性损害的可逆性。

④ 阐明外源性化学物慢性毒作用的性质、靶器官和中毒机制，为最终评价外源性化学物能否应用于食品提供依据，为制定该化学物的危险度评价和人类接触该化学物的安全限量标准，如最高容许浓度（MAC）和每日容许摄入量（ADI）等提供毒理学依据。

二、实验设计

1. 实验动物

慢性毒性试验选择实验动物的物种、品系与亚慢性毒性试验相同。一般多用小鼠、大鼠、犬和猴。对活性不明的受试物，要求选用两个种属的实验动物，即啮齿类和非啮齿类，目前对啮齿类动物首选大鼠，非啮齿类为狗或猴。由于肿瘤发生率低，为了尽可能避免漏检，宜选择低癌系的敏感动物进行致癌试验。

动物数量要求比亚慢性毒性试验多，如大鼠 40～60 只，狗 8～10 只，雌雄各半。如在试验过程中需要分批处死部分动物时，则应适当增加每组的动物数。每个剂量组的动物数应满足试验结束时所收集的数据能够进行统计学处理的要求，每个剂量组每一性别啮齿类动物数不少于 10 只，非啮齿类动物数不少于 4 只。检验检疫和适应要求同急性和亚慢性毒性试验。

慢性毒性试验的目的是使实验动物寿命的大部分时间染毒该受试物，试验期长，因此在生命的早期开始染毒是很重要的，故应选择年龄较小的动物，一般选初断奶的大鼠或小鼠，即小鼠出生后 3 周（体重约 10～15g），大鼠出生后 3～4 周（体重约 50～70g），狗一般在 4～6 月龄时开始试验。性别要求雌雄各半。

2. 染毒时间

慢性毒性试验动物染毒的期限应根据试验具体要求和所选用的动物种属而定。对啮齿类动物几乎占其生命周期的绝大部分或终生。据世界卫生组织的建议，利用不同试验动物进行的慢性毒性试验的试验期限，小鼠试验期一般为 18 个月，大鼠一般为 24 个月。其他动物染毒期一般为 2 年。即对于犬和灵长类动物 24 个月，犬相当于其生命期的 20%，灵长类动物相当于其生命期的 13%。也有学者主张动物终生染毒，这样求得的阈剂量或最大无作用剂量更能全面反映化学物质的慢性毒性作用。如果慢性毒性试验与致癌试验结合进行，则实验动物染毒时间最好接近于动物的预期寿命，甚至动物终生染毒，进而甚至在有些动物上要包括若干代试验。

一般情况下，3 个月毒性试验中如果未表现出任何毒性，则在大鼠的两年或终生毒性试验中也不大可能出现毒性作用，但致癌作用不包括在内。

3. 染毒方式

染毒方式和途径应尽量选择和人类接触途径相似的方式。由于实验周期长，在评价食品添加剂和食品污染物等的经口染毒方式时一般多采用饲喂法。配制饲料时，要求非营养性受试物加入饲料中的比例不得超过饲料的 5%，营养性受试物应尽可能采用高剂量，以保证实验动物的营养平衡。饲料中加入受试物的量很少时，应采用等量递加法，即先将受试物加入约等量的饲料中，经充分混匀后，再加入与混合物等量的饲料，再混匀，如此重复，逐渐用饲料稀释受试物，并将其混匀。

4. 染毒剂量及分组

慢性毒性试验的剂量，可根据急性和亚慢性毒性试验得出的关于该毒物的资料来确定。一般分高、中、低 3 个剂量染毒组和 1 个对照组，共 4 个组。为有利于求出剂量-反应关系，并有助于排除实验动物的个体敏感性差异，染毒剂量组各组间剂量以相差 5～10 倍为宜，最低不小于 2 倍。对照组动物除不给予受试物外，其他条件均与剂量组的相同。必要时另设 1 个溶剂对照组。

慢性毒性试验剂量设计的原则是：高剂量组应使实验动物不出现明显的中毒，但要产生轻微毒性反应，因此剂量不能太高，以免造成过多动物死亡；中剂量组应为慢性毒性作用的阈值剂量，低剂量组应在整个实验中不出现任何有害作用，应为慢性毒性的最大无作用剂量组。具体确定如下。

(1) 高剂量组 大致相当于亚急性（或亚慢性）毒作用阈剂量，或其 $1/5 \sim 1/2$ 的剂量；也可以 LD_{50} 的 $1/10$ 为高剂量。

(2) 中剂量组 大致相当于亚急性（或亚慢性）毒作用阈值剂量的 $1/50 \sim 1/10$，或以 LD_{50} 的 $1/100$ 为中剂量。

(3) 低剂量组 大致相当于亚急性（或亚慢性）毒作用阈值剂量的 $1/100$，或以 LD_{50} 的 $1/1000$ 为低剂量。

其中，$1/10$ LD_{50} 相当于引起蓄积中毒的剂量，$1/100 \sim 1/50$ LD_{50} 相当于阈剂量，$1/1000$ LD_{50} 应为无作用剂量。

5. 观察指标

(1) 健康状况及生长发育的观察 如动物的一般表现、行为、体重、采食量、饲料的利用率、中毒症状及死亡状况等，参考图7-5。

(2) 血、尿常规及各种生化检查（血象和肝、肾功能等） 此外，可根据不同化学物质的特殊毒性作用，增加血液生化、酶活力变化或测定其他特异性敏感指标，例如有机磷对血液和脑组织的胆碱酯酶的抑制作用。此外，还可以根据具体情况参考有关资料选用其他有意义的指标，如心电图、肌电图、脑电图以及一些其他临床诊断检验项目等。

6. 慢性毒性试验的简化

随着工农业生产日益发展，化学物质的生产和使用迅速增多，因此需要进行毒性试验的化学物质的数量不断增加；同时，近年来关于毒性试验的方法甚多，检测项目众多，试验时间太长，技术要求严格，这就和紧迫的客观需要间形成了很大的矛盾，因此，当前在毒理学试验工作中，有一明显趋势，即设法在保证结果可靠的前提下，尽量将毒性试验，特别是慢性毒性试验加以简化，例如尽量缩短毒性试验时间或利用短期试验的结果推测长期毒性作用。但是根据目前的认识水平和进展情况，任何简化的试验方法，只能作为一种辅助手段，它不能取代正规的长期毒性试验。

(1) 3个月毒性试验推断两年毒性问题 O. S. weil (1963) 等就33种化学物质的毒性试验结果进行分析，根据大鼠和犬，观察了36项指标，结果认为：90d毒性试验中的最大无作用剂量（简称 $NOAEL_{90d}$）与两年毒性试验的最大无作用剂量（简称 $NOAEL_{2a}$）之间以及90d毒性试验中的中毒阈剂量（$LOAEL_{90d}$）与两年毒性试验中的中毒阈剂量（$LOAEL_{2a}$）之间均存在有明显的相关关系，其具体关系如下：

$NOAEL_{90d}/NOAEL_{2a} \leqslant 9$，即 $NOAEL_{2a} \leqslant NOAEL_{90d}/9$；

$LOAEL_{90d}/LOAEL_{2a} \leqslant 6$，即 $LOAEL_{2a} \leqslant LOAEL_{90d}/6$。

此种关系有95%可靠性。

(2) 7d毒性推断90d毒性试验问题 O. S. weil 等人又用大鼠、20种化学物质，进一步分析了90d试验与7d试验之间的关系。试验结果表明两种试验中的中毒阈剂量，相当于95%可信限的关系为：90d中毒阈剂量为7d中毒阈剂量的 $1/6.2$ 或 $<1/6.2$，即 $LOAEL_{7d} \leqslant 6.2LOAEL_{90d}$。

结合 Weil 等的上述分析，如果以测得 NOAEL 和 LOAEL 为目的的慢性毒性试验（此为绝大多数该类试验的主要目的），则可以用同一目的的90d毒性试验，甚至7d毒性试验来预测，甚至替代，其间的数值对应关系，以中毒阈剂量 LOAEL 为例，为：

$$LOAEL_{2a} = LOAEL_{90d}/6 = LOAEL_{7d}/6.2 \times 6 = LOAEL_{7d}/37.2$$

即 90d 试验得出的中毒阈剂量的 1/6 或 7d 试验得出的中毒阈剂量的 1/37.2 可以看作是两年试验应该得到的中毒阈剂量。

由此有人认为，以取得 NOAEL、制定允许量标准为目的，两年试验可以免做，只进行 90d 试验，用所得的 NOAEL 再预测两年试验的 NOAEL，但需要考虑 100 倍的安全系数。

【复习思考题】

1. 急性毒性试验结果能否对受试物做出全面评价？为什么？
2. 在进行急性毒性试验时，如何设计染毒的剂量与分组？
3. 如何设计亚硝酸钠的急性毒性试验？
4. 食品污染物的蓄积毒性怎样进行评定？一般可用哪些试验方法？
5. 试述蓄积性毒性试验的意义及其评价方法。
6. 急性、亚慢性和慢性毒性的区别与联系是什么？
7. 脏器系数及食物利用率的概念是什么？
8. 亚慢性和慢性毒性试验结果给受试物毒性评定提供了什么依据？

第八章 外源化学物的特殊毒性

外源化学物的特殊毒性是相对毒物的一般毒性而言的，其中致突变作用、致癌作用及毒性作用中的致畸作用称为"三致"作用，对机体的影响后果最为严重。

●● 第一节 外源化学物的生殖毒性及评价方法 ●●

一、生殖发育毒性的概念

生殖发育是人和哺乳动物繁衍种族的正常生理过程，其中包括生殖细胞的（即精子和卵细胞）发生、配子的释放、卵细胞受精、卵裂、着床（imbed，或称植入，implantation）、胚胎形成、胚胎发育、器官发生（organogenesis）、胎仔发育、分娩和哺乳、出生后发育至性成熟等过程。生殖发育是一个连续的循环过程，也可称为繁殖过程（reproduction）。外源化学物或其它环境因素与机体接触后，可干扰生殖发育任何环节，并造成损害作用。在毒理学中，常将其分为生殖和发育两个方面。前者对亲代而言，后者对子代而言。外源化学物对生殖过程的影响称为生殖毒性（reproductive toxicity），生殖毒理学主要研究外源化学物对生殖细胞发生、卵细胞受精、胚胎形成、妊娠、分娩和哺乳过程的损害作用及其评定，评定方法即为生殖毒性试验。外源化学物的生殖毒性主要通过生殖毒性试验进行评价。外源化学物对发育过程的损害作用，即发育毒性（development toxicity）。发育毒理学主要研究环境有害因素对胚胎发育以及出生幼仔发育的影响及其评定，评定方法称为发育毒性试验，其中主要为致畸试验。

外源化学物对生殖发育的影响以及损害作用具有一定的特点。一方面生殖发育过程较为敏感。一定剂量的外源化学物对机体其他系统或功能尚未造成损害作用，但生殖发育过程的某些环节可能已经出现障碍。另一方面外源化学物对生殖发育过程影响的范围较为广泛和深远。一般毒性作用仅表现在直接接触某种外源化学物的个体并造成损害，而外源化学物对生殖发育过程的损害，不仅直接涉及雌雄两性个体，同时还可在其第二代个体也可造成损害，而且此种损害作用甚至在第二代以后世代的个体还有所表现。

二、生殖毒性试验及评价

外源化学物对性腺功能、发情周期、交配行为、受孕、妊娠过程、分娩、授乳以及幼仔断奶后生长发育可能产生的影响，主要通过生殖毒性试验来评定，评定的主要依据是交配后母体受孕情况（受孕率）、妊娠过程情况（正常妊娠率）、子代动物分娩出生情况（出生存活率）、授乳哺育情况（哺育成活率）以及断奶后发育情况等。

1. 试验方法原则

（1）实验动物的选择　通常选用年轻、性成熟的成年未经产雌性哺乳动物。要考虑动物的种属、背景资料、实用性和与人的相关性。通常应采用与其他毒理学试验相同的动物种属和品系，以增强试验结果的可比性。大鼠是首选的啮齿类动物。在胚胎-胎仔发育毒性研究中，一般还需要采用第二种哺乳动物，其中家兔已积累了丰富的背景资料，且容易获得和实用，因此家兔为优先选用的非啮齿类动物。家兔不适合时，可根据具体情况，选择另一种可替代的非啮齿类动物或第二种啮齿类动物。选择动物个体动物初始体重不应超出平均体重±20％。动物应符合国家有关规定的等级要求，来源、品系、遗传背景清楚，并具有实验动物质量合格证。

（2）染毒原则　一般情况下，食物的染毒途径应与日常摄食的途径一致。通常每天染毒1次。但应参考药代动力学参数、预期临床染毒情况增加或减少染毒次数。进行动物实验时应设赋形剂或载体对照组，其染毒途径、频率应与受试物组相同。当赋形剂或载体可能产生作用或影响受试物的作用时，应另设空白对照组。此外，根据具体情况考虑是否设阳性对照组，如新的动物系统、较长时间未进行过试验、新的试验设施等。

对于天然产物源食品可根据已有的研究资料（药理、急性毒性和长期毒性、药代动力学研究）或预试验以及受试物的理化性质和染毒途径来进行剂量设计。为观察量效关系，至少应设三个剂量组，必要时可增加剂量组。高剂量应出现一些轻微的母体毒性反应，或为最大染毒量/最大耐受量。低剂量应为生殖毒性方面的"未观察到不良反应的剂量水平（NOAEL）"。对于用于食品的化学制剂可根据已有的研究资料（药理、急性毒性和长期毒性、药代动力学研究）或预试验以及受试物的理化性质和染毒途径来选择高剂量，高剂量范围内应该出现一些轻微的母体毒性反应，在大多数情况下，$1g/(kg \cdot d)$ 为最大染毒限量。低剂量应为生殖毒性方面的 NOAEL。高剂量与低剂量间根据具体情况可设计 $1 \sim 2$ 个剂量，以观察可能的剂量-反应关系。

（3）试验方案的制定　对大多数外源化学物而言，三段试验方案通常比较合适，能够识别有可能发生损害的生殖发育阶段。但根据具体化学物情况的不同，也可选择单一试验设计、两段试验设计等其他能充分反映受试物生殖毒性的试验方案。无论采用哪种试验方案，各段试验之间（染毒处理）不应留有间隔，并可对生殖过程的各阶段进行直接或间接评价。应说明所选择试验方案的合理性。

联合进行多项生殖毒性试验时，应注意在动物成年期和从受孕到幼仔性成熟的发育各阶段染毒。为发现染毒所致的速发和迟发效应，试验观察应持续一个完整的生命周期，即从某一代受孕到其下一代受孕间的时间周期。为方便试验，可将一个完整生命周期过程分成以下几个阶段：

A. 从交配前到受孕（成年雄性和雌性生殖功能、配子的发育和成熟、交配行为、受精）；

B. 从受孕到着床（成年雌性生殖功能、着床前发育、着床）；

C. 从着床到硬腭闭合（成年雌性生殖功能、胚胎发育、主要器官形成）；

D. 从硬腭闭合到妊娠终止（成年雌性生殖功能、胎仔发育和生长、器官发育和生长）；

E. 从出生到离乳（成年雌性生殖功能、幼仔对宫外生活的适应性、离乳前发育和生长）；

F. 从离乳到性成熟（离乳后发育和生长、独立生活的适应能力、达到性成熟的情况）。

常用的试验方案相当于对下述各阶段影响的联合研究：生育力和早期胚胎发育、胚胎-胎仔发育、围产期发育（包括母体功能）。

2. 三段试验方案

三段试验包括三个试验阶段，各有一定的试验目的，可以分别单独进行。一般称为三阶段一代繁殖试验：第一阶段和第二阶段分别与生殖毒性试验和传统常规致畸试验相似，但其第三阶段试验主要是观察外源化学物对胚胎后期和出生后发育的影响（图8-1）。

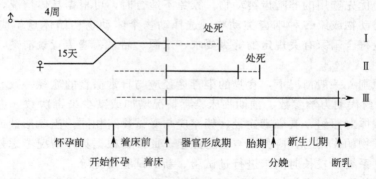

图 8-1　三段生殖试验图解
Ⅰ—一般生殖毒性试验；Ⅱ—致畸试验；Ⅲ—围产期毒性试验

（1）一般生殖毒性试验（Ⅰ段）　一般生殖毒性试验（general reproduction toxicity study），即Ⅰ段（Segment Ⅰ），又称为生育力与早期胚胎发育毒性试验。目的是评价外源化学物对实验动物生育力与早期胚胎发育的影响，实验包括上述生命周期的 A 阶段和 B 阶段，对雌雄动物由交配前到交配期直至胚胎着床染毒，以评价受试物对动物生殖的毒性或干扰作用。评价内容包括配子成熟度、交配行为、生育力、胚胎着床前阶段和着床等。对于雌性动物，应对动情周期、受精卵输卵管转运（tubal transport）、着床及胚胎着床前发育的影响进行检查。对于雄性动物，应观察生殖器官组织学检查方法可能检测不出的功能性影响（如性欲、附睾精子成熟度等）。

① 动物选择、给药及处理方法。一般选用大鼠进行试验。动物数应满足数据分析的需要，通常大鼠不少于 20 只/（性别·组）。一般情况下，交配前染毒期可定为雄性动物 4～10 周，雌性动物 2 周；雄性动物染毒期应持续整个交配期直至被处死，雌性动物至少应持续至胚胎着床（妊娠第 6～7 天）。雄雄动物按 1∶1 交配。一般情况下，雌性动物在妊娠第 13～15 天处死，雄性动物在交配成功后处死。

一般分为 2～3 个剂量组和一个对照组。高剂量组可引起母体轻度中毒，不能出现严重中毒症状或 10% 以上的死亡。低剂量组只能出现受试物可能引起对人体的生理预应、药理学治疗效应或能对组织中某些酶的活力造成一定的影响，但不应出现中毒症状，食品或药品的低剂量必须稍高于食品摄入量或药效的剂量。中间剂量与高剂量和低剂量成等比级数，只能出现极为轻微的中毒或无任何症状。在妊娠接触有害环境因素第 14 天时，将一半受试孕鼠处死，剖开子宫，观察记录黄体数、着床数和吸收胎数，并分别计算着床前死亡率和着床后死亡率。另一半孕鼠继续接触受试物，直到分娩和哺乳结束。

② 观察指标。实验期间主要考察的指标有：体征和死亡情况，至少 1 次/d；体重和体重变化，至少 2 次/周；摄食量，至少 1 次/周（交配期除外）；交配期间至少每日进行阴道涂片检查，以检查是否对交配或交配前时间有影响；在其他毒性研究中已证明有意义的指标。

动物处死解剖后主要检查的指标有：剖检所有亲代动物；保存肉眼观察出现异常的器官，必要时进行组织学检查，同时保留足够的对照组动物的相应器官以便比较；保存所有动物的睾丸、附睾或卵巢、子宫，必要时进行组织学检查，根据具体情况进行评价；

　　　　第八章　外源化学物的特殊毒性

计数附睾中的精子数并进行精子活力检查；计数黄体数，活胎、死胎、吸收胎并计算着床数。

（2）致畸试验（Ⅱ段）　致畸试验（teratology study），即Ⅱ段（segment Ⅱ），又称为胚胎-胎仔发育毒性试验，该实验包括上述生命周期的C阶段至D阶段，妊娠动物自胚胎着床至硬腭闭合染毒，评价药物对妊娠动物、胚胎及胎仔发育的影响。评价内容包括妊娠动物较非妊娠雌性动物增强的毒性、胚胎胎仔死亡、生长改变和结构变化等。

①　动物选择、给药及处理方法。试验通常采用两种动物：一种为啮齿类动物，通常用大鼠；另一种为非啮齿类动物，一般用家兔。通常大鼠不少于20只/组，家兔不少于12只/组。由胚胎着床到硬腭闭合（即到C阶段末）染毒。通常，大鼠在妊娠第6～15天，家兔在妊娠第6～18天饲喂含待测物日粮。在大约分娩前处死并检查雌性动物，正常情况下，大鼠约为妊娠第20～21天，家兔约为妊娠第28～29天。剖腹检查所有胎仔的存活和畸形情况。当所用技术方法要求分别检查软组织和骨骼改变时，最好是每窝分配50%的胎仔进行骨骼检查。不管使用何种方法，至少应对50%的大鼠胎仔进行内脏检查。对于家兔，检测软组织改变，采用新鲜显微解剖技术较适合，此时，100%的家兔胎仔需进行软组织和骨骼检查。在评价胎仔的内脏和骨骼异常情况时，若高剂量组与对照组无显著性差异，一般不需要对中、低剂量组动物进行检查。但建议保存固定的标本以备检查。

②　观察指标。试验期间主要观察指标为：体征和死亡情况，至少1次/d；体重和体重变化，至少2次/周；摄食量，至少1次/周；其他毒理试验中已证明有意义的指标。

动物处死解剖后主要检查的指标有：剖检所有成年动物；保存肉眼观察出现异常的器官，必要时进行组织学检查，同时保留足够的对照组动物相应器官以便比较；计数黄体数，活胎、死胎、吸收胎并计算着床数；胎仔体重，胎仔顶臀长；胎仔异常（包括外观、内脏、骨骼）；胎盘肉眼观察。

（3）围产期毒性试验（Ⅲ段）　围产期毒性试验（pre-and postnatal development study），即Ⅲ段（segment Ⅲ）试验。目的是评价外源化学物于孕后期至断乳之间给予对孕鼠/哺乳鼠和胎儿/新生仔潜在不良作用。该实验包括上述生命周期中的C阶段至F阶段，检测从胚胎着床到幼仔离乳染毒对妊娠/哺乳的雌性动物以及胚胎和子代发育的不良影响；由于对此段所造成的影响可能延迟，试验应持续观察至子代性成熟阶段。评价内容包括妊娠动物较非妊娠雌性动物增强的毒性、出生前和出生后子代死亡情况、生长发育的改变以及子代的功能缺陷，包括 F_1 代的行为、性成熟和生殖功能。

①　动物选择、给药及处理方法。一般用大鼠，数量不少于20只/组。雌性动物染毒期应从胚胎硬腭闭合至哺乳结束（即上述生命周期中的C阶段至E阶段），通常，大鼠为妊娠第15天至离乳（出生后第21天）。该段试验并不完全包括由离乳期至青春期阶段染毒，也不研究育龄期缩短的可能性。为了检测可能用于婴幼儿和儿童期化学物质的不良影响，应考虑具体情况，选择特定年龄段子代直接染毒，进行相关试验研究。雌性动物分娩并饲养其子代至离乳，每窝选择雌、雄子代各1只，饲养至成年，然后进行交配检测其生殖能力。

②　观察指标。试验期间主要观察指标为：体征和死亡情况，至少1次/d；体重及体重变化，分娩前至少2次/周；摄食量，分娩前至少1次/周；其他毒理研究中已证明有意义的指标；妊娠期；分娩。

动物处死解剖后主要检查的指标有：剖检所有成年动物；保存肉眼观察出现异常的

器官，必要时进行组织学检查，同时保留足够的对照组动物相应器官以便比较；着床；畸形；出生时存活的子代；出生时死亡的子代；子代出生时体重；离乳前后的存活率和生长/体重（即雌性和雄性幼仔在出生时和出生后 4 天、7 天、14 天及 21 天的平均体重），性成熟程度和生育力，应说明是否进行了窝仔动物剔除；体格发育；感觉功能和反射；行为。

在生殖毒性与发育毒性三阶段一代试验法中，第一阶段和第二阶段虽然试验方法一般生殖试验和传统常规致畸试验基本相似，但生殖试验只进行一代，仅适用于药物等接触时间较短的外源化学物。至于人体长期接触的外源化学物，还应进行两代生殖试验，才较为可靠。

三、发育毒性实验与评价

致畸是发育毒性中最重要的一种表现。所以发育毒性的评定，主要是通过致畸试验。

1. 传统常规致畸试验

（1）动物选择　致畸试验可选用大鼠、小鼠或家兔。大鼠受孕率高且对大多数外源化学物代谢过程基本与人类近似，一般首先考虑。其不足之处是大鼠对一般外源化学物代谢速度很高，对致畸物耐受性强、易感性低，易出现假阴性结果。

（2）剂量分组　应先进行预试验以确定或找出引起母体中毒的致畸阈剂量，一般用孕鼠 8～10 只，在妊娠 5～16d 内给予受试物。如出现较严重的母体中毒、流产或胚胎大量死亡，将剂量略为降低，直到找出引起母体轻度中毒一般症状的剂量。根据预试结果进一步确定正式试验剂量。

正式试验最少应设 3 个剂量组，另设对照组。如受试物溶于某种溶剂中给予动物，则另设溶剂对照组。有时为了更好地验证试验结果，另设阳性对照组。原则上，最高剂量组该剂量一般不超过 LD_{50} 的 1/5～1/3，应引起母体轻度中毒，即进食量减少、体重减轻、死亡不超过 10%；最低剂量组可为 LD_{50} 的 1/100～1/30，不应观察到任何中毒症状；中间剂量组可以允许母体出现某些极轻微中毒症状，其剂量与高剂量和低剂量成等比级数关系。最高剂量组能引起母体轻度中毒，仍未观察到致畸作用，则可确认为该因素不具有致畸作用。如已掌握或能估计人体实际接触量，也可将实际接触量作为低剂量，并以其 10 倍左右为最高剂量。凡急性毒性较强的受试物，所采用剂量应稍低，反之可较高。

致畸试验的分组可因试验目的不同而有所变化。如欲观察剂量-效应（反应）关系，则设计剂量组数适当增加。

（3）动物交配处理　将性成熟雌雄动物按雌雄 1∶1 或 2∶1 的比例同笼交配。每日将已确定受孕雌鼠随机分入各剂量组和对照组。确定受孕方法是阴栓检查或阴道涂片精子检查，出现阴栓或精子之日即为受孕 "0" 日，也有人作为第 1 日。

接触受试物的方式与途径应与人体实际接触情况一致。对于外源化学物，一般多采用灌胃方式给予。在特殊情况下，也可采用腹腔注射法，效果与经口近似。大鼠和小鼠一般可自受孕后第 5 天开始接触受试物，每日一次，持续到第 15 天。如欲研究器官易感性，则应在上述期间增加动物组数，将受试物每日分别给予不同组的动物，根据畸形出现的情况，确定受试物的敏感时间和靶器官。

试验期间每天称量母鼠体重。根据体重增长，随时调整剂量，观察受孕动物的妊娠情况和胚胎发育情况。受孕动物的体重如持续增长，则表示妊娠过程及胚胎发育正常。

（4）胎仔检查　自然分娩前 1～2 日将受孕动物处死剖腹，取出子宫及活产胎仔，记录死胎及吸收胎。一般大鼠在受孕后第 19～20 天，小鼠第 18～19 天，家兔在第 29 天。胎仔在临近出生期间，发育进展极为迅速。相差半日，发育情况即有显著差异，骨骼发育尤为显著。

孕鼠处死后，从子宫顶端依次取出其中活产幼仔、死胎以及吸收胎，并记录编号。大鼠和家兔还应取出卵巢，记录黄体数用来代表排卵数。活产胎仔取出后，先检查性别，逐只称重，并按窝计算平均体重，然后由下列几方面进行畸形检查：

① 外观畸形肉眼检查，例如露脑；

② 肉眼检查内脏及软组织畸形，如腭裂；

③ 骨骼畸形检查，例如颅顶骨缺损等。

畸形检查只限活产胎仔。一般可将活产胎仔进行肉眼检查，然后将其中 2/3 经过固定、透明和茜素红（alizarin red）染色等步骤，观察骨骼畸形。

（5）结果评定　致畸试验结果的评定，主要是计算畸胎总数和畸形总数。畸胎总数：每一活产幼仔出现一种或一种以上畸形均作为一个畸胎；畸形总数：在同一幼仔每出现一种畸形，作为一个畸形。如出现两种或两个畸形，则作为两个畸形计，并依此类推。

2. 致畸物体内筛检试验法

体内筛检试验法主要研究筛检对象为受孕小鼠或大鼠。实验最少设两个剂量组和一个对照组。高剂量组给予未孕鼠最小有作用剂量，允许产生明显母体毒性。在妊娠 6～15 日期间，每日记录母鼠体重，待其自然分娩。

本法是利用孕鼠对外源化学物是否具有致畸作用进行初步筛检的体内试验。除可初步观察大体畸形外，还可观察胚胎致死、生长迟缓等其他发育毒性表现，其特点是简单易行，不需进行传统常规致畸试验中需要的检查，时间、费用和人力都较节约，可满足大量外源化学物进行致畸试验的需要。此外，还可确定生长发育迟缓是否为可逆性。

3. 体外试验方法

几种重要的体外试验方法如下所述。

（1）全胚胎培养法　系将试验动物的全胚胎在一定的培养基中进行培养，观察在接触受试物的情况下，是否呈现致畸作用以及发育毒性。胚胎可来自大鼠、小鼠和家兔。

（2）器官培养法　系将胚胎或胎仔组织、器官或器官的一部分在体外培养，观察外源化学物对其发育过程的影响。

（3）细胞培养法　传代细胞株（cell line）和原代细胞都曾用于外源化学物致畸作用评定。主要根据是致畸物可以干扰细胞的正常生长过程。但细胞株经长期传代培养，往往失去细胞原有特性。根据目前的经验，肢芽细胞培养法对外源化学物致畸作用预测准确度可达到 89％，神经元培养法为 85％。

●● 第二节　外源化学物的致突变作用及评价方法 ●●

一、致突变作用的概念

生物的个体和各代之间存在的差异通常称为变异（variation）。基于染色体和基因的变异可遗传，称为突变（mutation）。突变的发生及其过程就是致突变作用（mutagenesis）。突变可分为自发突变（natural 或 sporadic mutation）和诱发突变（induced mutation）。各物种的自发突变频率较低，而诱发突变比较常见，诱发突变指的是由于物理、化学、生物等环境因素引起的突变。至今，已发现相当数量的外源化学物能损伤遗传物质，从而诱发突变，这些物质称为致突变物或诱变剂（mutagen），也称为遗传毒物（genotoxic agent）。

二、突变的类型

按作用后果或遗传物质损伤的性质等可将诱发突变分类。一般根据遗传物质的损伤能否在显微镜下直接观察到分为染色体畸变（chromosome aberration）和基因突变（gene mutation）两类：染色体损伤大于或等于 $0.2\mu m$ 时，可在光学显微镜下观察到，称为染色体畸变；若小于这一下限，不能在镜下直接观察到，要依靠对其后代的生理、生化、结构等表型变化判断突变的发生，称为基因突变（gene mutation），亦称点突变（point mutation）。

1. 基因突变

分子水平遗传物质的改变，包括碱基置换（base substitution）、移码突变（frame-shift mutations）和大片段损伤。

（1）碱基置换　DNA 复制时互补链的相应配位点配上一个错误的碱基，这一错误碱基在下一次复制时发生错误配对（mispairing），置换原碱基对，称碱基置换。它包括转换和颠换两种情况：原来的嘌呤被另一嘌呤置换或原来的嘧啶被另一嘧啶置换，称之为转换（transition）；若原来的嘌呤被嘧啶置换或原来的嘧啶被嘌呤置换，则称之为颠换（transversion）。无论是转换还是颠换都只涉及一对碱基，其结果可造成一个三联体密码子的改变，可能出现同义密码、错义密码和终止密码。由于错义密码所编码的氨基酸不同，表达的蛋白质可能发生改变；如果错义密码为终止密码，可使所编码的蛋白质的肽链缩短。

（2）移码突变　即 DNA 中增加或减少不为 3 的倍数的碱基对所造成的突变。碱基序列三联体密码子相互间无标点符号。移码突变能使密码子的框架改变，从原始损伤的密码子开始一直到信息末端的核酸序列完全改变，也可能使读码框架改变其中某一点形成无义密码，于是产生了一个无功能的肽链片段。如果增加或减少的碱基对为 3 的倍数，则使基因表达的蛋白质肽链增加或减少一些氨基酸。由于移码可以产生无功能肽链，故其易成为致死性突变。

（3）大片段损伤　大片段损伤是指 DNA 链大段缺失或插入。这种损伤有时可跨越两个或数个基因，但所缺失的片段仍远小于光镜下所能观察到的染色体变化，故又可称为小缺失。

2. 染色体畸变

染色体畸变包括染色体的结构异常和数目改变。其在有丝分裂期的中期才能观察到，对于精子细胞的某种特定畸变则须在减数分裂期的中期Ⅰ期进行观察。

（1）染色体结构异常　染色体结构异常是染色体或染色单体受损而发生断裂，且断裂片段不发生重接或虽重接却不在原处；这种作用的发生及其过程称为断裂作用（clastogenesis）。使其断裂的物质称为断裂剂（clastogen），其可分为两种，大多数如紫外线，只能诱发 DNA 单链断裂，故称为拟紫外线断裂剂，这种断裂必须经过 S 期的复制，才能在中期相细胞出现染色单体型畸变，故又称为 S 期依赖断裂剂（S-dependent slastogen）；少数像电离辐射一样，可诱发 DNA 双链断裂，称之为拟放射性断裂，其可在 G_0 期和 G_1 期作用，经 S 期复制，在中期呈现染色体型畸变，故称之为 S 期不依赖断裂剂（S-independent clastogen）。但是，任何情况下的染色单体型畸变都会在下一次细胞分裂时转变为染色体型畸变。

染色体型畸变（chromatid-type aberration）是染色体中两条染色单体同一位点受损后所产生的结构异常，有以下多种类型。

① 裂隙和断裂（gap and brake）。都是指染色体上狭窄的非染色带，其所分割的两个节段保持线状连接为裂隙，否则为断裂。

② 无着丝粒断片和缺失（acentric fragment and deletion）。一个染色体发生一次或多次断裂而不重接，且这些断裂的节段远远分开会出现一个或多个无着丝粒断片和一个缺失了部分染色质并带有着丝粒的异常染色体。细胞再次分裂时会形成微核或微小体。

③ 环状染色体（ring chromosome）。染色体两臂各发生一次断裂，其带有着丝粒的节段的两断端连接成一个环，称之为环状染色体。

④ 倒位（inversion）。当染色体发生两次不同部位断裂时，形成的片段倒转180度重新接合，虽然没有染色体物质的丢失，但基因顺序颠倒，为倒位（用 inv 表示）。

⑤ 插入和重复（insertion and duplication）。当一个染色体发生三处断裂，带有两断端的断片插入到另一臂的断裂处或另一染色体的断裂处重接称为插入，若缺失的染色体和插入的染色体是同源染色体，且各有一处断裂发生于同一位点，则出现两段相同节段，称为重复。

⑥ 易位（translocation）。从某个染色体断下的节段连接到另一个染色体上称为易位。两染色体各发生一次断裂，只一个节段连到另一染色体上为单方易位，相互重接为相互易位，若发生 3 处以上的断裂，其交换重接称为复杂易位。

染色单体型畸变（chromosome-type aberration）指某一位点的损伤只涉及姐妹染色单体中的一条，它也有裂隙、断裂和缺失；此外，还有染色单体的交换（chromatid exchange），是两条或多条染色单体断裂后变位重接的结果，分为内换和互换。而姐妹染色单体交换（sister chromatid exchange，SCE）则是指某一染色体在姐妹染色单体之间发生同源节段的互换，两条姐妹染色单体都会出现深浅相同的染色（而正常的则是一深一浅），但同源节段仍是一深一浅，这种现象就是 SCE。

（2）染色体数目异常　以动物正常细胞染色体数目 $2n$ 为标准，染色体数目异常可能表现为整倍性畸变（euploidy aberration）和非整倍性畸变（aeuploidy aberration）。前者即出现单倍体或多倍体；而后者则比二倍体多或少一条或多条染色体，例如，缺体（nullisome）是指缺少一对同源染色体，而单体或三体则是某一对同源染色体相应地少或多一个。

染色体数目异常是由于染色体形态异常或复制异常，其原因有以下四方面。

① 不分离（nondisjunction）。指在细胞分裂的中期和后期，某一对同源染色体或姐妹染色单体同时进入一个子细胞核为不分离。

② 染色体遗失（chromosome loss）。在细胞分裂的中后期，如果一个染色体未能进入下一个子细胞核，使子细胞缺少一个染色体。

③ 染色体桥（chromosome bridge）。染色体畸变中出现的双着丝粒染色体在细胞分裂后期如不能被拉断，就会在两核之间形成染色体桥，它使细胞不能分裂，出现四倍体。

④ 核内再复制（endoreduplication）。四倍体的细胞核进入下一个分裂周期，恢复正常复制与分离，出现四条染色单体排列的现象，称为核内再复制。

三、突变机制

1. DNA 的损伤

（1）直接以 DNA 为靶的诱变

① 碱基类似物（base analogue）的取代。有些化学物的结构与碱基非常相似，它能在 S 期与天然碱基竞争并取代其位置。取代后的碱基类似物出现异构互变（tautomerism），发生错误配对而造成碱基置换。

② 烷化剂（alkylating agent）的影响。烷化剂是对 DNA 和蛋白质都具有强烈烷化作用的物质，除连接戊糖的氮原子外，其对于多核苷酸链全部氧和氮原子，都能在中性环境中产生烷化作用。目前认为，最常发生烷化作用的是鸟嘌呤的 N-7 位，其次是 O-6 位。而腺嘌呤的 N-1、N-3 和 N-7 位也易烷化。在进行烷化作用时，烷化基团甚至整个烷化剂分子都可与碱基发生共价结合，形成加合物。鸟嘌呤发生烷化后可从 DNA 上脱落，出现空缺，导致移码突变；亦可随机在互补位置上配任一碱基，使碱基置换。有的烷化剂可同时提供两个或三个烷基，称为双功能或多功能烷化剂。这些多功能烷化剂常使 DNA 链内、链间或 DNA 与蛋白质之间发生交联，也常发生染色体或染色单体断裂，并易发生致死性突变。

③ 致突变改变或破坏碱基的化学结构。有些化学物可对碱基产生氧化作用，从而破坏碱基的结构，有时还可引起链断裂。还有些物质可在体内形成有机氧化物或自由基，可间接使嘌呤的化学结构破坏，容易出现 DNA 链断裂。

④ 平面大分子嵌入 DNA 链。有些大分子能以静电吸附形式嵌入 DNA 单链的碱基之间或 DNA 双螺旋结构的相邻多核苷酸链之间，称为嵌入剂（intercalating agent）。如果嵌入到新合成的互补链上，就会缺失一个碱基；如果嵌入到两模板链的碱基之间，就会使互补链插入一个碱基，造成移码突变。

（2）不以 DNA 为靶的间接诱变　化学物的间接诱变作用可能是通过对纺锤体作用或干扰与 DNA 合成和修复有关酶系统造成的。

① 纺锤体抑制。一些化学物作用于纺锤体、中心粒或其他核内细胞器，从而干扰有丝分裂过程。对纺锤体作用的分子机理大致分为如下几点：a. 与微管蛋白二聚体结合，妨碍微管的正确组装，引起细胞分裂完全抑制；b. 与微管上的巯基结合，这种结合有明显的化学结构特异性，可引起多种后果，但常不致使细胞分裂完全抑制；c. 破坏已组装完成的微管；d. 妨碍中心粒移动；e. 其机制尚不清楚的作用。

② 对酶促过程的作用。对 DNA 合成和复制有关的酶系统作用也可间接影响遗传物质。

2. DNA 损伤的修复

遗传信息之所以能长期保持高度保真（fidelity）即重现精度，是由于细胞具有以下修复措施：①通过对 DNA 损伤的修复以保护亲代 DNA 链，使之避免由于外源因素的作用而发生改变；②执行高度保真的复制，即对复制中发生的错误及时修复以达到高度保真性。现已证明突变频率与各种酶性 DNA 修复和防错系统的效率呈负性相关。但也有一些是易错（error-prone）修复系统。

（1）复制前的修复

① 光复活（photoreactivation）。这是一种修复紫外线损伤所产生的胸腺嘧啶二聚体的功能。波长 200～300nm 的短波紫外线，特别是 260nm，能使 DNA 的碱基形成二聚体，嘧啶对紫外线的损伤要比嘌呤易感 10 倍，最常见的紫外线对 DNA 损伤是相邻两个嘧啶形成的二聚体。在大肠杆菌中，光复活是通过 *phr* 基因所编码的光裂合酶（photolyase）利用长波紫外线或短波可见光线的能量对嘧啶二聚体进行单体化，从而达到修复作用。光复活是一步完成的，光裂合酶从原核生物到真核生物广泛存在，但光裂合酶并非普遍存在于各种生物细胞中，生物进化程度越高，这种修复能力似乎越弱。

②"适应性"反应。这是另一种一步完成的修复系统。例如，对 DNA 的烷化作用可以

诱导一种具有专一作用的蛋白质的合成。这种蛋白质称为烷基转移酶或烷基受体蛋白质。该蛋白能将 O^6-烷基鸟嘌呤的烷基转移至酶本身半胱氨酸上的巯基，从而恢复鸟嘌呤的本来结构。"适应性"的反应活性存在于包括哺乳动物细胞在内的多种细胞中。

③ 切除修复（excision repair）。切除修复是一个多步骤修复过程。

第一步参与修复的酶是转葡萄糖基酶或称为 N-糖基化酶。该酶能识别异常碱基，并使异常嘌呤的 N-9 和异常嘧啶的 N-3 与脱氧核糖之间的键发生水解，于是，DNA 链上形成无嘌呤或无嘧啶位点；二者可统称为无嘌呤嘧啶位点。

切除一个异常碱基后，可能有两种方法完成修复。一种是由插入酶将正确的碱基插入至 AP 位点，另一种办法是由 AP 核酸内切酶在 AP 位点或其旁边的 5′端将 DNA 切开一个缺口，使一端成为 5′-磷酸基，另一端成为 3′-OH，随之核酸外切酶切除一些碱基，再由多聚酶重新合成正确的碱基，最后由连接酶将其连接。

除 AP 内切核酸酶外，还发现对某些 DNA 损伤有着特异性的核酸内切酶。其中比较特殊的是 UV 核酸内切酶切除紫外线产生的嘧啶二聚体的情况。该酶可作出两个切口，一个在二聚体 5′侧的第 8 个磷酸二酯键，一个在二聚体 3′侧的第 4 或第 5 个磷酸二酯键。表明该酶不仅能内切，还能外切。UV 核酸内切酶不仅能作用于嘧啶二聚体，还能作用于许多较大的螺旋扭曲变形损伤。由于该酶还有外切作用，有时称之为"切除核酸酶"。

（2）与复制有关的修复　复制前的修复绝大多数准确无误，故有人称为复制前错误改正。如果损伤保留至复制时才修复，则可能有多种方式发生错误，因而产生突变。产生错误的方式与损伤的特点有关。一般认为在切除修复中这种烷基化的碱基很易修复，即使不是完全无误修复，其发生错误的机会也较保留至复制时才修复大为减少。

在复制过程中多聚酶起重要作用。其中 Pol I 的三种活性，特别是矫正读码功能的 3′→5′核酸外切酶的活性，对确保无误修复非常重要。它能识别刚刚错配的碱基，在多聚酶向前移动和核酸链继续延长之前，立即将之切除，以确保新的正确插入。多聚酶属于含 Zn^{2+} 酶类，而且需要有 Mg^{2+} 存在，才能顺利完成其催化任务，因此当 Zn^{2+} 或 Mg^{2+} 被 Be^{2+}、Mn^{2+}、Co^{2+} 等二价金属置换时，复制的正确性就会降低，这一点很可能是金属在体内诱变的机理。

（3）SOS 修复　这是在损伤因素的诱导下才能发生的修复作用，而且修复虽可使生物体从致死效应中解除，却容易出错，所以是一种易错修复。该系统能在复制前的切除修复中起作用，但主要是在复制时起作用。其是由 recA 和 lexA 两个基因调节控制，整个 SOS 修复过程可分为以下 4 个阶段。

① 诱导前期。细胞在 DNA 受损前 lexA 基因处于较高活动水平，其基因产物 LexA 蛋白质是对 lexA 基因座本身、recA 基因座、umuDC 操纵子，以及包括 uvrA、uvrB 和 uvrC 在内的其他 8 个基因座的抑制物（repressor）。因此这些基因的产物通常都处于低水平。

② 致突变因素作用期。致突变因素作用于 DNA 所产生的某些损伤可作为致突变因素的第二信使，诱导 SOS 修复系统的反应。能够作为第二信使的损伤有 N-3-烷化腺嘌呤、寡核苷酸、裂隙 DNA、单链 DNA 片段以及可能尚未阐明的损伤。

③ 诱导过程。在第二信使和 ATP 同时存在的条件下，RecA 蛋白质可被活化为蛋白酶，具有裂解 LexA 蛋白质的能力。一旦 LexA 蛋白质被裂解，所有参与 SOS 反应的基因都将充分表达。可以想象 recA、uvrA、uvrB 和 uvrC 基因充分表达对 SOS 修复中可能需要的重组、切除修复等作用都将更为有效。其中 recA 的表达将产生更多的 RecA 蛋白质，只要第二信使依然存在，RecA 蛋白质作为蛋白酶的作用就会持续下去，直至修复完成。

④ SOS 终止。随着第二信使被排除，RecA 蛋白质的诱导信号亦同时解除，LexA 蛋白质水平再度上升，并作为阻抑物与操纵基因结合，关闭操纵子，终止 SOS 过程。

总之，任何 DNA 损伤，只要修复无误，突变就不会发生；如果修复错误或未经修复，损伤就得以固定（fixed）下来，于是发生突变。因此诱发突变是一个受控制的过程，失控才真正发生突变。一般来说从 DNA 损伤到损伤固定需要几次细胞分裂周期才能形成。

3. 突变的后果

致突变物对机体的作用是通过靶细胞实现的。当靶细胞是体细胞而不是生殖细胞时，其影响仅能在直接接触该物质的亲代身上表现出来，而不可能遗传到子代；只有靶细胞为生殖细胞时，其影响才有可能遗传到子代。

（1）体细胞突变的后果　体细胞突变的后果主要是致癌。其次，胚胎体细胞突变可能导致畸胎。据报道人类妊娠最初 3 个月流产中有 60％有染色体畸变，在一定程度上这是致突变物透过胎盘作用于胚胎体细胞所致，而不完全是亲代生殖细胞突变的后果。

体细胞突变也可能与动脉粥样硬化症有关。因为对于正常动脉壁细胞中的葡糖-6-磷酸脱氢酶有两种变异体，而从动脉粥样硬化症同一斑块取下的细胞在电泳中只表现为同一种变异体，故认为动脉粥样硬化斑块是单克隆来源。

体外培养的人类非恶性转化细胞，其寿命都有限。这些细胞在传代过程中，细胞遗传学异常率逐渐增高，而有丝分裂逐渐下降，因此可以推测，体细胞突变是衰老的起因，至少在体外如此。另外，DNA 修复能力缺陷与早衰老综合征也有一定关系。

（2）生殖细胞突变的后果　如果突变发生在生殖细胞，无论其发生在任何阶段，都存在对后代影响的可能性，其影响后果可分为致死性和非致死性两种。致死性影响可能是显性致死和隐性致死。显性致死即突变配子与正常配子结合后，在着床前或着床后的早期胚胎死亡。隐性致死则是纯合子或半合子才能出现死亡效应。

如果生殖细胞突变为非致死性，则可能出现显性或隐性遗传病，包括先天性畸形。在遗传性疾病频率与种类增多时，突变基因及染色体损伤将使基因库负荷增加。基因库（gene pool）是指一种物种的群体中生殖细胞内具有的、并能传给后代的基因总和。遗传负荷（genetic load）系一种物种群体中每一个体携带的可遗传给后代的有害基因的水平。

四、致突变试验的评价

检测外源化学物的致突变性一般通过致突变实验来进行。其目的主要有两点：①检测外源化学物的致突变性，预测其对哺乳动物和人的致癌性；②检测外源化学物对哺乳动物生殖细胞的遗传毒性，预测其对人体的遗传危害性。目前，已有致突变实验两百余种，但常用的较重要的仅十余种。

1. 细菌回复突变试验

细菌回复突变试验简称细菌回变试验，使用鼠伤寒沙门菌或大肠杆菌进行，分别称为 Ames 试验和大肠杆菌回变试验，这两种细菌的野生型能自行合成组氨酸或色氨酸和乳糖，其突变体则缺乏这些能力，在相应的营养缺乏培养基中不能生长，若在受试物的作用下，能生长成菌株，则说明受试物使之发生了回变。

2. 哺乳动物细胞正向突变试验

通过对哺乳动物细胞体外培养试验的研究，已发现有十几个基因座可出现各种突变类型的突变体，但常利用抗药性的出现作为突变试验的观察点。由于抗药性是对正常基因座诱发的突变性状，故称为正向突变试验（forward mutation test）。最常用的基因座有 *hprt* 基因座、*tk* 基因座和 *ouar* 基因座三种，其中最常用的又数 *hprt* 基因座，因其有关结构基因或调节基因发生碱基置换、移码、小缺失甚至 X 染色体重排，均能引起嘌呤类似物抗性。

3. 果蝇伴性隐性致死试验

果蝇伴性隐性致死试验（SLRL）所用的果蝇是黑腹果蝇。SLRL 能检出各类点突变，其原理是利用隐性基因在伴性遗传中的交叉特征，由于 X 染色体的隐性突变基因在 F_1 代雌蝇为杂合体，不能表达，而在 F_2 代雄蝇为半合体，能表达出来，如果雄蝇接触受试物后 X 染色体出现隐性致死性突变，结果其 F_2 代雄蝇数目较雌蝇少一半。

4. 小鼠特异基因座试验

特异基因座试验（SLT）是利用两种品系的小鼠，一种为 T 型，其有几个与毛色、眼色和耳型有关的隐性突变基因的纯合子；另一种为 3H1 或 C57BL 系，不具有这些基因的野生型，使后一种小鼠接触受试物，使之与 T 系交配。如果受试物未能使相应位点发生突变，则杂交一代为杂合子，T 系的隐性基因不能表达，如果发生了突变，则相应的隐性基因可于出生时或断乳时表达。因此，本试验又称多隐性突变试验。但本试验耗费极大，目前尚未展开。

5. 染色体分析

观察染色体形态结构和数目变化称为染色体分析。在国外常称为细胞遗传学试验（cytogenetic assay），广义包括微核试验和 SCE 试验。主要观察染色体的结构畸变（裂隙、断裂、断片、微小体、染色体环、粉碎、双着丝粒染色体和射体、缺失和易位）和数目畸变。体细胞的染色体分析可作体内和体外试验，体内试验多观察骨髓细胞，体外试验常用中国仓鼠肺细胞（CHL）、卵巢细胞（CHO）及 V79 等细胞系。如进行染色体数目观察，要考虑使用原代或早代细胞，如人外周淋巴细胞。

6. 微核试验

细胞质中的微核来源有二：一是断片或无着丝粒染色体环在细胞分裂后期不能定向移动，遗留在细胞质中；二是有丝分裂的作用使个别染色体或带着丝粒的染色体环和断片在细胞分裂后期被留在细胞质中。因此微核试验既能检出断裂剂又能检出有丝分裂毒物。由于微核观察技术简单而省时，近年大有取代染色体分析之势。传统的微核试验是体内试验，对嗜多染红细胞进行观察，方法是多次染毒后，观察细胞质中的微核情况。也可用 CHL 等细胞系或外周淋巴细胞进行体外试验。

7. 姐妹染色单体交换试验

姐妹染色单体交换（SCE）这一现象最初是通过用 [3]H-胸苷标记染色体所发现，后来建立了简易可行的姐妹染色单体差示染色法，使得 SCE 能作为致突变试验的一个观察指标，并利于试验推广。这种差示染色法的基本原理是使细胞在低浓度的 Brdu 中生长 2 个周期。由于 Brdu 是嘧啶类似物，可于合成期中掺入 DNA 互补链，所以在下一个中期染色体姐妹染色单体之间各有一条互补链掺入了 Brdu，于是 Brdu 对两姐妹单体染色造成同等的干扰，其染色并无区别。但到了第二个周期的中期相，每个染色体中只有一个染色单体保留了原来不带 Brdu 的模板链，而另一条染色单体则是上一周期带 Brdu 的互补链成为模板链。于是经两个周期的 Brdu 掺入互补链可使两姐妹染色单体所含 Brdu 量不相等，从而出现染色差别。如果 Brdu 仅在第 1 周期掺入，第 2 周期不掺入，则第 2 中期时可见姐妹染色单体染色有差别。如果 DNA 单链发生了断裂，而且在修复过程中发生了重排，则在第 2 周期可见到姐妹染色单体同位节段的相互交换。

由于有些化学物既可引起染色体结构畸变，又可引起 SCE，特别是发现 SCE 有时发生于染色体断裂部位，因此曾认为 SCE 也是染色体断裂所产生的现象。但是，目前已有充分的证据表明，SCE 并非起源于染色体断裂。在一些以染色体断裂为特征的遗传性疾病中，有些表现为 SCE 正常，而且 SCE 与染色体畸变在细胞中的分布也不一致。然而镜检发现 SCE 只能说明染色体完整性受损，不一定表明染色体断裂。由于姐妹染色单体差示染色法可准确判断每一个见到的中期相细胞是第 1、第 2 或第 3 周期的，因此有人将 SCE 试验和染色体分析合并进行。

8. 显性致死试验

显性致死试验（dominant lethal test，DLT）是使雄性大鼠或小鼠接触受试物，然后使之与未接触该物的雌性大鼠或小鼠交配，观察胚胎死亡情况。一般认为染色体断裂是显性死亡的原因，因为这将导致缺失，或者同时还发生染色体重排或不分开，从而引起染色体不平衡的分离，其结果是形成单体型或三体型，但本试验往往漏检三体型。至于着床前死亡，则认为是精细胞 DNA 受到多处损伤的结果。阳性结果显示受检物可通过血-睾屏障并使生殖细胞发生突变，显然胚胎死亡这一结果并不表示下一代的基因库受影响，但其出现表示存活的胚胎可能同时有基因突变或染色体畸变。

9. 小鼠可遗传易位试验

小鼠可遗传易位试验（heritable translocation test，HTT）是对雄小鼠染毒，使之与未染毒的雌鼠交配，检查 F_1 代雄小鼠生殖细胞相互易位的存在。由于在相互易位过程中并无遗传物质丢失，胚胎也不至死亡，并成为易位的携带者，对非同源染色体的相互易位可观察初级精母细胞以检出单倍体、三倍体或四倍体。当两个以上染色体发生相互易位时，还可检出六倍体、八倍体和十倍体。

由于易位杂合体的携带者可能出现不育或半不育，因而在观察前先将 F_1 代雄小鼠与正常生育的雌小鼠交配，以选出可疑的易位携带者来进行染色体分析，从而减少染色体分析的工作量。

10. 细菌 DNA 修复试验

细菌 DNA 修复试验是使野生型及其相应修复缺陷突变型菌株同时接触受试物。如果发生 DNA 损伤，则修复缺陷突变型细菌较野生型易于死亡。观察终点是两种菌株在受试物的存在下生长受抑的差异，并以此来推断为 DNA 完整性受损。如果生长受抑是 DNA 损伤以外的毒物所致，则两菌株受抑程度一致。常用的菌株有大肠杆菌、枯草杆菌和沙门菌，其中枯草杆菌在我国应用较其他菌株普遍。由于枯草杆菌在本试验中涉及重组修复基因，因此试验结果显示了受试物可为重组修复所矫正，故又称为重组试验（rec-assay）。本试验对检测能与 DNA 形成加合物或嵌入作用的化学物较为敏感；对于阻滞 DNA 促旋酶（gyrase），诱发 DNA 与蛋白质交联、碱基置换和移码的化学物也可检出。

11. 程序外 DNA 合成试验

基本方法是测定 S 期以外 ^{3}H-胸苷掺入胞核的量，这一掺入量可反映 DNA 损伤后修复合成的量。由于此种合成发生在 DNA 正常复制合成主要时期以外，故称为程序外 DNA 合成（unschedule DNA synthesis，UDS）试验或 DNA 修复合成试验。一般用人淋巴细胞或啮齿动物肝细胞等不处于正在增殖状态的细胞较为方便，否则就需要人为地将细胞阻断于 G_1 期，使增殖同步化。然后在外源化学物的抑制下使残存的半保留 DNA 复制降低到最低限度，才能避免掺入水平很高的半保留复制影响研究者观察掺入水平很低的程序外 DNA

合成。

12. 精子畸形试验

本试验检查精子头部和尾部的形态异常。精子的成熟和正常形态发育受多基因控制。这些基因中的任一个发生突变都会导致精子畸形率增高。某些特殊染色体发生重排，如性-常染色体易位，是化学物诱发精子畸形的主要机理。但是变态反应、缺血、体温升高、感染等其他因素也可导致精子畸形。因此染毒后发现精子畸形率增高并非一定意味着受试物诱发了精细胞发生突变，但精子畸形率增高本身具有生殖毒理学意义。

对于一种化学物是否具有致突变作用，仅用一种试验方法得到的结果是不能肯定的，因此，对于化学物的致突变试验要用多种实验配套。目前，人们对配套试验有多种认识，如有人提出包括体细胞和生殖细胞；体内试验和体外试验，包括原核生物和真核生物等。按照国际环境致突变物致癌物防护委员会（ICPEMC）的观点，配套应当包括反映 5 种遗传学终点：①DNA 完整性的改变；②DNA 重排或交换；③DNA 碱基序列改变；④染色体完整性改变；⑤染色体分离改变。为此，选择 4 种试验即可满足要求，如 Ames 试验、微核试验、枯草杆菌 DNA 修复试验和 SCE 试验。为了将试验结果外推于人，还应尽可能选用真核细胞作体内试验。

第三节　外源化学物的致癌作用及评价方法

一、致癌作用的概念

致癌作用（carcinogenesis）是指环境有害因素引起或增进正常细胞发生恶性转化并发展成为肿瘤的过程。化学致癌（chemical carcinogenesis）是指化学物质引起或增进正常细胞发生恶性转化并发展成为肿瘤的过程。具有这类作用的化学物质称为化学致癌物（chemical carcinogen）。在毒理学中，"癌"的概念广泛，包括上皮的恶性变（癌），也包括间质的恶性变（肉瘤）及良性肿瘤。这是因为迄今为止尚未发现只诱发良性肿瘤的致癌物，而且，良性肿瘤有恶变的可能。

二、致癌作用发生的过程

化学致癌过程分为 3 个阶段：启动阶段、促长阶段、进展阶段。

启动阶段是指化学物或其活性代谢物（亲电子剂）与 DNA 作用，导致体细胞突变成引发细胞的阶段。这个过程中至少有三个细胞功能是重要的，即致癌物的代谢、DNA 修复和细胞增殖。而细胞增殖一次或多次细胞分裂来"固定"引发事件，引发所导致的基因型改变是不可逆的，没有阈值。

促长阶段是引发细胞增殖成为癌前病变或良性肿瘤的过程。促长剂单独使用不具致癌性，存在阈剂量和最大效应，其剂量-反应关系呈 S 形曲线，引发细胞的增殖，导致良性局灶性病理损害。促长阶段历时较长，早期有可逆性，晚期则为不可逆，持续给以是必需的。

进展阶段是从促长阶段产生的细胞群（癌前病变、良性肿瘤）转变成恶性肿瘤的过程。进展主要表现为自主性和异质性增加，肿瘤获得生长、侵袭和转移能力。这是由于在进展阶段核型不稳定，导致细胞基因组结构的形态学改变，具不可逆性。表 8-1 所列为化学致癌过程中启动、促癌和进展三个阶段的生物学特性。

表 8-1　化学致癌过程中启动、促癌和进展三个阶段的生物学特性

启　　动	促　　癌	进　　展
1. 启动了的细胞具有不可逆性,有稳定的干细胞倾向	1. 可逆性增加了启动细胞群体后代的复制	1. 不可逆的明显细胞基因组改变
2. DNA 损伤必需细胞分裂以"固定"引发事件	2. 基因表达可逆性改变	2. 演变出核型的不稳定性
3. 剂量-反应关系不呈现可测出的阈值	3. 已进入促进阶段的细胞群体的存在决定于促癌剂的持续摄入	3. 相对自主的恶性肿瘤细胞形成
4. 存在自发的启动细胞	4. 剂量-反应关系是否呈现可测出的阈值和最大效果决定于启动剂的剂量	4. 由进展剂或完全致癌物诱发
5. 启动剂相对效果决定于必要时间促进之后的病变量	5. 促癌剂的相对效果决定于恒定接触以引起启动细胞群体后代增殖的能力	5. 促癌阶段中的细胞可自发进展
6. 效果易受外源物的影响	6. 效果易受食物和激素影响	

三、致癌试验设计

1. 短期致癌物筛选试验

通过致突变试验作为致癌物筛检方法之一。常用的方法有:①基因突变试验（Ames 试验）,培养哺乳动物细胞正向突变试验;②染色体畸变试验,小鼠骨髓微核试验,大鼠骨髓染色体畸变试验;③原发性 DNA 损伤,大鼠肝 UDS 诱导,SCE 试验。但是,致突变试验仅能检测某种因素的致突变性。筛检试验为阳性的受试物,既可能是具有遗传毒性的致癌物,也可能是具有遗传毒性的非致癌物,也不能完全排除致癌性。在进行短期致癌物筛选试验时必须考虑以下因素。

(1) 试验组合　按照目前对致癌机理的认识,遗传毒性致癌物可能具有多种致癌机理。因此,要求试验组合中尽可能反映较多的遗传学终点。遗传学终点相同的试验往往不能提供更多的信息,在遗传学终点相同的各种试验中应优先选择体内试验。

(2) 筛检试验的可靠性　在致癌物的快速筛检中,各种致突变试验可靠性的验证,常用一定数量的已知致癌物和已知非致癌物同时进行测定,并以灵敏度和专一性两个指标来衡量其可靠性。灵敏度亦称阳性符合率,即在试验中已知致癌物呈现阳性结果的比例。专一性亦称阴性符合率,是在试验中已知非致癌物呈现阴性结果的比例。对同一遗传学终点的几种体内试验应选择其中灵敏度和特异性好的一种。

(3) 预期致癌性概率　在一个试验获得阳性结果其预期致癌性概率不等于灵敏度的数值。因为灵敏度只能引申为任选一种致癌物在该试验中出现阳性的概率。同理,当获得阴性结果的预期非致癌性概率也不等于专一性。在试验中使用同一遗传学终点如已进行两个试验,则以反应阳性的为准。在不同终点的试验中,阳性结果愈多,则致癌性概率应愈高。

此外,有一些致癌机制目前无法用常用的致突变试验检测。例如,非整倍性或重组所导致的隐性癌基因的纯合子或半合子;可使癌基因截短的重组;能活化原癌基因的基因扩增和线粒体 DNA 突变等。这些单独或组合的改变可能是致癌机理之一,因此改进或建立新的致突变试验,适应对致癌物进行筛检的需要,具有重要实际意义。

2. 恶性转化试验

恶性转化试验又称细胞转化试验,与淋巴细胞转化试验有别。细胞转化是指对培养细胞诱发与肿瘤形成有关的表型改变。此种表型改变是因致癌物所致核型改变的结果,其改变包括细胞形态、细胞生长能力、生化表型等变化,以及移植于动物体内形成肿瘤的能力。进行

恶性转化试验的目的在于揭示体外培养细胞接触受试物后，细胞生长自控能力的丧失的某些机理。生长自控能力表现为接触抑制，在液体培养基中的细胞贴壁后，正常克隆为单层且排列有序的细胞；而转化克隆为多层且排列紊乱。恶性转化细胞偏大且大小不等、核大而畸形、染色质深染而粗糙、核浆比例倒置、核膜粗厚、核仁增生而肥大。核仁和胞浆均由于RNA增多而偏酸性，故呈嗜碱性染色而偏蓝，核分裂多见。

目前恶性转化试验可按所用的细胞分为以下三类。

（1）原代或早代细胞　常用叙利亚仓鼠胚胎细胞（SHE细胞）、人类成纤维细胞、小鼠皮肤或大鼠支气管上皮细胞等。

（2）细胞系　常用BALB/C-3T3、C3H10T1/2和BHK-21。

（3）病毒感染细胞　常用RLV/RE细胞即劳舍尔白血病病毒感染的Fisher大鼠胚胎细胞和SA7/SHE细胞即猿猴腺病毒感染的SHE细胞。

本试验的观察终点是细胞的恶性变，如将此种细胞移植于动物体内可形成肿瘤。因此，其可靠性超过致突变试验，但仍存在假阳性和假阴性问题。

3. 哺乳动物长期致癌试验

哺乳动物长期致癌试验亦称哺乳动物终生试验，是目前公认的确证动物致癌物的经典方法，较为可靠。用此法评定化学致癌性有许多优点。因为化学致癌的一个最大特点是潜伏期长，在啮齿动物进行1～2年的试验即相当于人类大半生的时间。而如果采用流行病学调查方法来确证一种新化学物是否为致癌物，一般需要人类接触该受试物20年后才能进行。此外，动物试验能严格控制实验条件，而流行病学调查不易排除混杂因素的影响。

（1）动物选择　常规选用大鼠和小鼠，刚离乳的实验动物。在致癌试验中，选择动物最重要的是对诱发肿瘤的易感性。除考虑物种、品系、年龄和性别、自发肿瘤率较低外，选择具有特定靶器官的物种尤为重要；小鼠对肝肿瘤的易感性与大鼠相近，但肝癌自发率较高，易患各种肝脏疾病。新生动物比年龄稍大者对致癌和一般毒性敏感，但易患其他感染疾病，死亡率较高。

实际工作中多使用断乳或断乳不久的动物，一般是雌雄各半。除非已证明该受试物结构近似的致癌物有易感性性别差异，才选择易感的性别。

（2）动物数量　致癌作用是严重损害健康的一种效应，因此试验中应尽量设法避免假阴性结果，所以每组动物数应较一般毒性试验为多。如对照组肿瘤自发率越高，而染毒组肿瘤发生率越低，则所需动物数越多。

（3）剂量设计　为观察到剂量-反应关系一般使用三个剂量，最少两个剂量。较低剂量为前一级较高剂量的 $\frac{1}{4}$～$\frac{1}{3}$，最低剂量最好相当于或低于人类实际可能接触的剂量。最大耐受剂量（MTD）与对照组相比，体重下降不大于10%，并且不引起死亡及导致缩短寿命。每组至少有雌雄各50只动物，共100只。在出现第一个肿瘤时，每组还应有不少于50只动物。

实验前必须通过预试来设计一个估计的最大耐受量（EMTD）。根据急性试验的 LD_{50} 或 LD_{01}，设计14d亚急性试验，以确定亚急性MTD；之后再设计90d的亚慢性试验，确定亚慢性MTD，然后选择稍低剂量作为终生试验的EMTD。

（4）实验期限与染毒时间　原则上实验期限要求长期或终生。所谓长期，因不同物种寿命长短不一，观察时间要求不同，一般情况下小鼠最少1.5年、大鼠2年；可能时分别延长至 2 年和 2.5 年。一般主张染毒直至试验结束。

（5）结果的观察、分析和评定　实验过程中每天密切观察动物 1～2 次，及时发现濒死动物并进行病理学解剖。发现第一例肿瘤时存活的动物数，作为试验终结时的有效动物数，各种分析指标都以此为基数计算。当然有效动物应符合试验设计要求。体表及体内各组织器官均应肉眼观察，找出可疑肿块，并进行组织病理学检查。主要分析指标如下所述。

① 肿瘤发生率。肿瘤发生率是最重要的指标，需要计算肿瘤总发生率、恶性肿瘤总发生率、各器官或组织肿瘤发生率和恶性肿瘤发生率，以及各种类型肿瘤发生率。

$$肿瘤发生率（\%）＝（实验结束时患肿瘤动物总数/有效动物总数）×100\%$$

有效动物总数指最早发现肿瘤时存活动物总数。

两个物种、两种性别动物中，有一种结果为阳性，即认为有致癌性。两个物种、两种性别动物试验结果均为阴性时，方能认为未观察到致癌作用。

② 多发性。多发性是指一个动物出现多个肿瘤或一个器官出现多个肿瘤。一般计算每一组的平均肿瘤数。有时还可计算每一组中出现 2 个、3 个或多个肿瘤的动物数或比例。肿瘤的多发性是化学致癌的又一特征。

③ 潜伏期。从接触致癌物到各组出现第一个肿瘤的时间作为该组的潜伏期。这种办法只适用于能在体表观察的肿瘤，如皮肤肿瘤或乳腺肿瘤。对于内脏肿瘤的潜伏期，则需分批剖杀，计算平均潜伏期。

分析以上三种指标时应首先注意有无剂量-反应关系。染毒组应与对照组作显著性检验（单侧）。存在剂量-反应关系并与对照组差异显著时，判定为阳性结果。如染毒组发生的肿瘤类型在对照组未出现，也作为阳性结果，但此时的对照组应当有历史对照资料。

阳性结果的评定应当慎重。在较高剂量才与对照组间出现显著差异，不如在较低剂量下或在人类可能实际接触的剂量出现显著差异的意义重大。

（6）阴性结果的确定　要使长期动物致癌试验的阴性结果得到承认，一般应满足试验设计的最低要求：两个物种、两种性别、至少三个剂量水平且其中一个接近 MTD、每组有效动物数至少 50 只。如将动物数增至每组 100 只，则假阴性概率可下降，继续增加每组动物数，可进一步降低假阴性概率。因此，即使符合最低要求得到阴性结果时，特别是当存在一定的剂量-反应关系时，阴性结果也不一定说明该受试物不致癌，而仅能表明该受试物在该特定染毒剂量下不引起肿瘤净增率超过染毒组的肿瘤净增率。

4. 哺乳动物短期致癌试验

哺乳动物短期致癌试验又称有限动物试验（limited *in vivo* biossay），即指在有限的短时间内完成而不是终生，并且观察的靶器官限定为一个而不是全部器官和组织的哺乳动物致癌试验。国内外目前较受重视的哺乳动物短期致癌试验有四种：小鼠肺肿瘤诱发试验、雌性 SD 大鼠乳腺癌诱发试验、大鼠肝转变灶（altared focus）试验和小鼠皮肤肿瘤诱发试验。由于肺和肝是最常见的发生肿瘤器官，也是许多致癌物的靶器官。至于小鼠皮肤肿瘤与 SD 大鼠乳腺癌两种试验，仅适用于部分类型的化学物质。

进行这些试验时，除特定要求外，应遵从长期动物致癌试验的一般要求。上述任一试验的阳性结果，其意义与长期动物致癌试验相当。由于实验期短，又未检查其他器官和系统，特别是皮肤肿瘤和乳腺癌的诱发试验似乎仅适用于较小范围的化学物质类型，所以哺乳动物短期致癌试验阴性结果的意义较差。

5. 促癌剂的检测

在哺乳动物长期致癌试验中，有时检出的是促癌剂，但在该试验中不能与其他类型的致癌物相区分。前述哺乳动物短期致癌试验的 4 种方法中，除大鼠乳腺癌诱发试验外，其余 3 种都适用于促癌剂的检测。具体方法是选用适当的启动剂，启动后 1～2 周开始用受试物染毒。对于启动剂，在小鼠皮肤肿瘤诱发试验中可用多环芳烃类，在小鼠肺肿瘤诱发试验中可用氨基甲酸乙酯；在大鼠肝转变灶诱发试验中可用二甲苯并蒽。启动剂的剂量应较低，单独使用时不应引起或仅引起很少肿瘤形成。

由于不少促癌剂可能存在器官特异性，所以有时难于在三种试验中作出正确的选择。从这个角度看，体外试验也许更好，因为此时受试物直接与细胞接触，而不会表现出亲器官的特性。有两个试验稍加更改即可被应用，即恶性转化试验和哺乳动物细胞正向突变试验。

四、化学物致癌性的评价

1. 致癌物的最终确定

对于外源化学物化学结构的分析或致突变性测试，仅能达到确定何种受试物应优先进行动物致癌试验，其结果并不能作为受试物是否具有致癌作用的依据。

由于通过动物致癌试验确定的致癌物，迄今只有极少数量（约 34 种）经过肿瘤流行病学调查证实并在国际上得到公认为对人类致癌，所以确定致癌物时应分为人类致癌物和动物致癌物。将有充分证据证实对动物致突变的外源化学物称为潜在致癌物（potential carcinogen）。确定人类致癌物主要根据：①流行病学调查结果能够重复；②有剂量-反应关系；③有动物致癌试验阳性结果支持。

对于动物致癌物的确定，各国认识不甚一致，甚至一个国家中的不同机构也有不同的认识。国际抗癌联盟（IARC）对动物致癌物的概念较为严格，要求：①在多种或多品系动物试验中，或在几个不同实验中，特别是不同剂量或不同染毒途径的实验中见到恶性肿瘤发生率增高；或②在肿瘤发生率、出现肿瘤的部位、肿瘤类型或出现肿瘤的年龄提前等各方面极为明显突出，才能确定为动物致癌物。

2. 致癌危险的定量评价

目前认为，一般毒性肯定有阈值，但致癌物特别是遗传毒性致癌物是否有阈值，至今尚未统一认识。在毒理学实验中，使用较敏感的观察指标或易感动物可降低阈剂量，增加动物数量也降低阈剂量。主张化学致癌有阈值者则指出：①电离辐射穿透机体完全按照物理学法则，而化学致癌物进入机体必须经过吸收、分布、生物转化、排泄等过程的影响，才能达到靶器官击中细胞内的 DNA。②对 DNA 化学损伤的修复机理足以排除一定剂量造成的损伤。③化学致癌是一个多阶段过程，任一阶段受阻都可能中止肿瘤形成过程。化学致癌还需要多次突变，而一个遗传毒性致癌物分子不可能产生多次突变。④致癌物剂量愈低，潜伏期愈长。当剂量降低至一定程度，潜伏期即有可能超过接触群体每一个体的寿命，于是不可能有癌出现。

所用数学模型可分为三种类型：①根据剂量-反应关系的频数分布建立的模型。如概率单位模型。②模拟致癌机理建立的模型。如单发击中线性模型、多发击中模型、分阶段模型和直线化多阶段模型。③根据发癌潜伏期建立的模型。

实验所得的剂量-反应关系数据与实际安全剂量（VSD）相比是高发癌范围的资料，与上述任一模型拟合都会得到很好的拟合优度。但是目前的情况是，推算 VSD 时，实际上不依据拟合优度来选择数学模型，而是由研究人员任意选择。但不同数学模型推算的 VSD 可相差甚远，因此，需要研究更合理的数学模型，以真实反映致癌的剂量-效应关系和致癌物是否存在阈值。

【复习思考题】

1. 简述生殖毒性的评价方法。
2. 简述突变机制及外源化学物致突变的评价方法。
3. 简述致癌作用发生的过程。
4. 简述化学物致癌性的评价。

第九章 体外试验与新技术在毒理学中的应用

●● 第一节 食品毒理学体外试验概述 ●●

随着食物资源的开发以及食品添加剂的快速发展，大量新化学物成为食品的成分。而且在现有的化学物中，还有相当数量没有进行必要的毒理学评价。在此种情况下，利用经典的整体动物试验取得完整的毒理学资料极为困难。解决此种问题的重要方向是体外试验和基于计算机的非动物实验方法。

可以用体外试验技术研究的食品相关组分主要包括天然组分、食品加工过程中产生的物质、食品暴露于外界引入的外源物质、添加剂等允许添加的组分以及包装引入的污染物。体外试验所观察到的毒理学效应均是毒物和/或反应活性代谢产物在敏感性细胞上或敏感细胞内某一分子靶部位作用的结果。如将敏感细胞或某分子靶部位例如酶，在体外条件下，维持其正常的生理功能，并观察外源化学物对其的影响，即将毒理学中毒物中毒的启动阶段，在体外条件下，观察其对外源化学物的反应和外源化学物对它的作用。体外试验模型取材范围很宽，可取哺乳动物的离体脏器灌流、脏器切片温育、细胞培养、亚细胞器组分以及提纯的某些酶分子或 DNA 分子等。目前还需要开发完善的模拟生物屏障功能（胃肠道和血/脑屏障）的体外试验系统，用于研究单一食品组分在胃肠道的吸收和生物可利用性以及细胞膜转运蛋白在食物组分吸收和排泄中的作用。

系统地讲，食品毒理学体外试验系统主要包括：①亚细胞系统，如大分子、细胞器和亚细胞成分。②细胞系统，如原代细胞、转基因细胞、无限增殖细胞系、处于不同转化阶段的细胞、处于不同分化阶段的细胞、干细胞、混合培养细胞屏障系统。③完整组织，包括器官型系统、融合组织、组织切片和组织分离块（如胚胎肢芽、肠道隐窝）。体外系统需要按照"良好细胞培养操作（good cell culture practice）"进行维持。根据体外试验在决策过程中所起的作用将其分为 3 类：①筛选试验。它仅提供决策过程的最初资料，还需要进行更权威的试验，无论是整体还是体外试验。②附加试验。它可为协作部门或法律部门的最终决策过程提供有用的资料，如机理的研究，但仅有它是不够充分的。③替代试验。它是在大量实验的基础上，使体外毒性试验能替代整体动物试验，以提供更多的信息。

体外系统主要用于化学物质筛选毒性分级及提供更加全面的食品化学物质毒理资料，体外实验系统更适合于精细地研究组织局部和靶标特异性效应，有利于揭示化学物质毒理作用机理。体外试验的优点除在于能控制环境因素，可排除相互作用的系统如免疫、神经内分泌系统的影响，较快速经济，试验间误差较少以外，同时还可用人组织细胞或组织进行试验而略过从试验动物结果向人外推的环节。体外试验技术还具有如表 9-1 所示的其他优点。但是体外试验技术也有其不足，首先，体外试验不能提供每日允许摄入量及化学物在体内分布等信息；第二，体外试验是依据毒性作用的始发阶段及继续发生的分子与细胞反应，其与整体系统有差异；第三，体外毒性试验难以预测慢性毒性。因此体外试验必须与体内试验相互补充、相互验证才能为毒理学研究提供坚实的科学基础。

表 9-1　体外毒性试验系统的优点

能控制环境因素	较为快速和经济
可排除相互作用的系统如免疫系统、神经内分泌系统的影响	需要较小量的受试化学物
每一剂量水平可利用大量的生物样品，如细胞、细胞器等	产生较小量的有毒废物
试验间的误差较少	可以利用人体细胞
可同时和/或反复多次取样	减少整体动物的使用
可做成复杂的相互作用的试验系统，如复合细胞培养等	

●● 第二节　肝脏灌流技术 ●●

　　肝脏灌流是毒理学中研究外源化学物对肝脏损伤及代谢的常见方法。在灌流液中加入外源化学物，此外要维持灌流液的 pH 值、氧含量，还要控制适宜的灌流液流速。一般是以下腔静脉和门静脉为插管灌流通路，为此应结扎肝动脉、上腔静脉，在恒温条件下灌流。近年来随着分析手段的不断进步，离体肝脏灌流技术趋向简便易行，被广泛应用于外源性化学物代谢和肝毒性研究，如脂族醇（aliphatic alcohol）、硫代乙酰胺（thioacetamide）、对乙酰氨基酚（acetaminophen）和鬼笔环肽（phalloidin）所致肝损伤。

　　和其他体外模型相比，离体肝脏灌流最接近体内状态，其最大的优势在于保持了肝组织结构和功能的完整性，有完整的脉管系统，细胞间的相互作用及各种代谢酶的活性与体内一致，而且灌流状态下的肝脏有正常的摄取、转运、代谢、排泄和分泌功能，氧、营养物质和化学物可经正常的生理途径进入细胞。灌流过程中可多次由胆汁和从肝脏流出的灌流液采样，分析测定其中外源性化学物及其代谢产物，在一定时间内动态观察化学物进入器官内所发生的变化，进行短期的代谢动力学试验；另外可检查肝脏的蛋白质、糖、脂肪代谢以及排泄功能，测定来自肝细胞的酶，了解肝细胞损伤情况；灌流结束后可进行组织学观察。此外灌流介质的成分和流速均可调节，可严格控制进入肝脏的化学物的量；在灌流介质中可加入相对大量的受试化学物，解决了整体动物试验剂量过高的问题。近年来有学者用血液代替灌流介质，用离体肝脏灌流进行血液动力学分析。

　　离体肝脏灌流需要特定的装置，操作相对复杂，肝脏功能完整性仅能维持数小时，因此一个灌流的肝脏只能用于研究一种特定浓度的化学物，不适用于多种化学物、多个浓度的研究。相对其他体外模型而言，离体肝脏灌流并没有减少使用的动物数，并且不能用人肝进行试验。

　　肝脏灌流按位置可分为离体及原位肝脏灌流；按灌流方式可分为循环式与一过式、正向、反向与双重灌流等。

一、离体肝灌流与原位肝灌流

　　离体肝灌流与原位肝灌流是最常用的两种肝脏灌流技术。前者完成插管手术后肝脏被摘离躯体置于特定的体外装置进行灌流，而后者则在动物躯体内、肝脏的原位上进行插管手术及灌流。Mischinger 对离体肝灌流技术作了改进，其装置可同时进行两个离体大鼠肝脏灌流。离体灌流与原位灌流的比较显示，两者在中间代谢研究上具有等效性。原位肝灌流与离体肝灌流各有优缺点。原位肝灌流与体内情况的可比性较离体肝灌流高，其对代谢研究的范围已限于肝脏，但无法避免受肝门静脉和动脉血流、神经和激素等内源性物质对肝脏代谢的影响；离体肝灌流则不受上述因素影响，而且采样方便，故被广泛应用于药物研究。

二、循环式肝灌流与一过式肝灌流

肝脏灌流按灌流液是否循环分为循环式和一过式（非循环式）两种。循环式灌流是密闭型灌流，使灌流液流回储液池，不断循环；一过式灌流是开放性的，灌流液经过肝脏后不再循环，自下腔静脉流出。循环式肝灌流反映了物质在肝脏中不断循环、不断代谢的真实情况，更接近生理状态；由于灌流液不断循环，因而所需的灌流液量少、用药量也少。但循环式肝灌流积累的内源性代谢物有时会影响肝脏的功能。如果灌流液中含血红细胞，灌流液的循环亦增加了溶血的情况。一过式肝灌流可以立即检测流出液中化学物的瞬时转变和代谢物生成，减少代谢物累积；可根据流出液中化学物质的变化评价灌流肝脏的活性、观察剂量-反应关系；且易于改变受试物浓度等实验条件。但一过式肝灌流需要大量的灌流液；而且内源性物质不断被灌流液冲洗掉，如果某些代谢过于微弱，就不易检测出其变化。肝萃取率高、代谢较快的化学物宜用一过性肝灌流或增加循环式灌流中灌流液内化学物的浓度，而肝萃取率低的化学物宜进行循环式灌流。

三、正向灌流与反向灌流

根据灌流液流向不同灌流方法又有正向和反向之分。绝大多数肝脏灌流采用正向设计，即灌流液经门静脉导入，由肝静脉导出。而反向灌流由肝静脉导入，由门静脉或肝动脉导出。

四、双重灌流

肝脏有两条血供途径：门静脉和肝动脉。通常的离体肝灌流大多只经门静脉灌流而忽略了肝动脉的作用。双重灌流（dual perfusion）既进行门静脉灌流亦进行肝动脉灌流，可更好地模拟肝脏生理体系。但由于肝动脉太细且离门静脉太近，肝动脉不能直接插管；通常是从腹腔动脉或大动脉（成功率较低）或胃十二指肠动脉（常用于大动物）间接插管，故实验操作难度较大。

五、肝脏灌流的特点

肝脏灌流技术作为一种与在体肝脏最具可比性的体外系统，有其突出的优点：①可以在接近生理状况的条件下进行肝功能研究，因血流、血压或激素水平波动而引起的数据变动可降到最低限度；②保持了完整的脏器和细胞结构、肝脏的生理生化特性以及位于不同亚细胞空间的代谢通路；③排除了其他组织、脏器的干扰以及整体动物实验时的毒性问题；④能够严格控制灌流液中受试物的浓度；⑤易于采集血样或灌流液，可动态定量分析受试物及其代谢产物并进行结构鉴定。

肝脏灌流技术亦存在一定的缺陷：①灌流实验只能在有限的时间内进行；②肝脏功能受多种因素和实验条件影响，如手术操作、灌流液组成、流速等；③手术及插管操作技术极复杂。

●● 第三节　细胞培养及其在毒理学中的应用 ●●

一、细胞培养基本技术

细胞培养技术在毒理学研究中已经被应用且发展成为一门新的学科——细胞毒理学，该学科主要应用体外细胞模型对外界环境中有害因子（物理、化学和生物）进行检测，评价其对人体可能产生的危害。细胞培养方法在许多方面比经典毒理学体内实验方法更有优势，比如实验周期短、实验损耗少、可长期直接观察受试物作用于活细胞后所致的形态结构变化，并研究这些变化的机理、程度等，利用人体细胞进行实验并可重复取样，这样可较好地解决物种差异问题。利用细胞培养技术还可以排除整体动物实验中可能的混淆因素如激素、神经系统或免疫系统的影响。但是，这种方法难于反映外源化学物质对机体器官形态的影响，不能反映组织特定功能对外源化学物质的作用，更难于反映机体稳态调节系统（如神经、内分泌系统和免疫系统）对外源化学物质的反应，更为重要的是细胞培养多为短期试验，对亚慢性或慢性毒性的评估价值不大。

但是，目前世界范围内实验动物使用限制带来的压力越来越大；而常规整体动物实验费用太高也是限制毒理学研究发展的因素之一；此外，由于物种差异等原因，实验动物与人体实验结果之间相关性往往不佳。因此，尽管体外毒性实验在目前仍然存在如上所述的不足之处，但利用细胞培养技术进行毒理学研究已广泛开展。

到目前为止，分离的细胞是毒理学中使用最广泛和最深入的体外实验系统。体外系统分离的细胞包括悬浮液中的新鲜游离细胞、原代培养细胞、细胞株、细胞系及复合培养的细胞（表 9-2）。与原代细胞相比，干细胞（stem cell）在毒理学研究中更有应用前途。干细胞是一种未充分分化、尚不成熟的细胞，具有再生各种组织器官和人体的潜在功能。干细胞具有无限增殖潜能，具有转化为其他细胞的可塑性，且更容易从人体取材。

表 9-2　毒理学研究中常用细胞

各种物种的成纤维细胞	肺的各种类型细胞
淋巴母细胞	培养的背根胶质细胞
腹水瘤细胞	培养的睾丸细胞
淋巴细胞	膀胱细胞
角质细胞	心脏细胞
肝细胞	脊髓微血管细胞
肝癌细胞	脂肪细胞
肾脏髓质和皮质细胞	

二、三维细胞培养技术

单层细胞在体外环境下增殖生长，会逐渐丧失其原有的性状，因此许多利用单层细胞培养技术研究的结果往往和体内的情况不符。经过传代后能否维持体内的性状是细胞培养技术面临的难题。三维细胞培养技术（three-dimensional cell culture，TDCC）是应这个需求而诞生的一种新技术。在这种技术中，细胞被培植在一定的细胞外基质（extracellular matrix，ECM）中，ECM 充当生长支架，使得细胞分化产生一定的三维组织特异性结构，所创建的细胞生长环境最大程度地模拟体内环境。

在较早的三维细胞培养技术中，ECM 主要由具有三维结构的不同材料构成，这种材料的主要成分是胶原蛋白，主要用含有血清的培养基培养细胞。最近，可降解的聚酯羊毛逐渐被用来代替 ECM 作为生长支架使用，而培养基多用不含血清的 DMEM 化学培养基，形成了完全可控制的生长环境。在最新的技术中，可降解的聚酯羊毛被制成人工脉管模，用于模拟体内环境，由细小的纤维、间隙和孔洞组成，氧气、激素和营养成分得以通过，而废物可以从里面过滤出来。多种细胞系、胚胎干细胞和初级组织块都可用于三维细胞培养。在三维细胞培养中既可实现同型培养也可实现异型培养（多种细胞和成纤维细胞共培养）。

三维细胞培养的关键设备是生物反应器，其中最典型的生物反应器是旋转式细胞培养系统（rotary cell culture system，RCCS）。RCCS 是水平旋转无气泡的膜扩散式气体交换培养系统。细胞通过膜式气体交换器来吸氧和排出 CO_2，可以模拟微重力环境，进行能分化或模仿父系组织结构和功能的组织培养。

三、转基因细胞和固定化细胞

许多已经建立的细胞系表达的特定酶（尤其是异生物质代谢酶）太低，这大大限制了其在体外代谢研究中的应用，这种弊端主要可通过转基因细胞解决，即给细胞引入特定酶的cDNA（如多种 P450 亚型基因），使其在连续细胞系（或人组织源细胞）持续表达。转基因细胞也可用于构建特定模型用于体外筛选，例如，CALUX 细胞是表达有荧光素基因的肝癌细胞，这种细胞接触二噁英或二噁英样化学物质时可剂量依赖性地合成荧光素，可通过酶促产光反应进行定量分析。

另外，正常细胞在体外的生长周期有限，在经过一定生长阶段后或衰老（senescent）而停止增殖。采用固定化细胞技术可以使正常细胞跨越衰老屏障，同时不影响其他生理特性。固定化细胞在毒理学研究中很有发展潜力。

四、肠道屏障系统

上皮屏障是外源性化学物质接触体内组织前首先要作用门户。上皮吸收机理对毒理学评价至关重要。肠道上皮细胞可以用来研究外源化学物在肠道的摄取、转运、代谢和毒性。由于原代肠道上皮细胞在体外培养条件下很快会失去其在体内特有的分化特征，如细胞的极性、细胞间紧密连接等，因此原代细胞一般仅仅用于短期毒性研究，而绝大多数研究则使用各种细胞株，其中以 Caco-2 和 HT-29 细胞应用最为广泛。Caco-2 细胞为人类结肠腺癌细胞，当其生长达到融合后细胞可自发分化形成极性，并表达出分化成熟肠道上皮细胞的某些结构和功能特征。在体外肠道屏障系统中，Caco-2 细胞接种于半透性聚碳酸酯膜或聚乙烯膜上，细胞长成单层后进行试验。试验前应检测细胞单层的极性和完整性。细胞极性可通过检测细胞绒毛膜面的标志酶活性或通过光学或电子显微镜观察分化标志结构的形成来确认。细胞单层的完整性和通透性可通过测定跨上皮细胞电阻（transepithelial electrical resistance，TEER）来反映。当 TEER 值增长到一定水平后即表明完整细胞单层和细胞间紧密连接的形成。

外源化学物在不引起明显的细胞毒性的剂量下，就可引起 Caco-2 细胞间紧密连接功能改变和细胞单层通透性增加，使得肠道上皮细胞的屏障功能下降，从而导致在正常情况下不能进入体循环的分子进入机体，引起局部或更为广泛的系统效应，因此常将此两项指标作为一个敏感的效应指标来考察外源化学物对肠道上皮细胞的毒性。通过实时监测暴露过程中的 TEER 值和对标志物通透性的改变，结合其他细胞毒性指标来综合反映外源化学物对肠道上皮细胞的影响。还可直接通过免疫荧光和荧光染色观察的方法来检查紧密连接相关蛋白和细胞微丝的改变，来直接反映外源化学物对紧密连接和细胞骨架的影响。另外还可观察这种不良效应的可恢复性。

五、细胞培养在毒理学中的应用

利用培养的细胞可进行多方面的毒理学研究，主要涉及到急性细胞毒性、器官特异性毒性、毒性作用机理研究、生物转化、毒性代谢产物形成、遗传毒性、繁殖毒性、联合毒性、比较毒性和光敏毒性等。毒理学细胞培养技术应注意以下几个问题。

1. 细胞类型的选择

细胞类型的选择取决于实验目的。一般性筛选系列化学物的一般毒性时，应选择生长迅速且易于处理的细胞系。机理研究多不用细胞系，因为培养的细胞会逐渐丧失许多功能，如细胞色素 P450 的活性。

细胞培养的优点之一是可选择来源于人体的组织细胞，可减少试验结果的物种差异。成纤维样细胞和上皮样细胞均可选用。常用的细胞系有 CHO、V79、Hela、BHR 及 L929 等。

2. 代谢活化

细胞经 8~24h 培养后，细胞色素 P450 活性将迅速下降。而在 CHO 细胞系中，涉及代谢活化的酶活性下降。所以，培养细胞对需代谢活化的化学物不敏感。

解决这个问题有两种方法，一是加 S9，二是与原代肝细胞复合培养。S9 需要 NADPH 才具有代谢活化作用，故在培养液中应加有 NADPH 生成系统（葡萄糖-6-磷酸脱氢酶、葡萄糖-6-磷酸和 NADP）。与原代肝细胞进行复合培养时也可采用其他不同的细胞系，如 V79、中国地鼠肺成纤维细胞和人成纤维细胞。

3. 受试物的给予

许多受试物由于水溶性较低，在加入培养液前，常需溶于有机溶剂，有机溶剂对细胞有损害作用，故应限制有机溶剂浓度在 1% 以下。在试验中可设立适当的有机溶剂对照和培养液对照。例如，需用 S9 混合液，有机溶剂的浓度应限制在 0.1%，因为许多有机溶剂可抑制酶的活性。不溶性的受试物如颗粒和油剂在给予培养液时仍存在问题。一般是混悬于培养液或者先溶于溶剂，再加入培养液，但有时会产生不同的毒性结果。例如，黄樟醚等油性受试物，假如使用高剂量时将有某些塑料培养皿成分溶出，则所观察到的毒性作用可能部分地是由于某些塑料成分所致。

4. 设立阳性对照组

实验系统的重现性应该用阳性对照物来检查。阳性对照物指采用经过研究或公认有特定作用的化学物。例如在代谢活化研究中常选择环磷酰胺为阳性对照物。

5. 毒性指标的选择

依据不同的试验目的和试验条件，可选择不同的观察指标。下列指标在毒理学中经常采用。

（1）IC_{50}　即经 3d 培养后，引起生长速率减至对照组一半时所需受试物的浓度。生长速率可用蛋白总浓度来表示，可用于细胞毒性的常规筛检。此外，前述评价细胞特性的指标，如形态学和接种效率等，均可采用。

（2）细胞膜损伤　可选择台盼蓝摄取、胞浆酶漏出、Ca^{2+} 释放以及钙泵的变化等指标来评价细胞膜的损伤。

（3）大分子物质合成与降解的改变　可选用 $[^{14}C]$ 亮氨酸蛋白试验和 $[^{3}H]$ 尿嘧啶掺

入 RNA 试验等指标，以判断受试物对培养细胞的大分子合成与降解的（有无）作用。

（4）代谢能力　除可选择 ATP 浓度、NADP/NADPH 比、谷胱甘肽含量、氧消耗量等指标外，还有毒物代谢酶的活性、细胞膜脂质过氧化作用及 $[^{14}C]$-葡萄糖氧化代谢成 $^{14}CO_2$ 的速率，均可反映细胞的代谢能力。

（5）形态学观察　通过光学显微镜和电子显微镜观察，可了解受试物对培养细胞的形态改变情况。

●● 第四节　亚细胞组分制备及其在毒理学中的应用 ●●

细胞由许多亚细胞组分组成，如核、线粒体、内质网膜、溶酶体及高尔基体等，它们在维持细胞正常生理功能方面起着重要的作用。故许多外源化学物引起机体的损害作用，有可能与亚细胞组分的结构与功能损伤有关。在毒理学中，亚细胞组分作为遗传毒性测定中的代谢活化系统，如 S9 已普遍运用。此外，亚细胞组分主要用于中毒机理的分子水平研究，因它们是从整体细胞上在自然环境下分离出来的，使毒理学家在体外条件下，有可能更深入了解外源化学物在毒作用部位的作用机理。但它离开了整体细胞，也有其局限性，即它仅提供有关一些特殊作用能力的特定信息。对外源化学物毒作用机理研究，还应结合其他研究如整体试验、细胞试验等，综合作出评价。

一、基于线粒体的毒理学检测技术

1. 正常线粒体的功能

线粒体是人体细胞内的一种重要细胞器，是体内能量转换的中介体，为生命提供约 90% 的 ATP。线粒体通过呼吸链的电子泄漏产生超氧自由基 O_2^- ·，进一步可生成过氧化氢（H_2O_2）、单线态氧（$^1O_2$）、羟自由基（OH^- ·）等活性氧（reactive oxygen species，ROS），并能合成一氧化氮自由基（NO），因而线粒体是生物体内 90% 以上的活性氧发源地。细胞内和线粒体内多种抗氧化系统可以调节线粒体 ROS 的生成，从而维持了正常生理条件下细胞内 ROS 的安全低浓度稳态。

线粒体由上千种蛋白组成，是细胞代谢网络的中心枢纽。它涵盖和控制着约 189 条生化代谢系列反应：包括呼吸氧化、糖酵解、脂肪酸氧化、三羧酸循环、活性氧解毒、磷脂合成、尿素循环、卟啉（porphyrin）合成和类固醇生成（steoridogenesis）以及蛋白质跨膜转运路径等，并在维持细胞内离子的平衡中起中心作用。

线粒体在细胞凋亡中起着十分重要的作用。线粒体通透性转变孔（permeability transition pore，MPTP）是位于线粒体内外膜之间由多个蛋白质组成的复合通道。MPTP 的开放，使细胞色素 c（cyt-c）等细胞因子释放到细胞质中，cyt-c 激活蛋白激酶原使细胞进入凋亡程序。线粒体中存在 Bcl-2 家族蛋白，构成成员包括抑制凋亡的家族成员（包括 Bcl-2、Bcl-xl 等）和促进凋亡的家族成员（包括 Bcl-xs、Bak、Bid、Bad 和 Bim 等），因此 Bcl-2 对细胞凋亡存在正调控和负调控作用。众多线粒体相关因素在细胞凋亡之中并非单独发挥作用，而是形成纵横交错的复杂调控网络，介导细胞凋亡。

因此，线粒体主导和维持着细胞的生理活动、生长发育和衰老的主要代谢基础。

2. 外源化学物质引起线粒体功能异常的机理

引起线粒体功能异常的主要原因是活性氧蓄积。生理情况下，体内 ROS 的来源多种多样，除主要由线粒体呼吸链产生，同时 NADPH 氧化酶、环氧合酶、脂氧合酶、黄嘌呤氧化酶、一氧化氮合酶所催化的反应均有活性氧产生。而细胞所具有的抗氧化机制，如过氧化氢、过氧化物歧化酶、谷胱甘肽过氧化物酶可清除活性氧，维持细胞内氧化还原的平衡。当某些因素作用于细胞，使活性氧的产生速率大于清除速率时，就会产生活性氧的蓄积。线粒体DNA靠近产生ROS的线粒体内膜，因此，氧化应激很容易损伤线粒体DNA（mitochondrial DNA，mtDNA），引起突变。线粒体DNA突变的积累通过改变氧化磷酸化及Ca^{2+}内稳态导致细胞功能障碍，这会诱导进一步的氧化应激和线粒体蛋白质循环缺陷，从而影响对凋亡的敏感性。

如图9-1所示，外源化学物质可能通过多种途径影响线粒体功能，一方面，某些外源化学物质具有核苷酸逆转录抑制剂（nucleotide reverse transcriptase inhibitor，NRTI）活性，可以抑制mtDNA复制中的聚合酶活性，逐渐削弱多种器官的线粒体功能，引起肌肉和肝脏毒性等。此外，就急性毒性而言，某些外源化学物质可以直接抑制氧化呼吸链，同时引起自由基蓄积。

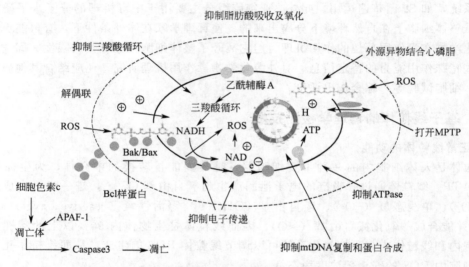

图 9-1 外源毒性化学物质造成线粒体功能紊乱的可能途径

3. 线粒体毒性的检测

（1）线粒体的制备技术　线粒体的分离主要靠差速分离法。将动物组织制成匀浆，在适当的悬浮介质中差速离心可以分离细胞线粒体。在一定的离心场中（选用离心机的一定转速），颗粒的沉降速度取决于它的密度、半径和悬浮介质的黏度。在一均匀的悬浮介质中离心一定时间，组织匀浆中的各种细胞器及其他内含物由于沉降速度不同将停留在高低不同的位置。依次增加离心力和离心时间，就能够使这些颗粒按其大小、轻重分批沉降在离心管底部，从而分批收集。细胞器沉降顺序先后是细胞核、线粒体、溶酶体和其他微粒体、核糖体和大分子。悬浮介质通常采用缓冲的蔗糖溶液，它较接近细胞质的分散相，在一定程度上能保持细胞器的结构和酶的活性。

（2）线粒体呼吸功能的测定　线粒体的氧化磷酸化系统由两个不同但又紧密联系的多酶系统组成，即呼吸链和ATP酶/合成酶的两个系统。呼吸功能通常是利用氧电极测定反应体系的氧分压变化来了解线粒体的呼吸状况。

（3）线粒体呼吸的抑制作用检测　研究线粒体呼吸的抑制作用，在了解线粒体氧化磷酸化作用中起着重要作用。外源化学物抑制线粒体的氧化磷酸化过程，将它们的抑制作用研究与已知抑制剂作用比较，可探讨外源化学物作用线粒体氧化磷酸化的机理。

（4）ATP 合成的测定　测定线粒体氧化磷酸化可通过测定 ATP 合成量进行。常用的方法是用葡萄糖/己糖激酶捕捉系统，其中由 ATP 不断产生 ADP，使线粒体维持状态，通过 Pi 的消失测定 ATP 的形成。本法简便易行，又不需特殊的仪器。此外，由于线粒体制备物可保持良好的偶联状态，一般为 2～3h，可进行许多测定，尤其是抑制作用的研究。再者，ATP 合成的测定不同于偶联的氧消耗，受线粒体制备的质量影响较小。

二、基于微粒体的毒理学检测技术

微粒体（microsome）是内质网在细胞匀浆过程中形成的碎片，并非独立的细胞器。微粒体含有混合功能氧化酶（MFO）。MFO 又称多功能氧化酶，包括细胞色素 P450（Cyt P450）、NADPH、细胞色素 P450 还原酶、细胞色素 b5、NADH-细胞色素 b5 还原酶、芳烃羟化酶、环氧化物水化酶以及磷脂等。其中以细胞色素 P450 最为重要，它与分子氧形成"活性氧"复合体，是能氧化进入肝、肺的外源性化学物质。经其氧化代谢可产生两种反应：一是降解反应，可使原化学物质变为低毒的或无毒的物质从体内排出；二是激活反应，可使原化学物质转化为具有亲电子性质，导致毒性增强，成为致突变物或终致癌物。MFO 在毒理学研究中有着重要地位，故微粒体是毒理学中较常用的体外系统。

1. 组织微粒体的制备技术

可用超速离心法、凝胶过滤、钙沉淀法和等电点沉淀法制得微粒体。对于较软的脏器，如肾脏、睾丸和脑与肝微粒体制备的操作变动不大。对于结缔组织较多的肺、皮肤等脏器和对于小肠微粒体的制备较为麻烦。因为，小肠仅上皮细胞含有外源化学物的代谢酶，在小肠的不同区域其酶活性也不一样，以及肠内的蛋白酶可迅速降解代谢酶。其解决的办法有：①小肠上皮细胞可由打开的小肠内面刮取或用机械振荡来与小肠结缔组织分离；②加入胰蛋白酶的抑制剂使蛋白酶活性降低或加入甘油或二硫苏糖醇（dithiothreitol，DTT）保护酶活性；③加入肝素防止凝集和蛋白聚集。

2. 混合功能氧化酶系的测定方法

MFO 催化的反应类型繁多，且底物特异性不强，故有多种方法用于 MFO 测定，可分为直接法和代谢法。直接法是直接测定 MFO 的各组成成分，如细胞色素 P450 含量等。代谢法是通过测定 MFO 催化反应中的底物消耗量或产物生成量，间接了解 MFO 活力。由于 MFO 作用的复杂性以及成分的多样性，通常认为使用单一方法进行 MFO 的评价不够全面和可靠，因此，在毒理学中是采用多种检测分析方法，从不同角度进行 MFO 作用的评定。

（1）直接测定细胞色素 P450 含量　直接法可判断外源化学物对 MFO 催化是否具有诱导作用或抑制作用。它能评定 Cyt P450 总含量，但不能确定某一 Cyt P450 亚型的改变，也就是说不能测定 MFO 催化某一特定反应的活动。

（2）代谢法　代谢法可分为 NADPH 消耗量测定、氧耗测定和 MFO 催化代谢产物生成量测定。

① NADPH 的测定。NADPH 参与 MFO 的催化作用过程，故通过测定 NADPH 的氧化，即 NADPH 消耗量，可间接了解 MFO 活力。

② 氧耗测定法。采用氧电极法测定反应体系中的氧耗量，通过化学计量法间接了解 MFO 活力的反应体系中，NADPH 需要保持恒定的水平，故常用 NADPH 生成系统，如葡萄糖-6-磷酸/葡萄糖-6-磷酸脱氢酶或异柠檬酸/异柠檬酸脱氢酶等来满足需要。本法也有与 NADPH 消耗量测定类似的缺点，即微粒体制备物中有较多的酶系在催化过程中均有氧的消

耗。例如，在微粒体制备过程中，难免有触酶（catalase）的污染，触酶催化过氧化氢产生水和氧。此外，也可能有脂质过氧化作用发生，所以，用氧耗测定法评价 MFO 活力有一定局限性。

③ MFO 催化代谢产物的测定。通过直接测定特定底物的消耗进行 MFO 活力评定存在一定的困难，因为其大多数底物的米氏常数（K_m）为 $0.5 \sim 5.0$mmol/L，而 MFO 的比活性仅为 $1.0 \sim 15.0$nmol 产物生成量/（min·mg 蛋白）。可见两者差异较大，即其底物转变量小于 1%，与测量方法本身的误差相近，难于进行统计学分析。故评定 MFO 活力时，多改用其代谢产物生成量的测定。由于其底物特异性不强，催化反应类型较多，目前已建立多种产物的检测方法。依据测定技术，代谢产物测定方法又可分为可见紫外分光光度法、荧光分光光度法、氚标记放射测定和色谱分析等。

第五节　分子生物学在毒理学中的应用

一、细胞凋亡及其检测方法

1. 细胞凋亡及其毒理学意义

细胞死亡表现为细胞坏死（necrosis）和细胞凋亡（apoptosis）两种形式。细胞坏死是细胞的他杀性死亡，在细胞受到急性伤害时，线粒体形态和功能首先发生改变，继而细胞膜受损，失去调节渗透压的能力，细胞自身稳定失衡，细胞肿胀、破裂、内容物溢出，导致周围组织发生炎症。细胞凋亡则是一种特殊类型的受基因调控的细胞死亡过程，又称为程序性细胞死亡（programmed cell death，PCD）或生理性细胞死亡（physiological cell death，PCD），表现为一种细胞自杀现象。

细胞凋亡不仅为生理过程，而且还是一种病理性的防御过程。虽然细胞凋亡受基因调控，但细胞不会无故主动"自杀"的。首先，多细胞生物通过凋亡调节正常的生理，保持机体正常的生长发育和保持机体平衡。如衰老细胞发生凋亡以维持正常组织和器官的细胞数目恒定与生长平衡，表明凋亡是与有丝分裂功能相反的调节细胞群体的方式。但是有些细胞凋亡则是随机发生的，如 B 细胞群的发育过程中有大约 95% 的细胞因各种原因（基因缺陷、自身抗体表达及缺乏某些因子等）而趋向死亡。所以说，细胞凋亡在多细胞体的生命过程中是经常性的生理过程。另一方面，有机体并非孤立的循环平衡系统，它与外环境有着密切的联系，经常受到各种外源物质的影响，尤其是有害物质侵入对机体造成的损害。受攻击的细胞在病理条件下，如高温、去除血清或生长因子、营养耗尽、细胞因子及射线等均能诱导细胞凋亡，外源化学物如过氧化氢、甲醇、二甲基亚砜及氨甲喋呤、苯丁酸氮芥等抗肿瘤药，在一定剂量条件下也可诱导凋亡发生。所以，细胞凋亡也是机体受外源物质侵害时的一种病理性防御反应。

在一定剂量范围内，外源化学物质作用于细胞并不直接杀死细胞，而只是引起细胞损伤，使这些细胞获得了激活内在程序性自杀机制的能力，最终导致细胞凋亡，且凋亡细胞数与毒物的剂量和作用时间呈明显 S 形关系曲线。凋亡细胞清除可以保护机体免受濒死细胞内容物的损害，而且可以清除生物性毒作用的继续繁殖和发展。但较高剂量的外源化学物作用可引起细胞坏死，引发炎症反应。这种现象与机体毒作用表现的死亡—患病—亚临床变化—体内过量负荷的等级关系很相似，细胞凋亡可看作是细胞在遭受毒物侵害时维持"正常"的负荷状态，而当毒物作用超过细胞负荷能力，它便会像机体发病那样表现出"病态"——坏死，从而引发一系列的继发损害。从这个意义上讲，诱导细胞发生凋亡的剂量与毒物最大无作用剂量相似，这为毒理学研究中从细胞水平解释中毒机理提供了思路，并可望成为化学物质毒性安全评价的参考指标。凋亡又与细胞生物学、发育生物学、免疫学及肿瘤学等多种重要的生物学科和医学学科相关联。通过对细胞凋亡的研究，将毒理学与多种学科联系在一起，不仅为毒物作用机理研究提供新思路，为深入探讨毒物安全水平及防治提供理论和实验基础，同时对肿瘤的发生机理和防治措施研究也有着十分重要的意义。

2. 细胞凋亡的检测方法

（1）形态学观察方法

① HE 染色、光镜观察。凋亡细胞呈圆形，胞核深染，胞质浓缩，染色质成团块状，细胞表面有"出芽"现象（图 9-2）。

② 吖啶橙（AO）染色，荧光显微镜观察。活细胞核呈黄绿色荧光，胞质呈红色荧光。凋亡细胞核染色质呈黄绿色浓聚在核膜内侧，可见细胞膜呈泡状膨出及凋亡小体（图 9-3）。

③ 台盼蓝染色。如果细胞膜不完整、破裂，台盼蓝染料进入细胞，细胞变蓝，即为坏死。如果细胞膜完整，细胞不为台盼蓝染色，则为正常细胞或凋亡细胞。此方法对反映细胞膜的完整性，区别坏死细胞有一定的帮助（图 9-4）。

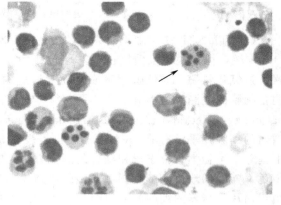

图 9-2　HE 染色观察凋亡细胞

④ 透射电镜观察。可见凋亡细胞表面微绒毛消失，核染色质固缩、边集，常呈新月形，核膜皱褶，胞质紧实，细胞器集中，胞膜起泡或出"芽"及凋亡小体被临近巨噬细胞吞噬现象（图 9-5）。

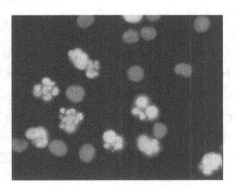

图 9-3　吖啶橙（AO）染色的凋亡细胞

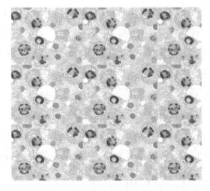

图 9-4　台盼蓝染色观察凋亡细胞

（2）DNA 凝胶电泳　细胞发生凋亡或坏死，其细胞 DNA 均发生断裂，细胞内小分子量 DNA 片段增加，高分子 DNA 减少，胞质内出现 DNA 片段。但凋亡细胞 DNA 断裂点均有规律地发生在核小体之间，出现 180～200bp DNA 片段，而坏死细胞的 DNA 断裂点为无特征的杂乱片段，利用此特征可以确定群体细胞的死亡，并可与坏死细胞相区别。进行 DNA 凝胶电泳后正常活细胞 DNA 电泳出现阶梯状（LADDER）条带；坏死细胞 DNA 电泳类似血抹片时的连续性条带。

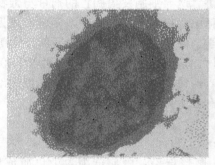 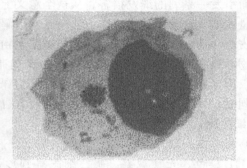

(a) 正常 T 淋巴细胞　　　　　　　　(b) 凋亡 T 淋巴细胞

图 9-5　透射电镜观察凋亡 T 淋巴细胞×10000

（3）TUNEL 法　细胞凋亡中，染色体 DNA 双链断裂或单链断裂而产生大量的黏性 3′-OH 末端，可在脱氧核糖核苷酸末端转移酶（TdT）的作用下，将脱氧核糖核苷酸和荧光素、过氧化物酶、碱性磷酸酶或生物素形成的衍生物标记到 DNA 的 3′-末端，从而可进行凋亡细胞的检测，这类方法称为脱氧核糖核苷酸末端转移酶介导的缺口末端标记法（terminal-deoxynucleotidyl transferase mediated nick end labeling，TUNEL）。由于正常的或正在增殖的细胞几乎没有 DNA 的断裂，因而没有 3′-OH 形成，很少能够被染色。TUNEL 实际上是分子生物学与形态学相结合的研究方法，对完整的单个凋亡细胞核或凋亡小体进行原位染色，能准确地反应细胞凋亡典型的生物化学和形态特征，可用于石蜡包埋组织切片、冰冻组织切片、培养的细胞和从组织中分离的细胞的形态测定，并可检测出极少量的凋亡细胞，因而在细胞凋亡的研究中被广泛采用。

（4）ELISA 法测定细胞凋亡　细胞凋亡时，Ca^{2+}、Mg^{2+} 依赖的内源性核酸内切酶将双链 DNA 从各核小体间连接区断裂，产生单或寡核苷酸小体，各核小体的 DNA 与核组蛋白 H2A、H2B、H3、H4 形成紧密的复合物而对内源性核酸酶有抵抗使之不被裂解。主要使用单克隆抗 DNA 抗体和抗组蛋白抗体直接检测 DNA 和组蛋白。

（5）Annexin V 联合 PI 法　在细胞凋亡早期位于细胞膜内侧的磷脂酰丝氨酸（PS）迁移至细胞膜外侧。磷脂结合蛋白 V（Annexin V）是一种钙依赖性的磷脂结合蛋白，它与 PS 具有高度的亲和力。因此，Annexin V 可以作为探针检测暴露在细胞外侧的磷脂酰丝氨酸。故利用对 PS 有高度亲和力的 Annexin V，将 Annexin V 标记上荧光素［如异硫氰酸荧光素（FITC）］，同时结合使用 PI 拒染法（因坏死细胞 PS 亦暴露于细胞膜外侧，且对 PI 高染）进行凋亡细胞双染法后用流式细胞仪即可检测凋亡细胞。正常活细胞 Annexin V、PI 均低染；凋亡细胞 Annexin V 高染、PI 低染；坏死细胞 Annexin V/PI 均高染。

二、DDRT-PCR 技术

控制生物性状的基本结构和功能单位是基因；而基因的表达存在着时间和空间上的差异。比较不同毒物或同一毒物在不同作用状态下的基因表达情况，将为分析整个细胞的生命过程提供有用的信息。然而要从上万种的表达基因中找出异常表达的基因并非易事。差异显示反转录聚合酶链反应（differential display reverse transcription polymerase chain reaction，DDRT-PCR）技术的问世从方法学上成功地解决了上述难题，已成为筛选毒物作用后差异表达基因的常用方法之一。目前，毒理学已将该技术应用于急慢性中毒、致突变、致癌和致畸等毒性作用分子机制的研究中，并取得了一些可喜的成果。

1. DDRT-PCR 技术的原理和特点

DDRT-PCR 又称 mRNA 差异显示法，是一种筛选和克隆受机体内外各种因素影响下差异表达基因的方法。其基本原理为：根据真核细胞中有 15000 个表达基因，且其 mRNA 均含有 poly（A）末端的特点，合成 2 组引物。其中，3′-端锚定引物设计成 T12MN（N 代表 4 种碱基中的 1 种；M 为 A、G 和 C 3 种碱基中的 1 种，但不能为 T），共有 12 种引物。5′-端引物设计成 20 条随机引物，每条引物由 10 个碱基组成。将基因背景相同的 2 个或多个细胞系或组织总 RNA（mRNA）在反转录酶的作用下反转录成 cDNA，然后用相应的 3′-端引物和 5′-端随机引物进行 PCR 扩增，通过比较 PCR 产物电泳条带的密度即可找出不同细胞或不同处理组细胞中差异表达基因的扩增片段。回收并再次扩增差异表达的 cDNA 片段，经 mRNA 杂交分析、克隆、鉴定序列分析等过程，然后与 Genbank 数据库中的已知序列进行同源性匹配，即可确定差异表达的基因是已知的基因还是新发现的基因。

DDRT-PCR 技术其主要优点为：①RNA 用量少，约 $0.15\mu g$；②能灵敏地用于检测组织或细胞中表达极低丰度的 mRNA 样品的差异表达；③可同时比较 2 种以上的 RNA 样品；④重现性好；⑤可同时检测基因的上调和下调表达；⑥操作快速简单；⑦实验过程中可步步验证比较。但在实际应用过程中，DDRT-PCR 技术也存在着一些问题：①假阳性率较高；②检测全部 mRNA 工作量过大；③对低拷贝 mRNA 检测能力较差；④基因的克隆受 mRNA 表达的时效性影响；⑤筛选出来的差异表达片段通常为 300～500bp，而且大多数位于 3′-端非编码区，这些序列常不能真正代表差异表达的基因。

2. DDRT-PCR 在食品毒理学研究中的应用

食品中的各种生物毒素是食品毒理学研究的热点之一。先用两个例子说明 DDRT-PCR 技术在生物毒素毒性研究中的应用。例一，线粒体毒素 3-硝基丙酸（3-NPA）能引起基本神经中枢的神经变性和类亨廷顿病的神经症状。当用不同剂量的 3-NPA 处理鼠科动物的成神经细胞瘤细胞，然后用 DDRT-PCR 方法分析基因表达的变化；研究者从 29 个差异显示的反转录片段中鉴别出 33 个候选 cDNA。例二，在受到佛波醇肉豆蔻酸乙酸酯（PMA）和离子霉素（ION）刺激的鼠科动物 EL24 胸腺瘤 T 细胞模型中，有关学者也使用了该技术来评价由脱氧雪腐镰刀菌烯醇（呕吐毒素）诱发的基因表达变化。他们分离出 10 个差异表达的 cDNA 片段，经测序得知，有 3 个片段被鉴定为已知的基因，它们分别为 GRP78PBiP、P58IPK 和 RAD17；并且 GRP78PBiP 在呕吐毒素暴露的细胞中表达减少。单端孢霉烯族毒素是一组靶向白细胞的真菌毒素，它有着广泛的免疫调节效应。有研究者把 DDRT-PCR 技术用于评价脱氧雪腐镰刀菌烯醇（DON）和葡萄穗霉毒素 G（SG）对 RAW26417 巨噬细胞系 mRNA 的影响。他们分离出 23 个差异表达的 cDNA 片段并进行测序，结果发现有 2 个 cDNA 片段与已知的基因巨噬细胞炎症蛋白 22（MIP22）和补体 3a 受体（C3aR）同源；MIP22 和 C3aR 的 mRNA 表达均受到 DON 上调，而仅有 MIP22 的 mRNA 受到 SG 的诱导。该研究表明单端孢霉烯族毒素诱导的特异性炎症性基因可能取决于单端孢霉烯族毒素的结构。

三、单细胞凝胶电泳技术

许多检测 DNA 损伤的技术可以用于研究遗传毒性，例如测定单细胞非程序 DNA 合成（UDS）、利用碱性洗脱法检测合并细胞的 DNA 单链断裂（DAN SSB）和 ALS。UDS 技术虽然可以提供单细胞水平的信息，但是其操作需要使用放射性物质，灵敏性也比较低。碱性洗脱法没有考虑 DNA 损伤的细胞间差异，其进行需要大量的细胞。相对而言，单细胞凝胶电泳（single cell gel electrophoresis，SCGE）更适合于遗传毒性检测。

SCGE 又叫彗星试验（comet assay），是一种评定 DNA 损伤的标准方法。该技术原理

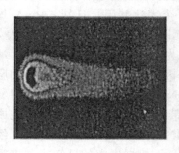

图 9-6　用单细胞凝胶电泳技术
获得的细胞 DNA 迁移图

是在细胞裂解液的作用下，细胞膜、核膜被破坏，RNA、蛋白质等从细胞中逸出，扩散到裂解液中，只有核 DNA 仍停留在原位。如果细胞未受到损伤，经荧光染色后核呈圆形。如果细胞受损，在碱性条件下，DNA 双链解旋成单链，断片进入凝胶。电泳时，断片由于分子量较小、本身带负电荷，在电泳场的作用下离开主核向阳极移动。经荧光染料染色后，其形状犹如彗星（图 9-6）。细胞受损越严重，断片越多，电泳后彗星的尾越长，所以在一定条件下彗星尾的长度可以反映 DNA 损伤的大小。该技术可用于体内外实验，并应用于各种有核细胞检测受试物对 DNA 的损伤和修复效应。

与其他遗传毒性试验相比，SCGE 具有多种优点，主要包括：①其灵敏性足以检测微量 DNA 损伤；②使用少量细胞即可进行；③易于操作；④成本低；⑤安全；⑥实验材料需要量少；⑦试验操作时间短。SCGE 在遗传毒性检测中的应用主要包括以下方面：①高通量筛选；②用于区分遗传毒性和细胞毒性诱发的线粒体损伤的机理研究；③用于区分遗传毒性和非遗传毒性致癌物的体内机理研究。

四、基因芯片技术

基因芯片又称 DNA 芯片，是将众多特定的寡核苷酸探针或基因探针，有序地排列固定于支持物表面，然后与待测分子进行杂交，形成 DNA 双链或 DNA/RNA 双链，再通过荧光检测系统对杂交信号进行检测，并配以计算机系统对每一探针上的荧光信号作比较和分析，从而迅速得出待测样品 DNA 或 RNA 序列。探针是一种已知特异性的核酸分子，它带有合适的标记物供反应后检测。

基因芯片技术的操作过程是：DNA 芯片的制作、样品 DNA 或 RNA 的制备、分子杂交、杂交信号的检测与分析。杂交方法有两类：一类是在固定支持物上化学合成一系列寡核苷酸探针与游离的靶分子（DNA 或 RNA）杂交；另一类是在固定物上按设计方式固定不同的靶分子与游离的探针杂交。杂交信号是根据杂交分子或未杂交分子所发出的不同波长的光实现的；荧光信号是由激光共聚焦显微镜激发探针或靶细胞上的荧光素而被电脑处理所得到的，完全杂交者则发出强的荧光信号，不完全杂交者信号较弱，不杂交者则检测不到荧光信号；再经计算机应用特制的软件处理，而得出 DNA 序列及变化情况。

应用 DNA 芯片可以在一个实验中同时对成千上万个基因的表达情况进行分析，为研究化学分子或食品功能因子对生物系统的作用提供全新的线索。该技术可对单个或多个有害物质进行分析，以确定化学物质在低剂量条件下的毒性，分析、推断有毒物质对不同生物的毒性，如果不同类型的有毒物质所对应的基因表达有特征性的规律，那么就可比较对照样品和有毒物质的基因表达谱，就可以对各种不同的有毒物质进行分类，在此基础上进一步建立合适的生物模型系统，便可以通过基因表达变化来反映食品中外源性化学物对人体的毒性。

基因芯片技术应用于食品中外源性化学物毒副作用的研究将改变传统的毒理学研究方式，节省大量的动物实验，提高食品的安全性，促进食品学科的发展。已经有不少研究工作表明，利用 DNA 芯片预测化学物毒性和对毒性物质进行分类是可行的。Waring 等用 15 种已知的肝毒性化学物处理大鼠。这些毒物将对肝细胞造成多种伤害，如 DNA 损伤、肝硬

化、肝坏死和诱发肝癌等。从大鼠肝脏中提取 RNA，用 DNA 芯片作基因表达分析。通过将基因表达结果与组织病理分析和临床化学分析的结果进行比较，发现两者有很强的相关性。该结果表明，DNA 芯片分析是一种可以用来分析化学物质安全性和对环境毒物进行分类的灵敏度较高的方法。在另一报道中他们用同样的 15 种化合物作用大鼠的肝细胞，再用 DNA 芯片作基因表达分析，结果显示具有相似毒性机制的化合物所获得的基因表达谱具有相似性。

五、转基因动物实验

转基因动物是在其基因组中含有外源遗传物质的动物，它被广泛应用于科学研究的各个方面。由于转基因动物集整体、细胞和分子水平于一体，更能体现生命整体研究的效果，因此成为毒理学研究的热点之一。

1. 生产转基因动物通常采用的转基因方法

生产转基因动物通常采用的转基因方法有 4 种：受精卵显微注射技术、胚胎干细胞法、逆转录病毒载体法和精子载体法。每种转基因方法的每一次操作产生的都是一个子代，对同样的目的基因和宿主细胞进行同样的操作，每两次操作之间发生的基因整合都可能不同。

2. 用于毒理学研究的转基因动物模型

（1）一般毒性研究模型　C-fos-LacZ 转基因小鼠用于神经毒性的研究。金属硫蛋白（MT）基因的转基因和基因删除小鼠用于金属和某些非金属的研究。如 MT 转基因小鼠对镉等的抗性增加，而 MT 的基因删除小鼠对镉、银、汞、顺铂和四氯化碳的毒性敏感性增强。

（2）致突变检测模型　转基因动物为解决遗传毒性研究中长期存在的一些问题提供了可能性。如体外试验和体内整体动物的定性、定量外推，整体动物基因突变需消耗大量动物和时间，如确定靶器官以及对诱发的遗传改变做精细分析等。自 Gosen 等 1989 年建立了第一个转基因突变检测模型以来，已有十多种模型。

（3）致癌检测模型及其在致癌物质作用机制研究中的应用　转基因动物为快速检测致癌物、促癌物和研究化学致癌的机制提供了新的重要途径。目前已建立的检测模型或研究模型有：①过量表达癌基因的转基因动物模型。如 Tg. AC 小鼠，HK-fos 转基因小鼠，ras-H$_2$ 转基因小鼠，携带激活的 H-ras 原癌基因小鼠等。这些转基因动物对化学致癌剂的敏感性提高了许多倍。如带有激活 Pim-l 肿瘤基因的转基因动物，对乙基硝基脲的致癌作用较相应的非转基因动物，其敏感性提高了 25 倍。②基因删除动物致癌检测模型。用同源重组的方法，将一段 DNA 整合到抗肿瘤基因，使该抗肿瘤基因不能表达具有正常功能的蛋白质，用这种方法培养的动物称基因删除动物。在这方面研究得最多的是肿瘤抑制基因 P53。基因删除动物 P53（＋/－）和正常动物 P53（＋/＋）一样，发育和生长均无异常，但用致癌剂（如二硝基二甲胺）处理后，P53（＋/－）基因删除动物的平均寿命为 29 周，而 P53（＋/＋）的平均寿命为 42 周，其肿瘤的发生与分布也有很大的差异。其他如芳香烃受体（AHR）小鼠、过氧化物酶体增殖剂诱导的受体 α（PPARα）小鼠等。③转基因动物用于生殖毒性研究。如 ZP3（编码）透明带硫酸糖蛋白基因删除小鼠、雌激素受体基因或孕酮受体基因删除小鼠、DNA 甲基转移酶基因删除小鼠等。

（4）用于特定组织毒性研究的转基因动物　典型的例子是用含乳糖操纵子的噬菌体培育一种转基因动物，具有乳糖操纵子的噬菌体在感染某些细菌后，菌落为蓝色。如果含有乳糖操纵子的噬菌体在体内由于受化学物的处理而受到损害，不能抄录正常的半乳糖苷水解酶，这种噬菌体在体外装配后，其感染细菌的菌落为无色。因此根据蓝色和无色菌落的多少来判断某些化学物基因毒性的强弱。此外，用质粒作为载体也获得了成功，从而提高了检测的敏感性，更重要的是，化学物处理后的动物，基因载体可以从不同组织细胞分离出来，因此这种动物能显示化学物的组织细胞特异毒理学作用。

六、流式细胞技术

流式细胞仪（flow cytometry，FCM）是一种测量细胞荧光染色强度，定量测定细胞和亚细胞成分（微粒）的细胞分析仪。它也是在单细胞分析和分选基础上发展起来的对细胞的物理或化学性质进行快速测量并可分选高纯度细胞亚群的一项新技术。随着细胞和分子生物学技术尤其是单克隆抗体技术的发展和分子探针的开发，流式细胞技术日见成熟，显示出快速、灵活、灵敏和定量的特点。目前，流式细胞技术在毒理学多个分支研究领域已得到广泛应用。在研究外源化学物的细胞毒性和致癌分子机理方面显现出重要价值。流式细胞技术已经在毒理学的以下方面得到了应用。

1. 免疫毒理学

FCM 技术是当代生命科学领域被广泛采用的最先进的快速分离、鉴定免疫细胞的一项新技术。它可检测 T 细胞、B 细胞、NK 细胞、单核/巨噬细胞、树突状细胞等及其比率，同时可对细胞因子表达水平和淋巴细胞凋亡进行检测。

依据 CD3/CD19 是区分 T、B 淋巴细胞的 CD 抗原标志；CD45RO、$CD3^+CD4^+CD8^-$、$CD3^+CD8^+CD4^-$ 分别是 T、T 辅助/诱导（TH/TI）、T 抑制/杀伤细胞（Ts/Tc）的标志；HLA-DR 是活化 T 细胞的重要分子之一的特性，通过分析血液淋巴细胞免疫表型分布情况，可以研究外源化学物质对机体免疫功能的影响。

用 FCM 技术对单核/巨噬细胞功能进行检测主要集中在巨噬细胞吞噬能力检测、巨噬细胞计数及巨噬细胞凋亡检测方面，与传统的人工计数相比，用 FCM 技术进行巨噬细胞自动计数的结果更为准确。

计数人体总 NK 细胞群的 CD 抗原标志是 $CD3^-CD16^+$ 和/或 $CD3^-CD56^+$。NK 细胞活性高低常用于反映人体细胞免疫功能状况。采用一种红色荧光 DNA 染料来标记胞浆膜已受损的靶细胞，结合 FCM 技术来定量测定人 NK 细胞的细胞毒性的方法，因其具有快速、简便、准确的特点，已被广泛应用且有逐步替代传统的 ^{51}Cr 或 LDH 细胞毒性试验的趋势。

近年发展起来的通过 FCM 技术定量测定细胞内细胞因子水平的方法，由于应用简便又具有较高的敏感性和特异性，已被广泛采用。但因细胞因子多有局域释放和组织特异性，血液检测结果常不能代表其在体内的实际水平，从而使得对整体动物和人群的监测受到局限。另外，由于细胞因子的合成和分泌是短暂的自限性过程，这就要求取材和检测的时间需要精确。另外，多种细胞因子的调节剂核转录因子 κB（NF-κB），因其在正常淋巴细胞活化中可调节许多重要基因的表达，与免疫抑制密切相关，用 FCM 技术测定体内组织细胞中 NF-κB 表达率的技术已较成熟并得到广泛应用。

2. 生殖、发育和遗传毒理学

FCM 技术由于具有快速、灵敏、客观和多参数的特点在生殖毒理学研究中已得到广泛应用。主要是对人或哺乳动物的睾丸和精子细胞进行单细胞检测。应用 FCM 技术进行生殖毒理学研究的终点可包括：①精子、睾丸细胞计数和精子活力；②精子染色体结构的改变；③精子非整倍体率和 X 染色体双体率；④线粒体功能和 DNA、RNA 含量；⑤组织学形态的改变。目前，FCM 技术在遗传毒理学中的主要应用是微核自动化检测。

应用 FCM 技术进行发育毒理学研究主要集中在细胞分裂增殖，包括细胞周期、细胞周期的更换速度以及细胞周期相关蛋白的检测方面。其中细胞周期的检测主要是检测处于 G_1/G_0、S 和 G_2/M 不同细胞周期相的细胞数，主要通过对细胞进行 DNA 染色标记来实现。细胞周期的更换速度检测主要通过复合标记（如细胞经 BrdU 染料标记后再标记 BrdU 的抗体）或双重标记（如细胞经 BrdU 染料标记后再标记 PI 或 Hoechst33258 染料）荧光抗体来实现。细胞周期相关蛋白只要找到适配的抗体就可实现 FCM 的检测。

3. 神经毒理学

目前，应用 FCM 技术进行神经毒理学研究主要集中在以下几个方面：①不同来源神经细胞凋亡率的检测；②神经细胞内 Ca^{2+} 浓度测定，通常采用 Fura/AM 或 Fluo-3/Fura-red 双标染色结合 FCM 技术来进行；③ 细胞内某些特异性氨基酸含量或基因表达的检测。

成功的 FCM 技术与标本制备、合适的探针或标志物的选择以及仪器、资料的正确分析密切相关，这些方面如不加以注意和控制，不可避免会出现一些假象和错误的结果。FCM 技术最大的弊端是缺少直接控制和不能提供细胞形态学的信息，如形状和结构等方面的信息。还需注意的一点是，细胞自然成分中的"自发荧光"波长较短，故理想的荧光剂其激发波长应在 575～800nm（橘黄→红色），以避免与背景自发的较强蓝→绿色（450～535nm）荧光相重叠。

七、荧光原位杂交技术

荧光原位杂交（fluorescence *in situ* hybridization，FISH）技术是 20 世纪 80 年代末在放射性原位杂交技术的基础上发展起来的一种非放射性分子细胞遗传技术。该技术不但可用于已知基因或序列的染色体定位，在基因定性、定量、整合、表达等方面的研究中也颇具优势。荧光原位杂交技术在遗传毒理学染色体畸变研究和检测中具有重要的应用价值，可以检测细胞分裂中期和间期染色体的异常改变，还可用于微核来源的鉴定。

FISH 技术的基本原理是：将 DNA（或 RNA）探针用特殊的核苷酸分子标记，然后将探针直接杂交到染色体或 DNA 纤维切片上，再用与荧光素分子偶联的单克隆抗体与探针分子特异性结合来检测 DNA 序列在染色体或 DNA 纤维切片上的定性、定位以及相对定量分析。FISH 技术具有安全、快速、灵敏度高、探针能长期保存、能同时显示多种颜色等优点，不但能显示中期分裂相，还能显示于间期核。同时在荧光原位杂交的基础上又发展了多彩色荧光原位杂交技术和染色质纤维荧光原位杂交技术。

FISH 技术的操作过程是：首先将被检组织做成切片固定在玻片上，被检组织仍保持较好的核酸探针穿透性；然后加已标记的核酸探针于被检组织切片上，这样核酸探针就可以与组织中的 DNA 或 RNA 进行杂交，杂交后将未结合核酸探针充分洗掉；再加荧光标记的试剂与核酸探针结合，然后也要充分洗涤，以洗去多余的荧光染料；应用激光共聚焦显微镜对标本进行分层扫描，荧光染料受到短波光照后便会在其所排布的位置上发光，同时计算机对此进行处理；从而达到对特殊目标顺序进行检测、定位的目的。所用探针对基因组不同部分可用不同颜色标记，如多色荧光原位杂交技术，可在同一细胞核或中期染色体中显示出不同颜色。

FISH 技术作为非放射性检测体系，具有以下优点：①荧光试剂和探针经济、安全；②探针稳定，一次标记后可在两年内使用；③实验周期短、能迅速得到结果，特异性好、定位准确；④FISH 可定位长度在 1kb 的 DNA 序列，其灵敏度与放射性探针相当；⑤多色荧光原位杂交技术通过在同一个核中显示不同的颜色而同时检测多种序列；⑥既可以在玻片上显示中期染色体数量或结构的变化，也可以在悬液中显示间期染色体 DNA 的结构。但是 FISH 技术不能达到 100% 杂交，特别是在应用较短的 cDNA 探针时效率明显下降。

【复习思考题】

1. 简述肝脏灌流技术。
2. 简述细胞培养技术在外源化学物毒理评价中的应用。
3. 简述线粒体的制备原理及方法。
4. 简述细胞凋亡及其检测方法。
5. 简述单细胞凝胶电泳的原理。

第十章　我国食品的安全性评价

食品安全性与毒性以及相应的危险概念是分不开的,评价一种食品是否安全,并不是根据其内在的固有毒性,而是看其是否造成实际的伤害。事实上,随着分析技术的进步,已发现越来越多的食品,特别是天然食品中含有多种微量的有毒成分,但这些有毒成分并不一定会造成危害。一般来说,含量水平对毒性有重要意义,但对致癌物而言,不管是高剂量、短时期暴露,还是低剂量、长时期的暴露都会发生基因突变、致癌,与致癌物含量水平无关。风险可解释为人所不希望的事件发生的概率或机会多少。食品生产、加工、储存、销售过程中使用食品添加剂及其他化学品等,也能为食品带来一定的危险,但不用这些化学品又会使其他的危险加大,如病虫害蔓延、食品质量下降、价格上涨等。因此对食品中可能含有的危害因素只有从危险与获益两个方面充分的认识与理解,做出正确的危险评价,并采用相应的措施控制危险。

确保食品安全和人体健康,需要对食品进行安全性评价。食品安全性评价主要是阐明某种食品是否可以安全食用、食品中有关危害成分或物质的毒性及其危险大小,利用足够的毒理学资料确认物质的安全剂量,通过危险评估进行危险控制。食品安全性评价在食品安全性研究、监控和管理上具有重要意义。

●● 第一节　食品安全性毒理学评价的发展 ●●

毒理学安全性评价(toxicological safety evaluation)是通过动物实验和对人群的观察,阐明某种物质的毒性及潜在的危害,进而对该物质能否投放市场做出取舍的决定,或提出人类安全的接触条件,即对人类使用这种物质的安全性做出评价的研究过程。它实际上是在了解某种物质的毒性及危害性的基础上,全面权衡其利弊和实际应用的可能性,从确保该物质的最大效益、对生态环境和人类健康最小危害性的角度,对该物质能否生产和使用做出判断或寻求人类的安全接触条件的过程。

一、食品安全性毒理学评价程序的发展进程

为了保证人类的健康、生态系统的平衡和良好的环境质量,人类早在几千年前就懂得运用法律手段来维护公共卫生以及人类的健康和安全,如公元前18世纪,古巴比伦王国第六代国王汉谟拉比颁布了著名的《汉谟拉比法典》,其中有涉及关于水源、空气污染、食品清洁等方面的条文。自20世纪初以来,美国、法国、德国等一些国家开始了医疗卫生方面专门的立法,陆续制订和颁布了关于有毒化学品的管理法规。第二次世界大战后,随着社会经济的发展和科学技术的进步,卫生立法得到了世界各国的重视,许多国家和组织先后制订了有毒化学品的管理法,管理毒理学(regulatory toxicology)进入了实质发展的阶段。管理毒理学将毒理学的知识技术,潜在化学毒物的测试及研究结果应用于毒物管理,以防治人类的中毒性健康危害及保护环境。它涉及毒理学科及管理部门制订立法、执法两个方面的内

容。例如，美国 FDA 1979 年颁布联邦食品、药物和化妆品法案（the Federal Food, Drug and Cosmetic Act, FD&CAct），对各种化学物质安全性进行管理；经济与发展合作组织（Organization of Economic Cooperation and Development, OECD）于 1982 年颁布了化学物品管理法，提出了一整套毒理实验指南、良好实验室规范（good laboratory practice, GLP）和化学物投放市场前申报毒性资料的最低限度，对新化学物实行统一的管理办法。

卫生行政执法和处罚以法律法规为准绳，而毒理学安全性评价则是裁决的基础。1999年欧洲四国发生了二噁英（dioxin）食物污染事件，包括我国在内的许多国家做出拒绝进口可疑污染食品的决定，即是以毒理学安全性评价资料为依据做出的裁决。尽管世界各国由于政治、经济、历史、文化传统的差异，所寻求的安全性和对毒理学安全性评价的要求会有所不同，各国根据各自不同时期的任务和存在的问题来制订相应的卫生法律法规进行管理，但对化学毒物进行安全性评价却是各国相应的卫生法律法规中的基本要求。

世界各国对化学物质进行毒理学安全性评价均以人类使用相对安全为前提，因为绝对的安全是不可能存在的，评价的依据是人类或社会能够接受的安全性。

我国对化学物质的毒性鉴定及毒理学实验开始于 20 世纪 50 年代，在五六十年代对食品、药品等曾作过初步的法律规定，但此后一段时间进展缓慢甚至停滞不前，直到 80 年代以后才有了迅速的发展。80 年代以来，我国有关部门陆续发布了一些化学物质的毒性鉴定程序和方法，这些文件具有法规性质和效力。国家也陆续颁布了有关的法律，以加强对外来化学物的管理。目前我国这方面的法律法规体系已逐步形成并不断完善，各级卫生行政部门依法执法，管理具有强制性和实效性，成效显著，对保护环境和保障人民身体健康发挥着重要的作用。目前我国实施的主要的有关法律法规如下所述。

① 卫生部在 1983 年公布《食品安全性毒理学评价程序（试行）》，1985 年经过修订。卫生部于 1994 年 8 月 10 日批准通过中华人民共和国国家标准《食品安全性毒理学评价程序》（procedures for toxicological assessment on food safety）（GB 15193.1—94）并予以实施；2003 年由中国疾病预防控制中心营养与食品安全所起草，对 1994 年版的《食品安全性毒理学评价程序》进行修订，颁布《食品安全性毒理学评价程序》（GB 15193.1—2003），并予以实施，同时废止了 GB 15193.1—1994。

② 卫生部和农业部于 1991 年 12 月颁发了《农药安全性毒理学评价程序》（toxicological procedures of safety evaluation for pesticide）。此评价程序规定了农药安全性毒理学评价的原则、项目及要求，适合于在我国申请登记及需要进行安全性评价的各类农药。为配合做好农药登记，国家质检总局于 1995 年 8 月 17 日发布了中华人民共和国国家标准《农药登记毒理学试验方法》（toxicological test methods of resticides for registration）（GB 15670—1995），该标准规定了农药登记毒理学的方法、条件的基本要求，并从 1996 年 1 月 1 日起实施。

③ 1984 年 9 月 20 日在第六届全国人民代表大会常务委员会第七次会议上通过了《中华人民共和国药品管理法》，于 1985 年 7 月 1 日起施行。与此相对应的是，卫生部于 1985 年 7 月 1 日颁布并实施的《新药审批办法》中，对药物的毒理学评价做出了具体规定。随后在 1988 年卫生部颁布的《新药（西药）毒理学研究指导原则》中，对毒理研究的技术提出了明确要求。

④ 1987 年 5 月 28 日卫生部发布了国家标准《化妆品安全性评价程序和方法》（procedures and methods of safety evaluation for cosmetics）（GB 7919—87），于 1987 年 10 月 1 日起实施。该标准适用于在我国生产和销售的一切化妆品原料和化妆品产品，具体规定了对化

妆品原料和产品的安全性评价程序和有关毒性实验方法。

⑤ 1996 年 7 月 18 日卫生部食品卫生监督检验所发布了《保健食品功能学评价程序和检验方法》，该程序和检验方法规定了评价食品保健作用的统一程序和检验方法，为保健食品的管理提供科学依据；1998 年 5 月 26 日卫生部颁布了修订后的《保健食品功能学评价程序和检验方法》。

⑥ 1987 年国务院发布《化学危险品安全管理条例》，对各种易爆、易燃物质，有毒、有腐蚀的化学品加强管理，其中有规定化学危险物品生产企业应向审批部门提交包括化学物的毒性资料在内的一批文件。

二、食品安全性毒理学评价程序的意义

20 世纪以来，随着现代工业特别是化学工业的迅猛发展，人类在日常生活和生产中接触及使用的新化学品与日俱增。但是，在目前已知的人类可能接触或销售的 500 万种化学物质中，进行了化学品毒性登记的只有 10 万余种，而其中人类经常使用或接触的化学品种类已逾 7 万种；此外，许多新化学品正以每年 1000 种的速度不断涌现。据不完全统计，我国生产的化学品约为 4000 多种。这些化学物质在影响生态环境的同时，对人类的健康也造成了严重的威胁。人类长期直接或间接地接触这些化学物质所引起的毒性以及致畸、致突变和致癌作用，越来越受到人们共同的重视与关注。因此，为防止外来化学物质对人体可能带来的有害影响，对各种已投入或即将投入生产和使用的化学物质进行毒性试验研究，据此对其做出安全性评价并提供毒理学方面的科学依据，就成为一项极为重要的任务。为便于将彼此的试验结果进行评价比较时有共同的基础，有利于推动安全性评价工作的开展，按照安全性评价对毒理学试验的最基本要求和目前技术水平的具体情况，制订一个相对统一的毒性试验的毒理学评价程序有着重要的意义。

●● 第二节　食品安全性毒理学评价程序 ●●

各类危害人体健康的化学物质，其暴露作用的定性、定量分析是一个复杂的过程，涉及到毒理学、流行病学、临床医学、化学（分析化学、有机化学、生物化学）和生物统计学等，其中毒理学和流行病学是较为重要的部分。从毒理试验获得的数据有限时，就要运用流行病学进行分析。

食品污染物和食品添加剂（人工和天然）的毒理学数据主要从动物毒理学研究中获得，和流行病学相比毒理学研究具有实验设计优点，所有条件保持连续性。进行确定物质的暴露分析，暴露过程和暴露条件（如饮食、气候等）能被仔细监测和控制，并用组织病理学和生物化学方法提供可能的高敏感性的副作用反应研究。但是毒理学研究并不意味着就能直接应用于人，因为如果用实验动物小鼠的试验结果应用于 70kg 体重的人体是不合理的。从实验动物获得的数据外推到人群进行定量的危险评价时需要三个重要的假设：①实验动物和人群的反应要相似；②（高）实验暴露的反应与人的健康有关，并可外推到环境暴露（包括食品摄入）水平；③动物试验表明物质的所有反应，这个物质对人有潜在的毒副作用。通常在进行定量危险评价时可能有很大程度的不确定性。

和毒理学相比，流行病学是一门观察科学，这是它的强项也是它的弱点。它存在暴露和反应的时间差问题，也许当人们已暴露于某一危害物时流行病学还未能观察出结果，这样一来对于新化学物，流行病学观察是无用的工作，人们还要依靠毒理学研究。

按照 2003 年我国卫生部颁发的《食品安全性毒理学评价程序》标准（GB 15193.1—2003）以及目前关于食品安全性评价方法的研究进展，对食品安全性进行评价时需要进行以下 4 个阶段的试验：急性毒性试验—遗传毒理学试验、传统致畸试验、30d 喂养试验—亚慢性毒性试验（90d 喂养试验、繁殖试验、代谢试验）—慢性毒性试验（包括致癌试验）。对不同物质进行毒理学评价时，可根据具体情况选择全部或部分试验。

一、试验前的准备工作

人们经常接触的化学物质有环境污染物、工业污染物、食品（包括食品添加剂、食品化学污染物）、化妆品、药物和农药等，无论对哪类化学物质进行毒理学毒性鉴定，都必须做好充分的准备工作。试验前应了解化学物质的基本数据，如化学物质名称、化学结构式、分子量；理化性质如熔点或沸点、蒸汽压、溶解度、pH 值、纯度、杂质等理化数据和有关的参数；也应了解受检样品的成分、规格、用途、使用范围、使用方式，以了解人类可能接触的途径和剂量、过度接触以及滥用或误用的可能性等，以便预测毒性和进行合理的试验设计。

1. 收集化学物质有关的基本资料

（1）化学结构　根据结构式有时可以预测一些化学物质的毒性大小和致癌活性。如西方和我国学者运用量子力学原理，提出几种致癌活性与化学结构关系的理论，有助于推算多环芳烃的致癌活性。

（2）组成成分和杂质　化学物中存在杂质，有时可能导致错误的评价，特别是对于低毒化学物，在动物试验中可因其中所含的杂质而增加毒性。有时还需了解在配制、储存时组成成分及性质有无变化，或在环境中可形成哪些转化产物等。

（3）理化性质　主要了解其外观、密度、沸点、熔点、水溶性或脂溶性、蒸汽压、在常见溶剂中的溶解度、乳化性或水溶性、稳定性等。

（4）化学物的定量分析方法　这些资料可通过向有关部门了解，或查阅有关文献资料获得，必要时需由实验室测定而获得。

（5）原料和中间体　了解化学物质生产流程、生产过程所用的原料和中间体，可以帮助估测化学物质的毒性。

2. 了解化学物质的使用情况

包括使用方式及人体接触途径、用途及使用范围、使用量，化学物质所产生的社会效益、经济效益和人群健康效益等，这些将为毒性试验的设计和对试验结果进行综合评价等提供参考。例如，对食品添加剂应掌握其加入食品中的数量；农药应掌握施用剂量和在食物中的可能残留量；如为环境污染物，应了解其在水、空气或土壤中的含量；工业毒物则应考虑其在空气中的最大浓度。因此在进行毒理学评价时，应对该种物质通过各种途径进入人体的实际接触最大剂量做出估计。

3. 选用人类实际接触和应用的产品形式进行试验

一般来说，用于毒理学安全性评价的受试物应采用工业品或市售商品，而不是纯化学品，以反映人体实际接触的情况。应当注意的是，在整个实验过程中所使用的受试物必须是规格、纯度完全一致的产品。当需要确定该化学品的毒性来源于化学物质还是所含杂质时，通常采用纯品和应用品分别试验，将其结果进行比较。如我国农药登记条例规定，急性毒性试验（包括经口、经皮和经呼吸道）的受试农药应包括原药和制剂。

4. 选择实验动物的要求

动物种类对受试化学物的代谢方式应尽可能与人类相近。进行毒理学评价时，优先考虑哺乳类的杂食动物。如大鼠是杂食动物，食性和代谢过程与人类较为接近，对许多化学物质的毒作用比较敏感，加上具有体形小、自然寿命不太长、价格便宜、易于饲养等特点，故在毒理学试验中，除特殊情况外，一般多采用大鼠。此外，小鼠、仓鼠（地鼠）、豚鼠、家兔、狗或猴也可供使用。对种属相同但品系不同的动物，同一种化学物质有时可以引发程度不同甚至性质完全不同的反应。因此，为了减少同种动物不同品系造成的差异，最好采用纯系动物（指来自同一祖先，经同窝近亲交配繁殖至少 20 代以上的动物）或内部杂交动物（指来源于同一部门同一品系经多代繁殖所得的动物）和第一代杂交动物（指两种纯品系动物杂交后所得的第一代杂交动物）进行实验。这些动物具有稳定的遗传特性，动物生理常数、营养需要和应激反应都比较稳定，所以对外来化学物的反应较为一致，个体差异小，重复性好。

二、食品安全性毒理学评价程序的基本内容

1. 初步工作

① 了解受试物（必要时包括杂质）的物理、化学性质（包括化学结构、纯度、稳定性等），与受试物类似的或有关物质的毒性等资料，以及所获得样品的代表性如何，要求受试物能代表人体进食的样品。

② 估计人体可能的摄入量。例如每人每日平均摄入量或某些特殊人群的最高摄入量。获得这些资料后，根据动物试验结果推测平均受试物对人体的可能危害。如果动物实验的无毒性作用水平（NOAEL）比较高，而最高摄入量很小，也就是摄入量远小于无作用水平，那么，这类受试物就可能被允许使用。反之，如最高摄入量甚至平均摄入量接近无作用水平，则这类受试物就难以被接受了。

2. 第一阶段（急性毒性试验）

（1）实验内容　主要测定经口急性毒性，包括 LD_{50}、联合急性毒性以及最大耐受剂量试验。

（2）实验目的　了解受试物的毒性强度、性质和靶器官。为急性毒性定级和进一步试验的剂量设计和毒性判定指标的选择提供依据。

（3）结果判定　如果该受试物的 LD_{50} 剂量小于人的可能摄入量的 10 倍，则不能用于食品，应对该物质作弃用处理，不再进行下一步的试验；如果大于 10 倍，则需要进行下一步的试验；在 10 倍左右时，应进行重复试验，或用另一种方法进行验证。

3. 第二阶段（遗传毒性试验）

实验内容主要包括遗传毒性试验、传统致畸试验和 30 天喂养试验。

（1）遗传毒性试验

① 目的。对受试物的遗传毒性以及是否具有潜在致癌作用进行筛选。

② 内容。遗传毒性试验的组合应该考虑原核细胞与真核细胞、体内试验与体外试验相结合的原则。从 Ames 试验或 V79/HGPRT 基因突变试验、骨髓细胞微核试验或哺乳动物骨髓细胞染色体畸变试验、TK 基因突变试验或小鼠精子畸形分析或睾丸染色体畸变分析试验中分别各选一项（其他备选试验：显性致死试验、果蝇伴性隐性致死试验、非程序性DNA 合成试验）。

③ 结果判定。a. 如三项试验（Ames 试验或 V79/HGPRT 基因突变试验，骨髓细胞微核试验或哺乳动物骨髓细胞染色体畸变试验，及 TK 基因突变试验或小鼠精子畸形分析或睾

丸染色体畸变分析试验中的任一项）中，体外或体内有一项或以上试验阳性，则表示该受试物很可能具有遗传毒性和致癌作用，一般应放弃该受试物用于食品；b. 如三项试验中有一项体内试验为阳性或两项体外试验为阳性，则再选两项备选试验（至少一项为体内试验），如再选的试验均为阴性，则可继续进行下一步的毒性试验；如其中有一项试验为阳性，则结合其他试验结果，经专家讨论决定，再做其他备选试验或进入下一步的毒性试验；c. 如三项试验均为阴性，则可继续进行下一步的毒性试验。

（2）传统致畸试验

① 目的。为了了解受试物是否具有致畸作用。

② 结果判定。以 LD_{50} 或 30 天喂养实验的最大未观察到有害作用剂量设计的受试物各剂量组，如果在任何一个剂量组观察到受试物的致畸作用，则应放弃该受试物用于食品，如果观察到有胚胎毒性作用，则应进行进一步的繁殖试验。

（3）30 天喂养试验

① 目的。对只需进行第一、二阶段毒性试验的受试物，在急性毒性试验的基础上，通过 30 天喂养试验，进一步了解其毒性作用，观察对生长发育的影响，并可初步估计最大未观察到有害作用剂量。

② 结果判定。对只要求进行第一、二阶段毒理学试验的受试物，若短期喂养试验未发现有明显毒性作用，综合其他各项试验结果作出初步评价；若试验中发现有明显毒性作用，尤其是有剂量-反应关系时，则考虑进行进一步的毒性试验。

4. 第三阶段：亚慢性毒性试验和代谢试验

（1）亚慢性毒性试验

① 实验目的。观察受试物以不同剂量水平较长期喂养，确定动物的毒性作用性质和靶器官，并初步确定最大无作用剂量；了解受试物对动物繁殖及对子代的发育毒性，观察对生长发育的影响，并初步确定最大未观察到有害作用剂量和致癌的可能性；为慢性毒性和致癌试验的剂量选择提供根据；为评价受试物能否应用于食品提供依据。

② 试验内容。a. 90d 饲喂试验；b. 繁殖试验；c. 致畸试验。

③ 结果判定。对以上三项试验中任何一项的最敏感指标的最大未观察到有害作用剂量进行评价：小于或等于人体可能摄入量的 100 倍者，表示毒性较强，应予以放弃，大于 100 倍而小于 300 倍者，可进行慢性毒性试验；大于或等于 300 倍者，不必进行慢性试验，可进行评价。

（2）代谢试验

① 试验目的。定性定量地了解受试物对机体的作用及种间的差异；了解不同因素（如剂量、时间、性别、种属等）对受试物吸收、分布和排泄的影响，了解代谢产物的形成情况，并以数学公式说明观察到的结果；为进一步试验提供资料。

② 结果判断

a. 根据吸收速率、组织分布及排泄情况，估计受试物在体内的代谢速率及蓄积性。

b. 根据主要代谢产物的结构及性质，推断受试物在体内的可能代谢途径以及有无毒性代谢物的产生情况。

5. 第四阶段：慢性毒性试验

（1）目的　了解经长期接触受试物后出现的毒性作用（包括致癌作用），阐明外来化学物慢性毒性作用的性质、靶器官和中毒机制，最后确定最大无作用剂量，为制定化学物的人类接触安全限量标准如最高容许浓度和每日容许摄入量以及进行危险度评定提供毒理学依据，为受试物能否应用于食品的最终评价提供依据。

（2）结果判定

① 根据慢性毒性试验所得的最大未观察到有害作用剂量进行评价：如慢性毒性试验所得的 MNL（以 mg/kg 体重计）小于或等于人的可能摄入量的 50 倍者，表示毒性较强，应予以放弃；大于 50 倍小于 100 倍者，应由有关专家共同评议；大于或等于 100 倍者，则可考虑允许使用于食品，并制定每日允许摄入量（ADI）。

② 根据致癌试验所得的肿瘤发生率、潜伏期和多发性进行致癌试验结果的判定：如在任何一个剂量组发现有致癌作用，且有剂量-效应关系，则需由有关专家共同评议做出评价。

三、食品安全性毒理学评价程序的选用原则

① 凡属我国创新的物质一般要求进行全部四个阶段的试验，特别是对其中化学结构提示有慢性毒性、遗传毒性或致癌性可能者或产量大、使用范围广、摄入机会多者，必须进行全部四个阶段的毒性试验。

② 凡属于已知物质（指经过安全性评价并允许使用者）的化学结构基本相同的衍生物或类似物，则根据第一、二、三阶段毒性试验结果判断是否需进行第四阶段的毒性试验。

③ 凡属已知的化学物质，世界卫生组织已公布每日容许摄入量者，同时申请单位又有资料证明我国产品的质量规格与国外产品一致，则可先进行第一、二阶段毒性试验，如果试验结果与国外产品的结果一致，一般不要求进行进一步的毒性试验，否则应进行第三阶段毒性实验。

④ 农药、食品添加剂、食品新资源和新资源食品等的安全毒理学评价试验的选择原则。

a. 农药。按卫生部和农业部颁发的 GB 15670—1995《农药登记毒理学试验方法》进行。对于由一种原药配制的各种商品，其中未加入其他未允许的成分时，一般不要求对各种商品进行毒性试验。凡将两种或两种以上已经国家批准使用的原药混合配制的农药或农药商品的制剂中添加了未经批准的其他具有较大毒性的化学物质作为重要成分，则应先进行急性联合毒性试验，如结果表明无协同作用，则按已颁布的个别农药的标准进行管理，并对所用的未经批准的化学物质进行安全性评价；如有协同作用，则需完成混合制品的第一、二、三阶段的毒性试验。

b. 食品添加剂

ⓐ 香料。鉴于食品中使用的香料品种很多，化学结构很不相同，而用量却很少，在评价时可参考国际组织和国外的资料和规定，分别决定需要进行的试验。凡属世界卫生组织已建议批准使用或已制定每日容许摄入量者，或者经香料生产者协会（PEMA）、欧洲理事会（UE）和国际香料工业组织（IOFI）几个国际组织中的两个或两个以上允许使用的，在进行急性毒性试验后，可参照国际有关资料或规定进行评价；凡属资料不全或只有一个国际组织批准的，则需先进行急性毒性试验和本程序所规定的致突变试验中的一项，经初步评价后，再决定是否需要进行进一步试验；凡属尚无资料可查、国际组织未允许使用的先进行第一、二阶段毒性试验，经初步评价后，决定是否需进行进一步试验；凡属用动、植物可食部分提取的单一组分，即高纯度天然香料，如其化学结构及有关资料并未提示具有不安全性的，一般不要求进行毒性试验。

ⓑ 其他食品添加剂。凡属毒理学资料比较完整，世界卫生组织已公布每日容许摄入量者或不需规定日允许量者，要求进行急性毒性试验和一项致突变试验，首选 Ames 试验或小鼠骨髓微核试验；凡属于一个国际组织或国家批准使用，但世界卫生组织未公布每日容许摄

入量，或资料不完整者，在进行第一、二阶段毒性试验后作初步评价，以决定是否需进行进一步的毒性试验；对于由动、植物或微生物制取的单一组分，高纯度的添加剂，凡属新品种需先进行第一、二、三阶段毒性试验，凡属国外已批准使用的则需进行第一、二阶段毒性试验。

ⓒ 进口食品添加剂。要求进口单位提供毒理学资料及出口国批准使用的资料，由省、直辖市、自治区一级食品卫生监督检验机构提出意见报卫生部食品卫生监督检验所审查后决定是否需要进行毒性试验。

c. 食品新资源和新资源食品。食品新资源及其食品，原则上应进行第一、二、三阶段毒性试验，以及必要的人群流行病学调查，必要时应进行第四阶段试验。若根据有关文献资料及成分分析，未发现有毒或毒性甚微不至构成对健康损害的物质，以及较大数量人群有长期食用历史而未发现有害作用的动、植物及微生物（包括作为调料的动、植物及微生物的粗提品）可以先进行第一、二阶段毒性试验，经初步评价后，决定是否需要进行进一步的毒性试验。

d. 食品容器和包装材料。鉴于食品容器和包装材料的品种很多，所使用的原料、生产助剂、单体、残留的反应物、溶剂、塑料添加剂以及副反应和化学降解的产物等各不相同，接触食品的种类、性质、加工、储存及制备方式不同（如加热、微波烹调或辐照等），迁移到食品中的污染物的种类、性质和数量各不相同，须通过指定的试验程序进行评价。

e. 辐照食品。按《辐照食品卫生管理办法》要求提供毒理学试验资料。

f. 食品及食品工具设备用洗涤消毒剂。按卫生部颁发的《消毒管理办法》进行，重点考虑残留毒性。

g. 兽药残留。参照 GB 15670—1995 进行。

四、食品安全性毒理学评价时需要注意的因素

1. 试验指标的统计学意义和生物学意义

在分析试验组和对照组指标统计学上差异的显著性时，应根据其有无剂量-反应关系、同类指标横向比较及与本实验室的历史性对照值范围比较的原则等来综合考虑指标差异有无生物学意义。此外如在受试物组发现某种肿瘤发生率增高，即使在统计学上与对照组比较差异无显著性，仍要给予关注。

2. 生理作用与毒性作用

对试验中某些指标的异常改变，在结果分析评价时要注意区分是生理学表现还是受试物的毒性作用。

3. 人的可能摄入量较大的受试物

应考虑给予受试物量过大时，可能影响营养素摄入量及其生物利用率，从而导致动物某些毒理学表现，而非受试物的毒性作用。

4. 时间-毒性效应关系

对由受试物引起的毒性效应进行分析评价时，要考虑在同一剂量水平下毒性效应随时间的变化情况。

5. 人的可能摄入量

除一般人群的摄入量外，还应考虑特殊和敏感人群（如儿童、孕妇及高摄入量人群），对孕妇、乳母或儿童食用的食品，应特别注意其胚胎毒性或生殖发育毒性、神经毒性和免疫毒性。

6. 人体资料

出于存在着动物与人之间的物种差异，在将动物试验结果推论到人时，应尽可能收集人群接触受试物后反应的资料，如职业性接触和意外事故接触等。志愿受试者体内的代谢资料对于将动物试验结果推论到人又有重要意义，在确保安全的条件下，可以考虑按照有关规定进行必要的人体试食试验。

7. 动物毒性试验和体外试验资料

本程序所列的各项动物毒性试验和体外试验系统虽然仍有待完善，却是目前水平下所得到的最重要的资料，也是进行评价的主要依据。在试验得到阳性结果，而且结果的判定涉及受试物能否应用于食品时，需要考虑结果的重复性和剂量-反应关系。

8. 安全系数

由动物毒性试验结果推论到人时，鉴于动物、人的种属和个体之间的生物特性差异，一般采用安全系数的方法，以确保对人的安全性。安全系数通常为 100 倍，但可根据受试物的理化性质、毒性大小、代谢特点、接触的人群范围、食品中的使用及使用范围等因素，综合考虑增大或减小安全系数。

9. 代谢试验的资料

代谢研究是对化学物质进行毒理学评价的一个重要方面，因为不同化学物质以及剂量大小，在代谢方面的差别往往对毒性作用影响很大。在毒性试验中，原则上应尽量使用与人具有相同代谢途径和模式的动物种系来进行试验。研究受试物在实验动物及人体内吸收、分布、排泄和生物转化方面的差别，对于将动物试验结果比较正确地外推到人具有重要意义。

10. 综合评价

在进行最后评价时，必须在受试物可能对人体健康造成的危害以及其可能的有益作用之间进行权衡。评价的依据不仅是科学试验资料，而且与当时的科学水平、技术条件以及社会因素有关。因此，随着时间的推移，很可能结论也不同。随着情况的不断改变，科学技术的进步和研究工作的不断进展，对已通过评价的化学物质需进行重新评价并做出新的结论。

第三节　食品安全危险评估

食品危险分析是针对国际食品安全性问题应运而生的一种宏观管理模式，同时也是一门发展中的新兴学科。危险分析的概念首先出现在环境科学危害控制中，于 20 世纪 80 年代出现在食品安全领域中，1995 年食品法典委员会（CAC）在食品安全性评价中提出了危险分析的概念，并把危险分析分为危险评估、危险管理和危险交流三个部分，其中危险评估在食品安全性评价中占有中心位置。对食品中危害成分进行危险性控制需要以危险评估为依据，以危险信息交流为保证。在进行整体的食品安全性评价过程中，要进行食品中某种危害成分的单项评价、某食品综合评价、膳食结构的综合评价以及最终的危险评价，同时要把化学物质评价、毒理学评价、微生物学评价和营养学评价统一起来得出结论，这也是目前食品安全性评价的发展趋势。

危险评估是指对人体接触食源性危害而产生的已知或潜在的对健康的不良影响的科学评估，是一种系统地组织科学技术信息及其不确定性信息，来回答关于健康危险的具体问题的一种评估方法。主要包括危害识别、危害特征描述、暴露评估、危险特征描述。危险评估的重要性不仅局限于它可以评估危害物质对人体危害的大小，还可以作为组织资料和信息以及落实分析工作的框架。如图 10-1 所示为毒理研究、危险度评定和危险管理三者关系的示意。

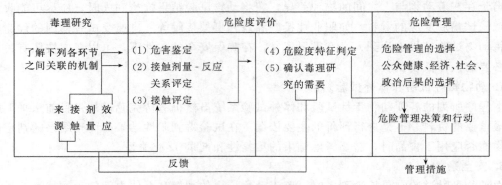

图 10-1　毒理研究、危险度评定和危险管理三者关系示意图

一、危害鉴定

危害鉴定（hazard identification）即对可能给人类及环境带来不良影响的危害物质进行识别，目的在于确定人体摄入化学物的潜在不良效应以及产生这种不利影响的可能性和不确定性，并对这种不良效应进行分级和分类。

1. 流行病学研究

如果能获得阳性的流行病学研究数据，应将它们应用在危险评估中。但是，对于大多数化学物而言，临床研究和流行病学资料很难得到；另外，因为大部分流行病学研究的统计力度不足以发现人群中低暴露水平的影响效果，所以阴性流行病学资料难以在危险评估中解释。如果等到阳性资料出现，表明不良效应已经发生，此时危害识别已经受到耽误。

在设计流行病学研究或用阳性流行病学资料时，应充分考虑以下因素：人类敏感性的个体差异、遗传的易感性、与年龄和性别有关的易感性、社会经济地位及营养状况等影响因素。

2. 动物试验

用于危险评估的绝大多数毒理学数据来自动物试验，这就要求这些动物试验必须遵循科学界广泛接受的标准化试验程序，如联合国经济合作与发展组织（OECD）、美国环保署（EPA）等规定的程序，但没有适用于食品安全危险评估的专用程序。无论采用哪种程序，所有试验必须实施良好实验室规范（GLP）和标准化质量保证/质量控制（QA/QC）方案。

一般情况下，食品安全的危险评估所使用的资料至少应包括品系数量、两种性别、适当的剂量选择、暴露途径和足够的样本量。长期（慢性）动物试验数据至关重要，并必须针对主要的毒理学作用终点，包括肿瘤、生殖/发育作用、神经毒性作用、免疫毒性作用等；短期（急性）毒理学试验资料也同样有用。动物试验应当有助于毒理学作用范围/终点的确定。对于人体微量元素，如铜、锌、铁等应该收集需要量与毒性之间关系的资料。动物试验的设计应考虑到找出无作用剂量水平（NOEL）、无可见不良作用剂量水平（NOAEL）或者临界剂量，即应该根据这些终点来选择剂量。选择较高剂量可以减少假阴性，特别要考虑代谢饱和性以及细胞有丝分裂产生的细胞增殖等。

在可能的情况下，动物试验不仅要确定对人类健康可能产生的不利影响，而且应提供这些不利影响与对人类的危害关系的相关资料。提供这种相互关系的资料包括阐明作用机理、给药剂量和药物作用剂量-关系以及药物代谢动力学和药效学研究。

3. 体外试验

体内和体外试验的结果可以促进对作用机理和药物代谢动力学、药效学的认识。给药剂量和药物作用剂量的资料有助于评价作用机理和药物代谢动力学数据。评估时尚需要考虑化学物的给予量和作用剂量。应研究化学物的生物利用率（原型化学物、代谢产物利用率），特别是通过膜的吸收转运到全身循环系统目标器官。

二、危害特征描述

危害特征描述（hazard characterization）是指对危害物质的性质进行定性或定量的评估，其核心是剂量-反应关系的评估。剂量-反应关系的评估是指我们将人类摄入微生物病原体的数量、有毒化学物剂量或其他危害物质的量与人体发生不良反应的可能性之间的转变用数学关系式描述。

1. 食品中化学性危害的危害特征描述

在化学危害的危险评估中，需要考虑的食品化学物包括食品添加剂、农药、兽药和污染物等，通常外源性化学物在食品中的含量很低，而在动物毒理学试验中，为了能够检出毒性，常常使用的剂量很高，将动物试验的高剂量外推到人低剂量暴露的危害有多大现实意义一直备受争议。

（1）剂量-反应的外推　剂量一般取决于化学物的摄入量，效应是指最敏感和关键的不良健康状况的变化。所谓剂量-反应关系的评估就是确定化学物的摄入量与不良健康效应的强度和频率，包括剂量-效应关系和剂量-反应关系。剂量-效应关系是指不同剂量的外源性化学物与其在个体和群体中所表现出来的量效应大小的关系；剂量-反应关系是指不同剂量的外源性化学物与其在个体和群体中所引起的质效应发生率之间的关系。为了与人体摄入量水平相比较，需要把动物试验数据外推到比动物试验低得多的剂量，但这种外推在质和量上皆存在不确定性，危害的性质也许会随着剂量的改变而改变或完全消失。人体与动物在同一剂量时，药物代谢动力学有所不同，代谢方式也不同。在正常剂量或低剂量时，代谢途径往往不能发挥作用，因此不会产生在高剂量时所产生的不良作用。高剂量往往能诱导更多的酶、生理变化以及与剂量有关的病理学变化。因此，将高剂量的不良作用外推到低剂量时，应考虑这些与其他剂量有关的变化存在的潜在影响。

（2）剂量度量　动物与人体的毒理学剂量是否相同是一个有争议的问题。一般使用每千克体重的质量（mg）来作为种属间的度量。几年来，美国提出度量每千克体重的质量（mg）应乘以 3/4 的系数。检测人体与动物目标器官中的组织浓度和消除速率能取得理想的度量系数，血药水平也接近这种理想的方法。在无法获得其他证据时，可用通用的种属间度量系数。

（3）遗传毒性和非遗传毒性致癌物　毒理学家或化学家认为不良作用存在阈值，但致癌作用除外。20 世纪 40 年代便已认识到癌症的发生源于某种体细胞的突变，在理论上说，这种机制的致癌物没有安全剂量可言。

致癌物可分为两种，即遗传毒性致癌物和非遗传毒性致癌物。遗传毒性致癌物是指能直接或间接引起靶细胞发生遗传突变的化学物；非遗传毒性致癌物是指本身不能诱发突变，但可作用于被其他致癌物或某些物理化学因素启动的细胞的致癌过程的后期。遗传性致癌物的主要作用是遗传物质，而非遗传毒性致癌物作用于非遗传位点，从而促进靶细胞增殖和持续的靶位点功能亢进或衰竭。某些非遗传毒性致癌物存在剂量大小不同时会产生致癌或不致癌的效果，而遗传性致癌物则没有这种阈剂量。

（4）阈值法　由试验获得的 NOEL 值和 NOAEL 值乘以合适的安全系数等于安全水平或者每日允许摄入量（ADI），这种计算的理论是人体与实验动物间存在合理的阈剂量值。但是人的敏感性较高、遗传特性差异大，并且膳食习惯也不同，所以 WHO/FAO 食品添加剂联合专家委员会（JECFA）和农药残留联席会（JMPR）采用安全系数来克服这一不确定性。通过长期对动物试验的资料显示安全系数为 100，这包括人与试验种属差别的 10 倍，人群个体差异的 10 倍，但是不同的国家采用的安全系数不同。

另一 ADI 的制定方法是采用一个较低的有作用剂量，这种方法叫做标记剂量（如 ED_{10}），主要采用接近可观察到的剂量-反应范围数据，但也要使用安全系数。与依据 NOEL/NOAEL 制定的 ADI 值相比，以标记剂量为依据的 ADI 只可能会更准确地预测低剂量时的危险，但制定依据并无差别。

（5）非阈值法　对于遗传性毒性致癌物，一般不能用 NOEL-安全系数法来确定允许摄入量，因为即使在最低摄入量时，仍然有致癌危险，即一次受到致癌物的攻击造成遗传物质的突变有可能致癌，按此一次攻击模型理解遗传毒性致癌物就不存在阈值。但是致癌物零阈值的概念在实际中难以实现，而可接受危险性的概念则成为人们的共识，因此，对遗传毒性致癌物的管理方法有：①禁止商业化的使用该种化学物；②确定一个极度低而可忽略不计、对健康影响甚微或者社会能够接受的危险水平。

2. 食品中生物性危害的危害特征描述

（1）剂量-反应三要素　对于微生物病原体来说，影响其不良反应发生的频率、程度、严重性的因素有：微生物病原体发作时的致病性、毒性特点；侵入宿主，最终确定感染的微生物病原体数量；寄主的健康和免疫状况；媒介物性质。这些因素常常被称为"剂量-反应三要素"（图 10-2），在以病原体、寄主、媒介为对照信息基础上，对这些相互作用的分析和评估是危害性特征描述的关键。

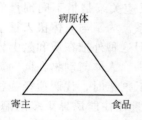

图 10-2　剂量-反应三要素

①病原体。如果在危害识别时没有对影响传染性、毒性、致病性的病原体内在性质给予特别考虑，那么在危害特征描述时就要考虑，并且还要注意病原体的易变性，可能会影响或者改变微生物的感染性、毒性或致病性等因素。

②与寄主相互关系。在考虑寄主的内在和暴露性特征及发生感染的可能性，或更重要的由感染转变为发病的可能性或严重性时，还要考虑可能对某一特殊病原体敏感的潜在暴露人群的影响。有许多因素可能会影响敏感性和严重性，如年龄、免疫力情况、遗传性质、病史、营养状态、是否怀孕以及饮食习惯等。

③与媒介相关的因素。取决于所考虑的产品/带菌者和暴露途径，对食品中的病原菌来说，主要是指那些可能会影响病原体在胃的不适生存环境中存活下来的因素。它们可能包括食物的结构和成分等性质，进行处理的条件以及摄食的条件。

（2）对人体健康产生不良影响的评估　对人体健康产生不良影响的因素的评估应该考虑所有能对微生物的应激物有所反应的影响，如无症状的感染和临床表现，包括剧烈、不剧烈和长期的，就临床表现这一点，描述应该包括对多种可能的临床形式以及它们严重性的考虑。

除了对人类不良健康影响的描述之外，还应该包括相关疾病的信息，如流行病学方面的信息，描述这种疾病是否可能是偶发的或流行性的。应该明确疾病的临床表现形式及其发生频率、影响范围和流行性，以及它们随时间的演化和随季节的变化。对疾病的描述也可以根据处于危险中的人群所具有的不同临床表现，将它们进行重新划分，最后，无症状病原体携带者和交叉传染的可能性的程度和数量也应予以明确。此外，要明确提供一个严重性的划分依据，规定所选择的指标是什么以及如何对它进行测量，描述不确定性和它们的信息来源。

（3）剂量-反应评估　剂量-反应评估是指对剂量、传染性以及表现在暴露群体中影响健康的数量之间的关系进行分析。在进行剂量-反应评估时要考虑的因素包括：生物体的类型或菌株、暴露途径、暴露水平不良影响因素、暴露人群的特征、持续时间以及相关的暴露多重性。

三、暴露评估

暴露评估指对食品中危害物质的可能摄入量及通过其他途径接触的危害物质剂量的定性和定量评价，它是指人类和其他物种暴露于危害的实际程度和持续时间。一项暴露评估包括暴露在危害物质下的人群规模、自然特点及暴露程度、频率和持续时间等内容。

1. 食品中化学性危害的暴露评估

对于食品添加剂、农药、兽药残留及污染物的暴露量，主要是膳食摄入量的估计，需要有关食品消费量和这些食物中相关化学物浓度的资料。一般来说，暴露评估有三种方法：①总膳食研究；②个别食品的选择性研究；③双份饭膳食研究。WHO 在 1985 年制定了化学污染物膳食摄入量的研究准则，即 UNEP/FAO/WHO 食品污染和监控程序（GEMS/FOOD）。

食品添加剂、农药和兽药残留的膳食摄入量可根据规定的使用范围和使用量来估计。最简单的情况，食品中某一添加剂含量保持均衡定，则最高用量就相当于摄入量。但是许多情况下，食品中化学物的量在食用前就可能发生变化，例如，食品添加剂在食品储存过程中可能降解或者与食品发生反应；农药残留在农产品加工过程中会降解或蓄积；食品中兽药残留会受到动物体内代谢、动力学、器官分布和停药期等因素的影响。在制定最大残留量时必须考虑残留物在产品进入商品流通前的性质和含量改变，或者在其他使用中的变化。

膳食中食品添加剂、农药、兽药的理论摄入量必须低于相应的每日允许摄入量（ADI），通常，实际摄入量远远低于 ADI 值。污染物水平偶尔会比暂行摄入量高，在此情况下，限量水平往往根据经济和技术方面的实际情况而定。评估化学物摄入量时，消费人群的平均数和中位数十分重要，另外不同人群特别是易感人群的详细食物消费数据也很重要。

2. 食品中生物性危害的暴露评估

食品中生物性危害的暴露评估的目的是提供食品中病原体的数量和毒素水平的估计值，以及目标人群对该危害物质的摄入水平估计值。食品中生物性危害的暴露评估主要通过以下步骤进行。

（1）明确暴露源与暴露途径　包括认定媒介物、暴露单位、暴露途径、暴露人群大小、暴露人群的人数统计、暴露的空间性和时间性以及暴露人群的行为。

（2）确定危险食品的污染情况　当明确了暴露源和暴露途径的相关情况之后，接下来要做的就是确定危害物质对宿主的污染情况。对于微生物危害来说，确定其污染情况的基础是获得有关该病原体特性的信息，这些特性可以影响该病原体在某一特定传播介质中出现、存活、繁殖和死亡的能力。主要是收集有关该病原体的生态学特性及其对周边环境的反应，如获取营养物质的能力、适应温度、pH 等。污染情况包括描述某一媒介物中病原体的出现情况，如认定其平均水平、频率分布、峰值、季节性变化及其他相关的时间性或空间性改变。

确定危害的污染情况需要整合三种不同类型的信息：第一种是与原材料中该危害物质污染情况有关的资料；第二种是指可能对发病水平及分布情况产生影响的加工、销售、处理、预准备以及使用过程；第三种是指消费-使用模式，以及可能影响微生物水平的消费行为。

（3）确定性评估方法和可能性评估方法　根据模型变量的不同表达方法，同样的数学模型可以用于确定性评估法或可能性评估法。在确定性评估法中，根据对模型中参数的单点计算进行定量暴露评估，对所应用的各参数进行不同组合，分别计算出结果，并检查结果的差异性，从而确定该模型的精确度。确定性模型的应用受到一些因素的局限，特别是当运用一个单数值来代表一组数据时，可能导致忽略了问题的可变性和不确定性。

近年来，为了克服确定性模型的限制，发展了可能性模型。在可能性模型的建模过程中，通过应用可能性分布来代替单点计算，从而表现出了暴露的变动性和不确定性。现在，可能性评估法已经成为定量微生物暴露评估和危险评估的最好方式。

四、危险特征描述

危险特征描述是指对一特定人群中发生不良影响的可能性和严重性的估计。它是危险分析的最后一个步骤，也是十分重要的一个步骤。它是在危害识别的基础上，对暴露评估、危害特征描述阶段所得到的相关数据和信息进行编辑、整合，最后形成危险评估结果的过程。

1. 食品中化学性危害的危险特征描述

（1）有阈值的化学危害物质

① 安全限值。如果是有阈值的化学物，则对人群的危险可通过暴露量与 ADI 值的比较作为特征描述。若所评价物质的暴露量比 ADI 小，则对人体健康产生不良影响的可能性为零；若所评价的物质没有阈值，对人群的危险则是暴露量和危害特征或危害强度的综合结果，即：

$$安全限值（MOS）＝ADI/暴露量 \tag{10-1}$$

若 MOS＜1，则该物质对食品安全影响的危险是可以接受的；

若 MOS≥1，则该物质对食品安全影响的危险超过了可以接受的限，应采取适当的管理措施。

② 限定最高残留限量。最高残留限量的制定可用以下公式计算：

$$MRL＝(ADI×W)/(M×N) \tag{10-2}$$

式中　MRL——食品中最高残留限量，mg/kg；

　　　ADI——每日允许摄入量，mg/kg；

　　　W——平均体重，kg；

　　　M——人每日食物摄入总量，kg；

　　　N——食品系数，%。

（2）无阈值的化学危害物质　如果所评价的化学物质没有阈值，则对人群的危险是摄取量和危害程度的综合结果，即：

$$化学危害物质危险＝摄取量×危害程度 \tag{10-3}$$

2. 食品中生物性危害的危险特征描述

（1）每餐摄入危险　它表示每人每餐摄入危害物质并引起不良反应的可能性，也可以理解为一定人数的人群中暴露于特定危害物质并发生不良影响的可能性。

（2）每餐摄入危险-概率分布图　将每餐摄入危险作为横坐标，发生每餐摄入危险的概率作为纵坐标，即可得到每餐摄入危险-概率分布图。

（3）其他用于结果表述的方法　其他用于结果表述的方法还有年危险（表示每年发生不良影响的人数）、年发病率（每年发病的人数）。

五、危险管理

食品危险管理的目标就是通过选择和实施适当的措施，尽可能控制这些危险，从而保证公众的健康。CAC 制定的食品法典是防止人类免受食源性危害和保护人类健康的统一要求，虽然在技术上食品法典是非强制性的，但在国际食品贸易中是食品安全的仲裁标准。CAC 的决策过程中需要的科学技术信息是由独立的专家委员会提出，包括负责食品添加剂、化学污染物和兽药残留的 WHO/FAO 食品添加剂联合专家委员会（JECFA），针对农药残留的 WHO/FAO 农药残留联席会议（JMPR），以及针对微生物危害的 WHO/FAO 微生物危害评估专家联席会议（JEMRA）。

1. 食品添加剂管理

由 JECFA 提出某一食品添加剂的 ADI 值，食品添加剂与污染物食品法典委员会（CCFAC）批准此食品添加剂在食品中的使用范围和使用最大量。目前，CCFAC 正在将食品添加剂从单个食品向覆盖各种食品添加剂通用标准（GSFA）发展。在制定食品添加剂使用量的单个食品标准时极少考虑添加剂总摄入量的可能，而 GSFA 则要考虑总摄入量的评估。

2. 化学污染物管理

化学污染物主要包括工业、环境污染物和天然存在的毒素。危险分析结果以暂定每周耐受量（PTWI）或暂定每日最大耐受量（PMTDI）估计值表示，类似于 ADI 的对健康不构成危险性的每日允许摄入量。然而，ADI 是食品添加剂因技术需要而设置的一个可接受值，污染物采用"可耐受"，强调食品中不可避免摄入污染物的允许量。因为污染物存在蓄积，采用 PTWI，对于没有蓄积性的砷、锡、苯乙烯等采用 PMTDI，这些数据是以 NOEAL 及安全系数为基础的。对于黄曲霉毒素等遗传性致癌物，JECFA 不提出 PTWI 或 PMTDI，而是采用尽量减少到实际可达到合理的最低水平，即在不丢弃该食物或不对主要食物供应造成严重影响的情况下，不可能再减少的污染水平。

3. 农药残留管理

JMPR 实施农药残留毒理学评价制定出 ADI，此外根据良好农业规范（GAP）下的农药残留水平制定某些产品中农药最大残留量（MRL）的建议值，GEMS/FOOD 根据 MRL 和全球膳食模型估计理论每日最大摄入量（TMDI），并与 ADI 进行比较，如果 TMDI 超过 ADI 可以用校正因子来计算估计每日最大摄入量。

4. 兽药残留管理

JECFA 对兽药做出毒理学评价，如同食品添加剂一样通过 NOEAL 制定 ADI。但由于抗生素类作用于肠道菌群，一般以抗菌活性水平作为 ADI 值的终点指标。JECFA 通过对可食用的肉、奶等动物性食品估计兽药残留的可能摄入量，并与 ADI 比较；同时提出与兽药使用良好规范（GPVD）相一致的 MRL。

5. 生物性污染物管理

CAC 刚开始对生物类因素作系统的危险性分析，主要由 JEMRA 采用个案研究进行，目前主要集中在沙门菌和单核细胞增多性李斯特杆菌。食品卫生法典委员会（CCFH）使用国际食品微生物规格委员会（ICMSF）定性危险描述；此外，肉类卫生法典委员会（CC-

MH）对肉类食品进行危险分析，提出卫生标准和卫生规范。有关微生物的危险管理信息，WHO/FAO已经建立了一个相应的专家委员会开展定量危险评价。

【复习思考题】

1. 简述四阶段毒理学安全性评价的主要内容。
2. 评析毒理学评定程序分阶段进行的意义。
3. 简述外源性化学物安全危险评估的主要步骤及其意义。

第十一章　食品中常见的毒性物质

●● 第一节　植物性食品中的天然毒素 ●●

在植物性有毒成分中，目前已发现的植物毒素约有 1000 余种。但是它们大部分都属于植物次生性代谢物，主要的种类有氰苷、皂苷、茄碱、棉子酚、毒菌的有毒成分以及植物凝集素等。

一、分类

1. 毒苷物质

毒苷主要有氰苷、硫苷和皂苷三种类型，此外，还有茄碱等物质。

（1）氰苷　主要存在于某些豆类、核果和仁果的种仁以及木薯的块根等植物体中。其毒性作用是潜在的，只有当氰苷发生降解，产生氢氰酸时，才表现出比较严重的毒性作用。当摄食量比较大时，如果抢救不及时，会有生命危险。

（2）硫苷类有毒成分　硫苷类有毒成分，又称作为致甲状腺肿原。主要存在于甘蓝、萝卜等十字花科蔬菜及葱、大蒜等植物中。但是，真正存在于这些蔬菜或植物的可食性部分的致甲状腺肿原成分却是很少的，绝大部分致甲状腺肿原物质往往贮藏在它们的种子中。过多地摄入此类物质，可以引发甲状腺肿大。

（3）皂苷类有毒成分　皂苷，即皂素，是一种分布很广泛的苷类物质。其溶于水后可以生成胶体溶液，会产生像肥皂一样的蜂窝状泡沫，由此皂苷常被用作饮料如啤酒、柠檬水等的起泡剂或乳化剂。但是，皂苷具有破坏红细胞的溶血作用，所以当使用过量时，即可引起中毒。一般的中毒症状为喉部发痒、嗳逆、恶心、腹痛、头痛、晕眩、泄泻、体温升高、痉挛，最后因麻痹而致死亡。

皂苷的代表物质为大豆皂苷和茄碱。大豆皂苷存在于大豆中，含量甚微。现有的研究表明，热加工以后的大豆或制品对人、畜并没有出现什么损害现象。但是，大豆皂苷本身具有溶血作用。

（4）茄苷　又叫茄碱，被称为龙葵碱或龙葵素，存在于茄子、马铃薯等茄属植物中。其毒性极强，即使在熟煮情况下也不易被破坏。在一般情况下茄碱的含量很小，所以不会使食用者发生中毒。但是，发芽的马铃薯及光致变绿的马铃薯表层，茄碱含量会大幅度提高，人食用一定量后，往往会出现中毒现象。其一般的中毒症状为腹痛、呕吐、战栗、呼吸及脉搏加速、瞳孔散大，严重者可发生痉挛、昏迷和虚脱。一般大多数人都可以得到恢复。

2. 有毒植物蛋白

（1）凝集素　凝集素，即植物红细胞凝集素，是指豆类及一些豆状种子中含有的一种能使红细胞凝集的蛋白质。当生食或烹调加热不够时，会引起食用含有凝集素子实者恶心、呕吐，严重时可致死亡。具体含有凝集素的植物子实有蓖麻、大豆、豌豆、扁豆、菜豆、刀豆、蚕豆、绿豆、芸豆等。大多数情况下，采用热处理（或高压蒸汽处理）以及热水抽提的办法来除去凝集素或使其失活。主要的凝集素种类如下所述。

① 大豆凝集素，为糖蛋白。将大豆凝集素混入饲料中饲喂大白鼠时，可以明显地抑制它的生长和发育。但是，尚未见有人食用后中毒死亡的报道。

② 蓖麻毒蛋白，也称为蓖麻毒素，毒性极大，2mg 即可使人中毒死亡，为其他豆类凝集素毒性的 1000 倍。人、畜中毒，主要是个别地区有生食蓖麻子或蓖麻油的习惯所造成的。除凝集素作用外，蓖麻毒蛋白还易使肝、肾等实质器官发生损害而产生浑浊、肿胀、出血及坏死等现象，蓖麻毒蛋白也可以麻醉呼吸中枢以及血管运动中枢。

③ 菜豆属豆类凝集素，动物试验表明，可以明显地抑制大白鼠的生长，在高剂量时，可导致死亡。人食用菜豆属豆类中毒，主要是由于生食或烹调加热不够引起的。

（2）消化酶蛋白质抑制剂　对食品成分消化起障碍的抑制剂中，主要有胰蛋白酶抑制剂、卵白的黏蛋白以及淀粉酶抑制剂。关于胰蛋白酶抑制剂和黏蛋白，我们在介绍有关蛋白质消化障碍时，已经涉及了。因此，下面仅简要介绍淀粉酶抑制剂。

淀粉酶抑制剂主要存在于小麦、菜豆、芋头、芒果以及未成熟的香蕉等食物中。由于生食或烹调加热不够，在摄取比较多的这类食物之后，淀粉酶抑制剂得以发挥作用，使得食物中含有的淀粉不能被消化和被机体吸收以及利用，大部分又直接地被排泄掉。长期如此，会使人的营养素吸收下降，生长和发育受到影响。充分加热处理以后的豆类、麦类食物，可以基本上完全去除有关消化酶蛋白质抑制剂的活性。

（3）毒肽类　许多菌类都是不能食用的，其原因就是含有毒肽类成分。这些有毒成分，只有一部分是可以经高温烹调而被分解破坏的，还有相当一部分则不能用一般的方法解毒。著名的毒肽成分有鹅膏菌毒素和鬼笔菌毒素。鹅膏菌毒素和鬼笔菌毒素毒性作用机理是相似的，它们都是作用于肝脏部位。从毒性作用的大小上来讲，鹅膏菌毒素要大于鬼笔菌毒素。一般认为，一个重 50g 左右的鹅膏菌，即足以毒杀死一个成年人。毒绳菌中的有毒成分绳菌碱是在许多摄食菌类食物中毒场合下可以检查出来的成分，这个成分能溶于水、乙醇。个别毒菌所含的有毒成分实际上是一些致幻成分，例如，墨西哥光盖伞菌、花褐伞菌（粪菌）等中所含的光盖伞素和去磷酸光盖伞素，可使人出现精神错乱、狂舞、大笑，产生极度的快感。但是，也有人因此产生极度的烦躁不安，出现自杀或凶杀的企图。

3. 毒酚、毒胺和毒酸

（1）毒酚　大多数场合下，所谓的毒酚，实际上就是指棉子酚。棉子酚能使人体组织红肿出血、神经失常、食欲不振，并且在长期食用后，还会影响生育能力。主要的棉子酚中毒途径，是食用了未经脱酚处理的食用棉籽油。禽畜中毒，则是由于吃了未经脱毒处理的棉子蛋白。

（2）毒胺　毒胺通常是人体中小部分未消化完的蛋白质或未吸收的氨基酸进入大肠后受到肠道细菌作用（即酶的作用），使一些氨基酸因脱羧基而产生对人体有毒性的胺类物质。

天然的毒胺成分，主要是指苯乙胺类衍生物、5-羟色胺和组胺，它们大多具有强烈的升血压作用，同时还可以造成头痛现象。毒胺成分一般都是微生物的代谢产物。在许多水果和蔬菜中，也存在有微量的这类物质。由于在正常情况下，毒胺成分的含量甚小，所以大多不会引起中毒。毒芹碱主要存在于斑毒芹、洋芫荽菜（洋芹菜）、水毒芹菜等中。毒芹碱中毒，主要是由于洋芫荽与芫菜相误用、毒芹叶与芫荽及芹菜相误认、毒芹根与芫荽根或莴笋相误认、毒芹果与八角茴香相误认等造成的。毒芹碱的致死量为 0.15g，最快可以在数分钟内致死人命。主要的中毒症状为，运动失调，由下上行的麻痹，最后导致呼吸停止。

有毒氨基酸成分，包括它们的衍生物，大多存在于豆科植物的种子中。山黧豆毒素原存在于山黧豆中，它实际上是由两类毒素成分构成。其中，第一类是致神经麻痹的成分，即：α,γ-二氨基丁酸；γ-N-草酰基-α,γ-二氨基丁酸和β-N-草酰基-α,β-二氨基丙酸。第二类是致骨骼畸形的成分，即：β-N-(γ-谷氨酸)-氨基丙腈。摄食山黧豆中毒的典型症状是肌肉无力、不可逆的腿脚麻痹。严重者可导致死亡。氰基丙氨酸存在于蚕豆中，为一种神经性毒素。其引起的中毒症状与山黧豆中毒相似。刀豆氨酸存在于豆科植物的蝶形花亚科植物中，为精氨酸的同系物。刀豆氨酸在人体内是一种抗精氨酸代谢物，其中毒效应也因此而起。加热或煮沸可以破坏大部分的刀豆氨酸。L-3,4-二羟基苯丙氨酸又称多巴，主要存在于蚕豆中。其引起的主要中毒症状是急性溶血性贫血症。一般来讲，在摄食过量的青蚕豆后 $5\sim24h$，即开始发作，经过约 $24\sim48h$ 的急性发作期后，大多可以自愈。

（3）毒酸　常见并且典型的毒酸成分是草酸以及草酸盐，主要为草酸钠或草酸钾。草酸及其盐类广泛地存在于植物中，其在菠菜、豆类、黄瓜、食用大黄、甜菜中的含量比较高，有时可达到 $1\%\sim2\%$。过多地食用含草酸或草酸盐多的蔬菜，会产生急性草酸中毒症状，其表现包括口腔及消化道糜烂、胃出血、血尿等症状，严重者会发生惊厥。

4. 有毒生物碱

在咖啡、茶叶及可可中，含有刺激中枢神经兴奋的咖啡碱，鲜黄花菜中含水仙碱，剧毒，香蕉中有强烈升血压作用的 5-羟色胺及去甲肾上腺素。毒伞属蕈类中的毒蝇碱，致恶心、致幻等，肉豆蔻中也有致幻成分肉豆蔻醚。

二、常见植物性食物中毒的发生与预防

1. 毒蕈中毒

蕈类又称蘑菇，在我国资源很丰富，食用菌自古被视为珍贵食品。毒蕈指食用后引起中毒的蕈类。在我国目前已鉴定的蕈类中可食蕈约 300 余种，有毒蕈类约 100 余种，其中含剧毒可致死的约有 10 种左右。由于生长条件不同，不同地区发现的毒蕈种类不同，所含毒素亦不一样。毒蕈的有毒成分十分复杂，一种毒蕈可以含几种毒素，而一种毒素又可以存在于数种毒蕈之中。

毒蕈中毒多发生在个人采集野生鲜菇，误食而引起。据毒蕈的毒性成分及中毒表现可将毒蕈中毒分为胃肠毒型、神经精神型、溶血型、脏器损害型及光过敏性皮炎等五种类型。

毒蕈中毒在绝大多数情况下是由于误食造成的，预防毒蕈中毒最根本的办法是切勿采摘不认识的蘑菇，绝不吃未吃过的野生蘑菇。

2. 发芽马铃薯中毒

马铃薯中含有龙葵碱，其含量为 $0.005\%\sim0.01\%$，当马铃薯发芽后，其幼芽和芽眼部分的龙葵碱的含量可高达 $0.3\%\sim0.5\%$。当其含量达到 $0.2\%\sim0.4\%$ 以上时，就有发生中毒的可能。龙葵碱对胃肠道黏膜有较强的刺激作用，对呼吸中枢有麻痹作用并可引起脑水肿，重症可因呼吸麻痹而死亡。

预防发芽马铃薯中毒最主要的方法是马铃薯应储藏在低温、无阳光直射的环境，防止发芽；有发芽情况出现时，烹制时应削皮，挖去芽眼，烹调时充分加热，或在烹制中加醋，以破坏龙葵碱。

●● 第二节　动物性食品中的天然毒素 ●●

动物毒素是由动物体产生的、极少量即可引起中毒的物质。动物毒素大多是有毒动物毒腺制造的并以毒液形式注入其他动物体内的蛋白类化学物，如蛇毒、蜂毒、蝎毒、蜘蛛毒、蜈蚣毒、蚁毒、河豚毒、章鱼毒、沙蚕毒等以及由海洋动物产生的扇贝毒素、石房蛤毒素、海兔毒素等。毒液中还会有多种酶。根据毒素的生物效应，动物毒素可分为神经毒素、细胞毒素、心脏毒素、出血毒素、溶血毒素、肌肉毒素或坏死毒素等。

不同动物所制造的毒素种类和生物效应均不相同，如蜂毒主要是神经毒素、溶血毒素和酶；蝎毒含神经毒素和酶；蜘蛛毒素含10多种蛋白、坏死毒素和酶；蛇毒所含毒素类型因蛇的种、属不同而有很大差异。动物毒素对人与动物有毒害作用，但也有一定药用价值，是农药开发的潜在资源。根据沙蚕毒的化学结构，已合成出类似物杀虫剂杀螟丹、杀虫双、杀虫环等，并已大量生产应用。

1. 河豚鱼中毒

河豚又名鲀，有的地方称为鲅鱼，或叫腊头鱼、街鱼、乖鱼、龟鱼等，是一种味道鲜美但含有剧毒物质的鱼类。

河豚鱼中毒是世界上最严重的动物性食物中毒。河豚所含的有毒成分为河豚毒素，河豚的肝、脾、肾、卵巢和卵、皮肤及血液都含有毒素，其中以卵巢最毒，肝脏次之。鱼死后毒素渗入肌肉也使其含有毒素。在每年的生殖产卵期含毒素最多，极易发生中毒。0.5mg河豚毒素就可以毒死一个体重70kg的人。河豚毒素是一种很强的神经毒，主要作用于神经系统，阻断神经肌肉的传导，可引起呼吸中枢和血管运动中枢麻痹而死亡。

造成中毒的主要原因是不会识别而误食，也有少数人因喜食河豚鱼的鲜美，但未将毒素去除干净而引起。河豚鱼中毒的特点是发病急速而剧烈，中毒后多在4～6h死亡，致死时间最快可在发病后10min。病死率一般为20%，严重时可达到40%～60%。

河豚毒素是小分子化学物，理化性质稳定，煮沸、盐腌、日晒均不被破坏，在100℃加热7h、200℃以上加热10min才被破坏，是毒性极强的非蛋白类毒素。一般的加热烹调或加工方法都很难将毒素清除干净。因此，预防措施至关重要。我国《水产品卫生管理办法》中明确规定："河豚鱼有剧毒，不得流入市场"，严禁餐饮店将河豚鱼作为菜肴经营。所以，应不食用新鲜河豚鱼，要大力宣传河豚鱼的危害性，提高识别能力。捕到河豚鱼要集中妥善处理，严禁河豚鱼流入市场而误食。

2. 鱼类组胺中毒

鱼类组胺中毒是由于食用了含有一定数量组胺的鱼类食品所引起的过敏性食物中毒。组胺是氨基酸的分解产物，故组胺的产生与鱼类所含组氨酸的多少直接有关。在鱼类中的青皮红肉鱼，如鲭鲇鱼、金枪鱼、竹策鱼、秋刀鱼等品种的鱼含有较多的组氨酸，经脱羧酶作用强的细菌作用后，产生大量组胺。一般引起人体中毒的组胺摄入量为1.5mg/kg体重，但与个体对组胺的敏感性关系很大。鱼类产生大量组胺受下列因素影响。

① 与细菌污染程度有关，尤其是与富含脱羧酶细菌（如组胺无色杆菌、变形杆菌等）有关，此类细菌污染越严重，鱼体腐败产生的组胺就越多。

② 与环境温度有关，当环境温度在10～30℃，特别是15～20℃温度下最易产生组胺。

③ 与鱼体盐分浓度有关，鱼体盐分浓度在3%～5%时最易产生组胺。故组胺中毒多见于海产鱼类。

④ 与氢离子浓度有关，以pH值为6.0～6.2的弱酸性环境最易产生。

预防鱼类组胺中毒的措施如下所述。

① 搞好鱼类原料的贮藏保鲜，防止鱼类腐败变质。

② 对易产生组胺的鱼类，烹调前可在冷水或盐水中浸泡，以减少组胺量；应选用加热充分的烹调方法，不宜油煎或油炸。组胺为碱性物质，烹调时加少许食醋，可降低组胺毒性。

③ 对体弱、过敏体质的人及患有慢性气管炎、哮喘、心脏病等的病人最好不食用或少食用青皮红肉鱼类。

3. 麻痹性贝类中毒

麻痹性贝类中毒是由于食用某些含神经麻痹毒素的贝类所引起的食物中毒。贝类受毒化的原因，认为与"赤潮"有关。贝类所含的有毒物质不是自身产生的，它与贝类生长水域中的藻类有关。

贝类一般带毒的物质为石房蛤毒素，该毒素毒性强，耐高温。据测定，在116℃的条件下加热的罐头，其中的一半毒素能破坏。已含毒素的贝类在一般烹调中不易被完全去除，该毒素可溶于水，易被胃肠道吸收。

对贝类中毒主要是加强预防性监测，当发现赤潮或贝类生长的水域有大量毒藻时，要测定捕捞贝类所含毒素量，制定卫生标准，限制其含量。某些国家规定贝肉中毒素限量以不超过$80\mu g/100g$。贝类食用前应清洗漂养去除毒素，加工去除内脏，或在烹调前采用水煮捞肉弃汤的方法，以使毒素降至最低程度。

4. 胆毒鱼类中毒

青鱼、鲢鱼、鳙鱼和鲤鱼是我国主要的淡水经济鱼类。因为它们的胆有毒，所以属于胆毒鱼类。在我国一些地区，民间流传鱼胆可以清热明目、止咳平喘等，擅自吞服鱼胆发生中毒，严重者引起死亡。其中以服用草鱼胆中毒者多见。

鱼胆汁中的有毒成分过去认为是胆汁毒素，或与胆汁中的组胺、胆盐及氧化物有关，近年研究认为其有毒成分为5-α-鲤醇，其耐热性强，主要损害肾及肝脏，亦可损害心、脑等。

●● 第三节 食品中的生物毒素 ●●

生物毒素能够引起人和动物的急性中毒、致癌、致畸或致突变，是一个世界性问题，因此引起各国政府普遍关注。生物毒素种类繁多，分布广泛，主要有真菌毒素、细菌毒素、藻毒素、植物毒素、动物毒素等。

一、真菌毒素

真菌毒素是一些真菌（主要为曲霉属、青霉属及镰孢属）在生长过程中产生的易引起人和动物病理变化和生理变态的次级代谢产物，毒性很高。按化学结构计算，估计有300种真菌代谢产物对人类和动物是有毒的，可能还会有其他真菌毒素被相继发现。代表性的真菌毒素有黄曲霉毒素、赭曲霉毒素、展青霉素、单端孢霉烯族毒素、玉米赤霉烯酮、伏马毒素、杂色曲霉菌素、串珠镰刀菌素、橘霉素等。

真菌毒素可通过污染谷物和被真菌毒素污染了的饲料喂饲的动物性食物（如牛奶、肉和蛋）而进入食物链。真菌毒素的化学、生物学和毒理学性质多种多样，其共同毒性主要是致DNA损伤和细胞毒性两个方面。不同种类的毒素有其各自的特点，因此其毒性作用的差别也很大，取决于其摄入水平、暴露时间、动物种属、身体状况以及饲料或食物中同时存在的真菌毒素之间的协同作用等。主要的毒性作用包括致癌作用、遗传毒性、致畸作用、肝细胞毒性、中毒性肾损害、生殖紊乱和免疫抑制等。真菌毒素的致病，有时以地方性发病的形态出现，所以，遇到原因未明的地方性疾病，必须注意真菌毒素中毒的可能性。

1. 黄曲霉毒素

黄曲霉毒素（AFB）是一类毒性极强的物质，尤其是AFB1，其毒性是氰化钾的10倍，具有强致癌性和强免疫抑制性，即使在含量极低时仍具有很大的毒性。AFB中毒症状主要为发热、呕吐、食欲减退、黄疸，严重的出现腹水、下肢浮肿、肝脾肿大。急性中毒主要损害肝脏，表现为肝细胞坏死和胆管上皮细胞增生等；慢性中毒则表现为发育迟缓、肝细胞变性甚至肝硬化等。

2. 赭曲霉毒素

赭曲霉毒素A（OTA）是一种较强的肾脏毒（大鼠经口LD_{50}为20mg/kg）。用免疫荧光技术对喂养OTA的大鼠各脏器的分析结果表明，肾、肝、脾、心肌、肌肉、肠管等组织中均含有OTA，其中以肝细胞和肾小管基底膜残留较多。除特异性肾毒性作用以外，OTA还对免疫系统有毒性，并有致畸、致突变和致癌作用。

3. 杂色曲霉菌素

杂色曲霉菌素（ST）在自然界中广泛存在，因结构与AFB1相似，且可以转化为AFB1，因此其毒性和致癌性受到世界各国的高度重视。ST急性中毒的病变特征是肝、肾坏死；亚急性与慢性毒性中毒特征性病变是皮肤和内脏器官高度"黄染"，马属动物"黄肝病"实质就是ST中毒。许多试验已经证明，ST是继AFB之后具有较强致癌作用的因子。据调查，在肝癌高发区居民的食物中，ST污染较为严重。

4. 展青霉素

展青霉素（Pat）具有较强的毒性，小鼠经口LD_{50}为17~48mg/kg，皮下注射为5.7~25mg/kg。它是一种神经毒物，且具有致畸性和致癌性。Pat急性中毒表现为胃肠道充血扩张、水肿、出血和黏膜溃疡。

5. 单端孢霉烯族毒素（包括T-2毒素和DON毒素等）

在这类真菌毒素中，T-2毒素的毒性最强，可抑制细胞蛋白质、DNA的合成；干扰能量代谢、脂质代谢；具有相当强的免疫毒性作用；可致畸、致癌；对细胞膜有较强的毒性作用，可导致溶血；可致骨髓坏死、白细胞减少和软骨组织退行性变化等。在人类、动物中均有T-2毒素中毒事件的发生。虽然DON毒素的毒性低于T-2毒素，但DON的毒素污染更为广泛。毒素引起的急性中毒即赤霉病麦中毒症早在19世纪世界各地就有记载，主要表现为明显头痛、头晕、呕吐、腹泻和中枢神经功能紊乱等症状，其在前苏联被称为"醉谷症"，在西欧被称为"醉黑麦病"。我国也早有记载，并指出此病多发生在江南潮湿地带。目前已经确认DON毒素是赤霉病麦中的主要毒素。

6. 玉米赤霉烯酮

玉米赤霉烯酮（ZEA）具有类似雌激素的毒作用，主要作用于生殖系统，中毒的病理改变主要表现为阴道和子宫颈黏膜间质水肿、卵巢发育不全等。ZEA还具有免疫毒性，对肿瘤发生也有一定影响，对人和动物的健康有潜在危害，所以日益受到重视。

7. 伏马毒素

伏马毒素 B（FB）是一类细胞毒，也是致癌物质，其中 FB1 毒性最强，是一种较强的肝脏、肾脏毒，但作用机制尚不明确。FB1 通过抑制髓鞘醇酰基转移酶的活性而破坏鞘磷脂的代谢，它还具有抑制一些细胞酶活性的作用，其后果是抑制了鞘磷脂、蛋白和尿素的代谢。其致癌机制则是髓鞘样碱基的堆积导致 DNA 的非时序性合成。

另外，被 FB 污染的粮食常常伴有另外一种非常重要的霉菌毒素——黄曲霉毒素的存在，这更增加了对人和牲畜危害的严重性。

真菌毒素对人类健康的影响比较复杂，对于这方面我们知之甚少。中世纪时期，大部分北欧国家把真菌毒素看作带来疾病和死亡的瘟疫。历史上曾发生过多起由于大量摄入被真菌毒素污染的食品而发生严重中毒的事件。

近年来，随着农作物加工条件的改进、储藏运输水平的提高，已经很少在食物链中出现真菌毒素感染的情况了。可是，人类长期摄入低剂量的真菌毒素，身体会出现诸多的负面影响。对于这些影响到底是由某一种毒素还是由多种毒素协同作用造成的，或者是一种毒素会对另一种毒素产生抗性作用的结果，现在的研究结果尚不能完全清楚。

对于人类摄入真菌毒素后的行为方式、病理状况和毒性程度我们已经了解甚多，但这方面信息的取得主要还是通过动物实验而非人体实验。某些种类的真菌毒素会产生致癌、致诱变、致畸的作用，例如黄曲霉毒素已经被证实对人类有致癌作用，而且这一点也已经被广泛接受。潜在的致癌物质还有赭曲霉毒素、玉米赤烯酮、展青霉素、杂色曲霉素等。由于针对真菌毒素的人类流行病学研究中会遇到许多不确定的因素，故研究真菌毒素和人类疾病之间的关系就变得非常复杂。最近发明的一种先进的生物检测手段，它能检测人的生理状态，从而有助于建立真菌毒素与人类疾病之间的关系。

生物体的免疫系统在预防感染和减少肿瘤形成方面起着关键作用。任何对免疫系统的破坏都将导致生物机体直接暴露于毒性物质条件下，使得生物机体更易受微生物、肿瘤细胞和其他毒性物质的感染。目前，有大量科学研究表明，一些真菌毒素能破坏包括细胞免疫系统和与非特异性体液相联系的部分免疫系统。许多毒物学家都表明真菌毒素对人类最重要的影响是在对人类免疫系统的损害上。膳食中长期摄入真菌毒素会对人类健康产生极其严重的危害。由真菌毒素导致的疾病包括：呼吸道感染、肺病、麻疹、艾滋病和其他一些疾病。有报道认为真菌毒素是导致儿童疾病和死亡的重大原因。

通常，真菌毒素通过细胞的相互作用来表现毒性。因此，真菌毒素和细胞成分之间相互作用机理的研究是充分了解真菌毒素作用方式的关键。一些真菌毒素能直接作用于细胞系统起作用，另外一些则需要激活才会起作用。

真菌毒素的毒性取决于摄入的剂量，即与细胞相互作用的真菌毒素的浓度，而不是总的剂量。作用的浓度和毒性取决于很多因素。如果真菌毒素的浓度很小，它就不可能对机体产生明显的毒害作用，然而真菌毒素的生物转换有可能会使毒性作用加强或减弱。因此真菌毒素的分布情况就显得尤为重要了。

当真菌毒素通过机体薄膜进入血液时，人体就会吸收。最先吸收的部位是胃与肠（污染食物的摄取），肺部（被污染的颗粒物或有毒性的霉菌孢子的吸入）和皮肤（直接和污染真菌毒素的物质或真菌毒素接触）。当真菌毒素进入血液后，它就会被分配到机体的各组织中，肝和肾中将积聚大量的真菌毒素，其他脂溶性真菌毒素则聚集到机体的脂肪中。真菌毒素的毒性排出影响因素有吸收率、分布状况、生物转化情况和排泄情况等。

二、细菌毒素

细菌可产生内、外毒素及侵袭性酶，与细菌的致病性密切相关。细菌毒素可以区分为两种：放到菌体外的称为菌体外毒素（exotoxin）；含在体内的，在菌体破坏后而放出的，称为菌体内毒素（endotoxin）。但是在菌体外毒素中，也有通过菌体的破坏而放出体外的，所以这种区分法并不是很严密。菌体外毒素大多是蛋白质，其中有的起着酶的作用。白喉杆菌、破伤风杆菌、肉毒杆菌等的毒素均为菌体外毒素。而菌体内毒素，其化学主体是来自细菌细胞壁的脂多糖和蛋白质的复合体，赤痢杆菌、霍乱弧菌及铜绿假单胞菌等的毒素都是这方面的例子。内毒素（endotoxin）即革兰阴性菌细胞壁的脂多糖，其毒性成分为类脂a，菌体死亡崩解后释放出来。外毒素（exotoxin）是由革兰阳性菌及少数革兰阴性菌在生长代谢过程中释放至菌体外的蛋白质，具有抗原性强、毒性强、作用特异性强的突出特点。某些细菌可产生具有侵袭性的酶，能损伤机体组织，促进细菌的侵袭、扩散，是细菌重要的致病因素，如链球菌的透明质酸酶等。

1. 细菌性外毒素

产生外毒素的病原菌主要有破伤风梭菌（*Clostridium tetani*）、肉毒梭菌（*Clostridium botulinum*）、产气荚膜梭菌（*Clostridium perfringens*）、白喉棒状杆菌（*Corynebacterium diphtheriae*）、a群链球菌、金黄色葡萄球菌等。痢疾志贺菌（*Shigella dysenteriae*）、鼠疫耶氏菌（*Yersinia pestis*）、霍乱弧菌（*Vibrio cholerae*）、肠产毒素型大肠杆菌、铜绿假单胞菌等也能产生外毒素。大多数外毒素是产毒菌进行新陈代谢过程中在细胞内合成后分泌到菌体外的，外毒素这一名称就是这样得来的。但也有少数外毒素合成后保存在体内，待菌体死亡溶溃后才释放至周围环境中，痢疾志贺菌和肠产毒素型大肠杆菌的外毒素就属于这种类型。

外毒素毒性很强。最强的肉毒毒素1mg纯品能杀死2亿只小鼠，其毒性比化学毒剂氰化钾还要大1万倍。不同病原菌产生的外毒素对机体的组织器官具有选择性，引起特殊的病理变化。例如肉毒梭菌产生的肉毒毒素，能阻断神经末梢释放的起传递信息作用的乙酰胆碱，使眼肌、咽肌等麻痹，引起眼睑下垂、复视、吞咽困难等，严重的可因呼吸肌麻痹不能呼吸而死亡。又如白喉棒状杆菌产生的白喉毒素，特别倾向于结合在外周神经末梢、心肌等处，使那些容易受感染的细胞中蛋白质的合成受到影响，从而导致外周神经麻痹和心肌炎等。

大多数外毒素不耐热，在60℃的温度下加热0.5h就可以破坏它们。葡萄球菌肠毒素是例外，若蛋糕等食品被葡萄球菌污染产生肠毒素后，即使在100℃的高温下加热0.5h，食后仍能发生食物中毒。

外毒素是一类蛋白质，它能刺激宿主免疫系统产生良好的免疫应答反应，形成能中和外毒素毒性的特异性免疫球蛋白，这种球蛋白称为抗毒素。抗毒素存在于宿主血清中。例如康复后的白喉病人血清中就可以检测到白喉抗毒素。外毒素性质不稳定，若用0.3%～0.4%的福尔马林（甲醛水溶液）作用1个月左右，毒性便降至几乎没有，但是这种没有毒性的蛋白质刺激机体发生免疫反应的能力（称为免疫原性）并未减弱。这种脱去毒性的外毒素称为类毒素。利用类毒素毒性很弱而免疫原性强的特点，可以做成预防针来进行免疫预防接种，使接种者通过自身的免疫系统产生足量的抗毒素，以预防以后可能入侵的外毒素产生菌的感染。目前用于预防白喉和破伤风的免疫制剂就是它们的类毒素。如果已经患了白喉、破伤风等外毒素产生菌引起疾病的患者，再接种相应的类毒素已来不及了，因为从注射类毒素到产生足量抗毒素约需 1 个月时间。有鉴于此，于是生物制品研究所等制造免疫药品的单位将类毒素接种到马身上，使马匹产生特异抗毒素，再将这些抗毒素提纯精制，制成治疗用针剂。用这些抗毒素就能治疗那些白喉或破伤风患者。

按细菌外毒素对宿主细胞的亲嗜性和作用方式不同，可分成神经毒素（破伤风痉挛毒素、肉毒毒素等）、细胞毒素（白喉毒素、葡萄球菌毒性休克综合征毒素 1、a 群链球菌致热毒素等）和肠毒素（霍乱弧菌肠毒素、葡萄球菌肠毒素等）三类。

多数外毒素的分子结构由 a 和 b 两种亚单位组成。a 亚单位是外毒素的活性部分，决定其毒性效应；b 亚单位无毒，能与宿主易感细胞表面的特殊受体结合，介导 a 亚单位进入细胞，使 a 亚单位发挥其毒性作用。所以，外毒素必须 a、b 两种亚单位同时存在才有毒性。因为单独的毒性 a 亚单位，不能自行进入易感细胞；而 b 亚单位与易感细胞受体结合后能阻止该受体再与完整外毒素分子结合，现有学者利用这一特点，正在研制外毒素 b 亚单位疫苗以预防相应的外毒素性疾病。

2. 细菌性内毒素

内毒素为细菌细胞壁的最外层结构，系类脂、多糖、蛋白质的复合物，由亲水性多糖和疏水性类脂结合成为一个大分子的脂多糖（LPS），故为两性物质（amphoteric），因具有磷酸根基团，故表面带有阴电荷，但在进行免疫电泳时，因电泳作用，移向阴极。

由于细菌的来源不同和提取方法不一，各学者报道的脂多糖颗粒的大小、形态差异较大，其相对分子质量约 $(1\sim20)\times10^6$。根据对大肠杆菌、百日咳杆菌、沙门菌的脂多糖的电镜观察，证实为各种形态的膜磷片：线状或细丝状、带状、小点状、蛇样、环状、碟状、小泡状以及板状等，均具有相似的表面结构。Fukushi（1977）发现明尼苏达沙门菌的脂多糖由分散的、相同的小叶均匀排列组成，而其粗糙型变异株（核心多糖减少或缺失）的小叶直径缩小且排列成洋葱样结构。Acker（1976）指出，结肠炎耶氏菌、鼠伤寒沙门菌和大肠杆菌提取的脂多糖中，含有两股相同的双螺旋亚单位，后者又由四条细丝组成。

内毒素的生物学活性非常复杂，由于内毒素菌种来源、培养和提纯方法以及测试方法不同，所报道的内毒素活性指标也不一致。特别是在机体内的表现形式更是错综复杂。类脂 A 是内毒素的毒性中心，其毒力的强弱与类脂 A 上的脂肪酸的种类有关，O-特异性链及核心多糖除具有免疫原性外，还是类脂 A 的增溶性载体。将纯化的 LPS 或提取后制成的可溶性类脂 A 注入易感动物体内可引起多种生物活性。小剂量时引起免疫反应，大剂量则引起病理反应。

（1）致热性　内毒素可使人和动物发热，且人体对内毒素的致热性很敏感，如 $0.005\mu g/kg$ 伤寒沙门菌内毒素注入人体，即可引起发热，而家兔致热却需十倍量。由于细菌脂多糖在自然界普遍存在，某些生物制品，尤其菌苗等，注入人体常并发发热反应，可能与此有关。内毒素引起动物的热型曲线为双相，在人体则为单相。内毒素对动物（如家兔）的致热性常作为内毒素或类脂 A 活性的指标之一。

内毒素致热的机制在于内毒素作用于血清和渗出液中的颗粒细胞以及血液、渗出液、脾脏、肺脏和肝脏的单个核细胞（mononuclear cell），使之释放出内源性致热原（EP），刺激体温调节中枢（下丘脑），使产热、散热及血管运动的调节机能发生改变，从而引起发热。这可以解释某些慢性肉芽肿患者，虽白细胞数不增高，仍伴有低热。

Atkins 等（1973）实验证明淋巴细胞在内毒素的致热效应中起中介作用。设想内毒素作用淋巴细胞，使其产生一种可溶性淋巴因子，再作用于血清中白细胞，释放出内源性致热原，导致发热。

（2）对宿主介导系统的作用　宿主介导系统（mediation system）分体液的介导系统和细胞的介导系统。前者包括补体系统和凝血系统；后者系指中性粒细胞、血小板、巨噬细胞系统、淋巴细胞、肥大细胞、嗜碱性粒细胞以及内皮细胞。内毒素作用于介导系统，一方面发挥其防御功能，另一方面也引起某些病理过程。内毒素对介导系统的作用极为复杂，相互之间均有关联。

① 对补体系统的作用。细菌内毒素、脂多糖及类脂 A 均有激活补体的能力。

内毒素中的类脂 A 激发经典途径，多糖则启动替代途径。补体被激活后，其最终形成的攻膜复合物可以杀伤与溶解细菌，激活过程中各活化成分如 C_{3a}、C_{5a}、C_5、C_6、C_7 可发挥其促进吞噬的作用，C_1、C_4、C_2、C_3 促进中和病毒等作用，同时也参与体内内毒素的解毒机制。C_6 缺损的家兔对大肠杆菌脂多糖特别敏感，静脉注射内毒素 $100\mu g$ 后，C_6 缺损兔的病死率为 11/12；同样条件下，正常家兔全部存活。表明内毒素激活补体系统可增强机体防御能力，尤其内毒素不依赖抗体能启动补体活化，这在革兰阴性菌感染早期，机体尚未产生抗体之前的防御机能方面，具有重要意义。

注射内毒素于动物体内（如狗或家兔等），可导致一系列病理生理变化。如发生致死效应，引起血压降或血液动力学和血液成分的改变，以及出现局部和全身性 Shwartzman 现象等，均与内毒素激活补体有关。但也有人持相反意见，迄今尚无定论。

② 对凝血系统的作用。内毒素可以影响机体凝血机制，与弥散性血管内凝血（DIC）的发生有关。通过动物模型、人体以及体外试验均证明内毒素可激活 Hageman 因子（接触因子），启动内源性凝血途径。将马流产沙门菌内毒素 $3ng/kg$ 体重注入人体后，发现血浆中缓激肽（bradykinin）量升高，说明 Hageman 因子被激活。活化的 Hageman 因子能激活激肽释放酶原（prekallikrein），后者再使激肽原（kininogen）产生缓激肽。另一方面，内毒素也能启动外源性凝血途径。业已证明，内毒素注入机体后，可使Ⅶ因子减少；或者缺少Ⅶ因子的狗，注入内毒素不能引起一系列凝血病理变化，如纤维素沉着、血栓形成等，表明内毒素可通过Ⅶ因子促进凝血。体外实验进一步证实外源性凝血途径的发动是由于内毒素激发内源性和外源性凝血途径。内毒素促凝血活性主要在于类脂 A，以碱水解或多黏菌素 B 处理，使类脂 A 失去活性，其促凝血作用也丧失。

③ 对中性粒细胞的影响。内毒素能引起人体血液中中性粒细胞增多，此为人体对内毒素反应最敏感的指标，亚致热量（subpyrogenic dose）即可引起中性粒细胞增多。动物体包括人体注入内毒素后，立即发生中性粒细胞减少，伴之以粘连性增加，继之中性粒细胞增多。前者是由于中性粒细胞移动而隐伏在组织毛细血管床内，特别是肺毛细管。后者则由于脂多糖诱生的中性粒细胞释放因子（neutrophil releasing factor）促进中性粒细胞从骨髓释放进入血流。

④ 对血小板的作用。动物注射中量内毒素后，可发生血小板减少症，但在人体一般无此现象。由于小鼠、家兔、狗及豚鼠等动物的血小板膜上有免疫粘连受体（immune adherence receptor），故易与内毒素结合发生反应。内毒素与血小板结合的成分主要是类脂 A。结合后，血小板发生凝聚，然后分泌或血小板溶解后释放血小板成分，如二磷酸腺苷、血小板因子 3 及血管活性胺（组胺、5-羟色胺）。人类和灵长类动物血小板缺乏免疫粘连受体，当注入内毒素后，血小板量无明显改变，但对其活性有否影响，尚缺乏资料。

⑤ 对淋巴细胞的作用。脂多糖直接作用于 B 淋巴细胞，增加 DNA 合成，从而促使 B 淋巴细胞分裂，故为 B 淋巴细胞的非特异性有丝分裂原。因此脂多糖能取代 T 淋巴细胞对 B 淋巴细胞的辅助作用，如将脂多糖附于羊红细胞上（羊红细胞为胸腺依赖抗原），注入除

去 T 淋巴细胞的动物体中，仍能产生抗体，此因脂多糖的促分裂活性能促使 B 淋巴细胞对羊红细胞发生反应。

第四节　食品中的环境污染物

食品与空气、水、土壤等共同组成了人类生活的环境。人体正是从环境中摄取空气、水和食物，经过消化、吸收、合成，组成人体的细胞和组织的各种成分并产生能量，维持着生命活动。同时，又将体内不需要的代谢产物通过各种途径排入环境。食物链是人类同周围环境进行物质交换与能量传递的重要途径。食品的质量直接影响人体健康。

食品从作物栽培、收获、储存、加工、运输、销售、烹调直至食用，经过的环节多、周期长，在此过程中有害于人体健康的化学毒物和病菌都有可能污染食品。按污染物的性质分类，食品污染可分两大类：一是生物性污染，即由致病微生物和寄生虫造成的污染；二是化学性污染，指有毒化学物质对食品的污染。汞、镉、铅、砷等元素的一些化学物对食品造成的污染主要渠道是农业上施用的农药和未经处理的工业废水以及废渣的排放。

环境污染对人类和生态环境造成的危害，已成为全球关注的重要问题。虽然许多结论尚不能最后肯定，但是，通过各种途径进入人类食品中的由环境污染所产生的有毒成分，正在成为令人惧怕的一种威胁。

一、农药

作为一种重要的粮食生产保护措施，农药得到了广泛的使用。低毒（无毒）长效，作为一种农药研究发展方向，还远未得到实现。受到农药污染的食品，基本上达到了人们摄食食物品种的绝大多数。

有机化学物农药，如乐果、DDT 及敌敌畏等会引起对作物的直接污染。空气、水、土壤受到农药的污染后又会间接地造成食品的污染。为此，国家对不同的农药规定了其在作物上的限制使用日期。

环境中的农药可以通过人的皮肤、呼吸道和消化道进入人体。常见急性农药中毒事故大多数是由误食被农药严重污染的食品引起的。然而，人们可能常摄入的是一些被农药轻微污染的食物，因而更要警惕慢性农药中毒，尤其要谨防农药从口进入人体。

施用农药是为了防治病虫害，获取农业丰收，但使用不慎会污染环境，危害人体健康。科学使用农药措施主要如下述。

① 开发高效、低毒、低残毒或无公害的新农药，以取代或禁用剧毒、高残毒农药。

② 合理选择农药品种，选择适当的药液浓度和施药的方法，既提高药剂的杀虫效率，又做到最大限度地减少农药对环境的污染。

③ 加强农药的管理，对农药施用人员进行专门训练，使他们掌握农药的理化性质、毒性程度、应用范围、施用方法以及安全防护等方面的基本知识。

④ 推广综合防治病虫害的方法。除了化学农药以外，生物防治、物理防治、农业防治等措施也是防治农业病虫害的有效办法。

因此，应用化学、物理、生物以及其他方法，进行联合或者交替使用，是一种生态学的综合防治方法，既有较理想的防治虫害的效果，又能减少或者防止对环境的污染，应加强深入研究和推广应用。

二、重金属

重金属污染以汞、镉、铅最为有名，人或动物机体通过食物吸收和富集，产生毒性反应。这种污染有很大的区域性。重金属污染的最典型案例有日本水俣地区的水俣病（甲基汞中毒）、日本的骨痛病（镉中毒）等，患者的表现症状惨不忍睹。重金属污染的来源主要有：工厂排放的废水、污水；农药；包装容器；动植物的富集作用。

1. 汞

汞及其化学物被认为是常见的应用极为广泛的有毒金属（和化学物）。其中，无机汞化学物主要包括氯化汞、氯化亚汞、硫化汞和氧化汞；有机汞化学物则主要有苯基汞、烷氧基汞及烷基汞化学物。通过食物方式发生人体内汞蓄积，主要经由人们摄食污染后的鱼类、贝类、谷物和稻米等引起。尽管对鱼贝类在水圈中的汞蓄积途径的认识目前尚存在分歧，但是，已有大量的证据表明，无论是人为污染还是天然污染，蓄积于鱼贝类中的汞几乎都是甲基汞等低级烷基汞。谷物和稻米的汞污染，则可能主要源于农药和废水污染。通过重金属污染的食物方式的重金属中毒，大多是慢性中毒表现。慢性汞中毒病人常表现为口腔炎、流涎、齿龈肿胀、糜烂，口中多有金属味，并且可能发现有暗蓝色的汞线标志。

2. 镉

镉被用作颜料、氯乙烯稳定剂、碱性电池、合金、电镀等生产领域中，近年来的生产量已大大增加。在镉污染地区，镉在食品中的浓度可以高过正常区域 20 倍左右。某些鱼贝类（章鱼、墨鱼、贝类）似乎具有天生的富集作用，即使来自于非污染地区，也可以达到 100mg/kg（湿重）的含量。长期摄食入低浓度的镉时，主要是肾功能和肺功能受到损害。其表现症状为低分子蛋白尿。

3. 铅

铅的使用主要集中在材料或合金材料、颜料、涂料、化学试剂等领域。对环境的污染，主要来自于冶炼厂、加铅汽油废气、含铅材料的使用等。通过食物方式进入人体的铅，则主要局限于饮料、罐头食品、水源、药物及富集铅的生物食品材料。目前，认为铅中毒主要导致卟啉代谢异常，从而使中毒者发生贫血现象。

三、多氯联苯化学物

多氯联苯化学物（简写 PCB）是使用很广泛的化工产品，主要由于工业废弃物而对环境产生污染。通过食物链富集效应，而被人体接受。PCB 中毒，主要表现症状为皮疹和色素中毒、机体浮肿、无力、呕吐等。还有人怀疑该类物质具有致畸变和致癌的性质。

●● 第五节 食品中的农药残留 ●●

所谓农药残留（简称农残）是指施用农药后在粮、油、果及畜禽产品上或多或少存在的农药原体及其衍生物以及具有毒理学意义的杂质等。目前在各个国家，尤其是发达国家，因在膳食中摄入过多的农残而导致急性病的例子还不多见。一般而言，人们在膳食中摄入的农残量很少，人们不可能摄入足够的食物以达到中毒所需的量。因而，农残在人体中主要起的是慢性作用，并且是多种农残的共同作用，所以人们很难估计农残对消费者的生物作用。我们对农残之间的协同作用了解得很少，但可以肯定的是，几乎在每一次就餐中，我们都摄入了多种农残，不过量却非常少。

这些观点可以从新西兰全民饮食调查结果中得到确认。调查表明，我们在膳食中最常摄入的农残是甲基氯代物，其摄入量只为 ADI 值的 1.2%。如果将最常摄入的 5 种有机磷农残的摄入剂量加起来，也只占 ADI 的 3.4%。虽然如此进行加和的准确性值得怀疑，但是由于有机磷农残的作用机理相似，都能够在进入人体后抑制血液和组织中胆碱酯酶的活性，引起胆碱神经功能紊乱，因此可以据此探究有机磷农残毒理学方面的研究。不过公认的一个基本观点是：这些有机磷的摄入量不会对消费者产生任何毒性作用。

补骨脂类物质（psoralens）是一类天然杀虫剂，其分子结构见图 11-1。它们是一种光敏性致癌物，通常的存在剂量为 10～100mg/kg（见表 11-1）。其一般存在于荷兰防风草、荷兰芹的叶和芹菜的根中，包括补骨脂素（psoralen）、花椒毒素（xanthotoxin）、香柠檬烯（bergapten）。由于补骨脂类杀虫剂是一种致癌物质，给消费者带来的危险比任何其他的农残都要大。实际上，农残并不是无处不在的，而且它们存在的浓度通常很低（<0.1mg/kg）。在大多数国家，农药在被批准使用前都要经过检测，其中一项就是致癌性的检测，因此，一种具有致癌性的农药是不可能被批准生产的。

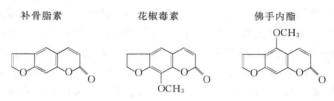

图 11-1　补骨脂类物质

表 11-1　水果和蔬菜中补骨脂类物质的含量（MAFF，1996b）

植物名称	主要部位	补骨脂类物质	含量/(mg/kg)
芹菜	茎	补骨脂素	1.3～46.7
	根	香柠檬烯	25～100
	种子	花椒毒素	0.65
防风草	根	香柠檬烯	40～1740
	坏根	花椒毒素	2500
欧芹	新鲜叶子	异英波拉托林(isoimperatorin)	11.4～112
	干叶	氧化前胡内酯(oxypeucedanin)	300
无花果	叶	香柠檬烯	480
	树液	香柠檬烯	620

值得注意的是，本节中所提及的一些具体危害，如某些是不可避免的（如食品中的农残）或者不得不摄入的（如食品中的天然毒素）危害都是必须重视的。尽管大多情况下，它们对于人类的总体危害不大。

需要将有毒化学物质进行量化，以便对不同的化学物质（如农残）、不同的膳食、不同的国家进行比较。大部分发达国家已经建立了对膳食中农残的调查和分析体系，以确定本国的农残情况。这样在国际间就形成了统一标准：建立了每日允许摄入量（ADI 值），并为了进行食品贸易的需要规定最大允许残留量（MRL 值），它可以为确保农残不超过规定标准的食品在各国间进行交易。

下面从各类不同化学成分的农药残留方面分别论述对人体的危害。

1. 不同化学成分农药的残留物对人体的危害

（1）有机氯农药　有机氯农药六六六和滴滴涕，曾因广谱、高效、价廉、急性毒性小而广泛使用。它们具有高度的化学、物理和生物学稳定性，半衰期长达数年，在自然界极难分解。早在 20 世纪 60 年代，人们已经发现由于大量使用滴滴涕，环境中存在大量的残留量，这对生态系统产生了广泛、持久地破坏。另有研究证实，环境中存在的滴滴涕减少了蛋壳的厚度，从而降低了小鸟的孵出率。

有机氯农药容易在人体内蓄积，一般地说，污染食品只存在慢性毒性作用，主要表现在侵害肝、肾及神经系统，动物实验证实有致畸、致癌作用。其在很多国家已相继被禁用，我国 1983 年停止生产，1984 年停止使用这类农药。

另外一种农药——多氯联苯，是一种公认的环境污染物，可以非常持久地存在于环境中。二噁英属多氯联苯类物质，易溶于油脂，比利时的二噁英毒鸡事件即是因为饲料用油脂中含有超量二噁英（丁小玲，2002），对人畜健康造成了很大危害。它是一种工业废物，主要来源是城市垃圾的燃烧、钢铁冶炼、造纸业及生产杀虫剂、除草剂的企业。二噁英化学性质极稳定，进入机体后几乎不被排泄而沉积在肝脏和脂肪组织中。它属于剧毒物质，毒性比氰化钾高 50～1000 倍，致癌毒性比黄曲霉毒素高 10 倍，会引起基因突变，影响繁殖力和智力发育。

由于有机氯农药的脂溶性强，在食品加工过程中经单纯的洗涤不能去除。

（2）有机磷农药　为了防止有机氯农药在环境中的持久性残留，人们开始使用有机磷复合物。有机磷农药是继有机氯农药以后被广泛使用的一类农药，目前生产使用的至少有 60 余种，如早期的高效高毒品种：对硫磷（1605）、甲拌磷（3911）、内吸磷（1059），后期使用得较多的为高效低毒低残留的品种，如：乐果、敌百虫、杀螟松、倍硫磷，还有毒性极低的马拉硫磷、双硫磷、氯硫磷、锌硫磷、碘硫磷、地亚农等。

有机磷农药化学性质不稳定，分解快，在作物中残留时间短，所以慢性毒性较为少见。使用时主要表现为植物性食物残留，尤其是含有芳香物质的植物，如水果、蔬菜，特别是叶菜类如小白菜、大白菜、鸡毛菜、甘蓝、芹菜、韭菜、芥菜、花菜、绿花菜、茼蒿、枸杞菜和黄瓜等残留问题突出。

有机磷农药残留对人体的危害以急性毒性为主，主要是抑制血液和组织中胆碱酯酶的活性，引起乙酰胆碱在体内大量积聚而出现一系列神经中毒症状，如神经功能紊乱、出汗、震颤、精神错乱、语言失常等。

（3）有机汞农药　有机汞农药多为杀菌剂，在土壤中的半衰期为 10～30 年。常用的有机汞杀菌剂有西力生（氯化乙基汞）、赛力散（醋酸苯汞）、富民隆（磺胺汞）和谷仁乐生（磷酸乙基汞）。

有机汞农药进入土壤后逐渐被分解为无机汞，可长期保留在土壤中；还能转化为甲基汞被植物再吸收。食品中的汞 90% 以上是以甲基汞的形式存在的。

有机汞不仅能引起人的急性中毒，而且可在人体内蓄积，引起慢性中毒。汞中毒主要侵犯神经系统和肝脏。急性汞中毒的主要症状为口内金属味、烦渴、恶心、呕吐、腹痛、腹泻等；慢性汞中毒以头痛、失眠、噩梦等神经系统的症状为主。

我国已于 1971 年规定有机汞农药不生产、不进口、不使用。

（4）拟除虫菊酯类农药　拟除虫菊酯类农药在作物上降解快，对人体和环境危害较小。目前主要使用的有：氰戊菊酯、溴氰菊酯、氯氰菊酯、杀灭菊酯（速灭杀丁）、苄菊酯（敌杀死）和甲醚菊酯等。

拟除虫菊酯类农药是中枢神经毒剂，不抑制胆碱酯酶。它具有能够改变神经细胞膜钠离子通道的功能，而使神经传导受阻，出现流涎、痉挛、共济失调等症状。

（5）氨基甲酸酯类农药　20 世纪 40 年代由美国首先发现，后逐步发展，并在世界各国广泛使用。氨基甲酸酯类农药具有高效、低毒、低残留的特点。目前使用的主要有西维因、杀灭威、速灭威、叶蝉散等，除草剂如敌草隆、敌稗等产品。

氨基甲酸酯类农药在作物上的残留时间一般为4d，在动物的肌肉和脂肪中的明显蓄积时间约为7d，残留量很低。在植物性食品中通常可以检出呋喃丹、西维因等氨基甲酸酯类杀虫剂，除了特殊情况外，一般含量均不超过国家标准。

氨基甲酸酯类农药和有机磷农药一样是一种抑制胆碱酯酶的神经毒物。但与胆碱酯酶不发生化学反应，与胆碱酯酶形成的疏松复合体能迅速分解，而使胆碱酯酶恢复活性，因此中毒症状消失快，无迟发性神经毒性。

氨基甲酸酯类杀虫剂进入人体内，在胃中酸性条件下可与食物中的亚硝酸盐和硝酸盐反应生成亚硝基化学物，具有致癌性。因此，可以认为氨基甲酸酯类杀虫剂具有致畸、致突变、致癌的可能。

上面是五类按化学成分分类而分别论述了农药残留对人体的危害，下面再按用途分类方法而分别论述三类值得注意的农药残留，分别为植物生长调节剂、除草剂和杀菌剂。

2. 某些农药的残留物对人体的危害

(1) 植物生长调节剂　植物生长调节剂是一种天然或人工合成的，能在极低浓度下影响植物生长和发育过程的化学物质。

自从植物生长调节剂研制成功以来，已在世界各国的农业生产上广泛应用，它对于促进农作物生根、生长、开花、结果，以及在矮化植物、调节产期、提高作物产量和品质、节省管理成本等方面发挥了巨大作用。特别是使用植物生长调节剂可使农产品增加产量5%～30%，目前国内外已把植物生长调节剂的研究应用作为21世纪农业实现超产的主要措施之一。

根据植物生长调节剂的化学性质及其对植物生理调节作用的影响，一般将其分为五类，即生长素、赤霉素、细胞分裂素、脱落酸、乙烯和生长延缓剂等。植物生长调节剂等农药在农产品中的残留问题越来越受到人们的关注。目前美国、加拿大、瑞士、日本等国对一些常用的植物生长调节剂已制订了农药残余标准。

赤霉素存在于植物的幼芽、幼根以及未成熟的种子中。现已可用发酵方式人工生产，使用最多的为赤霉酸GA3。它能促进瓜果植物的坐果率或无核果实的形成；促进叶菜类蔬菜植物的营养体的生长；解除种子、块茎、芽的休眠，促进种子发育；延缓水果的衰老，具有保鲜作用；改变雌、雄花的比例，影响开花时间。动物急性毒性实验基本无毒，小鼠致癌实验为阴性。但有研究发现赤霉素会诱发肿瘤，主要发生在腋下皮肤、乳房和肺部。免疫抑制实验发现对低龄雄鼠和高龄雌鼠免疫系统有影响。另外，赤霉素增加了新生大鼠的生长速度，增加了甲状腺、卵巢和肾上腺的总量及血钙水平。

乙烯广泛存在于多种植物组织中，成熟过程中的果实中含量最高，其他器官如花、叶、茎、根、种子都能产生乙烯。乙烯能促进果实变色成熟，能促使落叶和衰老，抑制器官生长，促进某些植物开花，促使某些植物性别转化，多分化雌花，也能抑制某些花不分化。乙烯在常温中是一种气体，20世纪60年代制成了乙烯利，为酸性液体，喷洒后在酸性降低时，释放乙烯气体。可用它灌注株心，浇灌土壤，喷洒叶面。乙烯能引起大鼠胆碱酯酶受到抑制；对鱼有轻毒；对蜜蜂无毒；能引起小鼠染色体损伤；对雄性小鼠生殖细胞有损伤作用，干扰精子的正常生成与成熟过程，显示出乙烯具有潜在的致突变性。人体摄入1.8mg/kg乙烯会出现腹泻和腹痛，胃部痉挛，排尿频率和尿量增加，食欲或者增加或者减少。血浆胆碱酯酶和红细胞胆碱酯酶活性增高。

生长延缓剂有限制茎的伸长，抑制植株顶端生长优势，促生分生侧枝的作用。主要有矮壮素、琥珀酚胺酸、马来醚等。矮壮素急性中毒引起流涎，肠蠕动增加，虽然有类抗胆碱酯酶作用但无抑制胆碱酯酶的作用。致死剂量引起神经肌肉障碍而出现呼吸衰竭至死亡。

（2）除草剂　除草剂的使用很广泛，品种也逐渐增多。目前，使用较多的除草剂有2,4-滴（苯氧羧酸类）、除草醚（二苯醚类）、敌稗（酰胺类）、氟乐灵（二硝基苯胺类）、西玛津（均三氮苯类）等。

除草剂主要通过植物吸收，并进行降解和蓄积，造成对食品的污染。

多数除草剂对人畜的急性毒性较低，但有些除草剂会使动物产生甲状腺肿瘤和其他肿瘤，例如，杀草块可引起动物白内障，百草枯可引起人肺部的病理变化等。

（3）杀菌剂　多菌灵杀菌剂在蔬菜和水果中常使用。在蔬菜中多菌灵杀菌剂用量少，使用次数少，半衰期短，故一般不存在残留。

3. 农药残留对高危人群的危害（婴儿）

在农残问题上，首先要关注那些易受农残影响的高危人群，并对这些人群专门进行调查。因为这类人或者会摄入大量的含农残的食品，或者是极易受到某一种或某几种农残毒性的影响，所以这两类人都属于高危人群。其中发育未完全的婴儿就属于高危人群，他们的代谢功能尚未发育好，因此人体中的解毒功能和排毒功能都比成人要差。而且，与成人比较而言，他们每公斤体重要比成人消耗更多的食物，以满足自身摄入能量及生长的需要；因此一旦摄入含有农残的食品后，婴儿体内农残浓度要比成人高很多。另一类高危人群是某些对某类食品有特别嗜好的人，而他们所特别喜爱的食品中含有的农残很可能比其他的食品要高很多；因此这类人群比起普通的人群会摄入更多的农残。现在的问题是是否应该专门关注这类人群，实际上，英国政府已经不再将这类人群作为农残危险评估的一部分了。

由于还不了解新生婴儿对环境污染物的承受能力，因此我们应该认为婴儿比成人更易受到来自农残的影响。事实证明，农残作用于某些不成熟的器官后可能会永久性改变该器官的结构或功能。因此，我们应该意识到农残对婴儿可能造成的危害，从而保护婴儿免受毒害。对于婴儿，另外一个值得重视的问题是，婴儿的全部营养几乎全部是由某几类食物提供的。与此不同的是，成人摄入食物的来源很广，基本可以使各种营养在体内达到平衡。而在婴儿期，营养的唯一来源是人乳或一些婴儿配方食品。因此，婴儿的食物中尤其要注意其中的农残量不能超标。市场中销售的食品也都会进行严格的管理和规范。欧盟最近出台的法规规定婴儿食品中各农残浓度不得超过 0.01mg/kg。

● ● 第六节　食品中的兽药残留 ● ●

随着人民生活水平的不断提高，人们对动物性食品的需求日益增长，这给畜牧业带来前所未有的繁荣和发展。例如，早在 1996 年，英国就约有 1200 万头牛、4200 万头羊和 12600万只家禽。不仅如此，同期其他领域的产品不断增加，特别是鱼的养殖。

由于养殖户为了有更大的产出，普遍寻求提高动物性食品产量的方法。因此，兽药使用的广度和深度也在不断扩大。兽药对于控制疾病（人畜共患病）从动物向人类传播中起着非常重要的作用；用作生长促进剂时，它还可提高家畜的生产效率。这时往往忽略了动物性食品质量安全性问题，其中最重要的是化学物质在动物性食品中的残留及其残留对人类健康危害的问题。像农药一样，兽药在减少疾病和痛苦方面起到了重要的作用，但是它们在食品中的残留使得兽药的应用产生了问题。动物性食品兽药残留超标，不但给消费者的健康带来危害，也给畜产品的出口造成极大困难，阻碍畜牧业进一步发展。特别是由于抗生素的使用越来越广泛，用量越来越大，动物食品的抗生素残留问题比较严重，各国均有检出现象。近年来磺胺素药物的超标现象时有发生，特别是猪肉及其制品发生频率最高。在鸡蛋中的残留问题也引起了人们的关注。

人长期摄入含兽药残留的动物性食品后，药物不断在体内蓄积，当浓度达到一定量后，就会对人体产生毒性作用，如对肾脏的损害等。因此，与用于人类药物一样，兽药必须进行疗效和安全性研究，以确保兽药的安全和有效。

本节将概述兽药的使用情况及其相关的控制措施。另外，还将涉及如果残留药物进入人类食物链后，怎样利用兽药残留监测计划所获得的信息来估算危害。

一、兽药的种类

1. 治疗用药

治疗药物是用于控制农场和家养动物传染性疾病（人类和动物病原微生物、体内外寄生虫以及真菌方面的感染）的药剂。治疗药物以消除疾病，同时不对动物的长期健康产生副作用为标准。实践中，往往通过口服、注射、局部涂药等方法给食用动物用药。当大群动物受感染时，可以将兽药加入饲料添加剂或饮用水进行口服治疗。但是此方法不能控制药物的剂量，因而，药效也降低了。

2. 预防用药

为适应大规模动物产品的生产，人们采用基因选育与使用预防性药物相结合的方法来预防疾病。特别要注意的是，在家禽类及猪的生产系统中，传染病传播速度快，患病危险高，药物经常用作预防措施。

使用药物是为了防止疾病的暴发以及控制寄生虫感染（体内和体外寄生虫）。由于用药方式中最常用的是喂养（水、饲料）和浸泡动物，因此无法对每个动物的药物吸收量进行控制。结果就可能造成动物屠宰后可食用部分中出现药物残留问题。

3. 生长促进剂

促长剂有两类：抗微生物药类和人工合成药类。抗微生物制剂在动物源食品中的残留可能会对人肠道菌群起不良作用，它通过抑制一些天然存在于动物肠道内的细菌来改变肠道内的微生物群落。目的是让饲料中的营养成分被动物吸收，而不是被肠道菌利用。这有助于提高饲料转化效率，从而使动物生长得更快。但同时也存在着忧患：这种药物的残留物可能会被人体吸收，使人体肠道内出现菌群失调，发生致病菌感染。此外，肠道中的正常菌群还会产生许多有益于机体的物质（如维生素 K），如果这些细菌被杀灭，就有可能造成某些营养素和活性物质的缺乏而产生生理功能的紊乱，甚至导致疾病的发生。基于这些问题，欧盟于 1999 年规定禁止在畜禽饲料中使用杆菌肽锌、维吉尼亚霉素、泰乐菌素、螺旋霉素等 4 种兽用抗生素作为生长促进剂，对兽药的管理更加严格。

人工合成促进剂常被做成小药丸植入动物的耳朵，而后在大约 70～90d 内缓慢释放其药性。动物只有经过适当的停药期并获取生产许可证的情况下才能被宰杀。屠宰动物时去掉耳朵，这样就能防止污染物进入食物链。但是，欧洲国家严禁使用人工合成生长促进剂；由于没有明显证据表明合理使用人工促进剂会对消费者构成危害，其他一些国家（如英国、加拿大、南非、澳大利亚）则允许在掌握使用方法的前提下使用规定的品种。

4. 畜禽管理用药

激素类药物能规律性地控制饲养动物的生育和繁殖。然而不经过停药期（动物停药到可食性动物产品进入人类食物链的时间间隔），奶牛产出的牛奶可能含有兽药残留。屠宰动物使用镇静剂后可降低兴奋度及减轻压力，防止过度挣扎。这些药物可能在动物送往屠宰场中为减轻压力而错误使用，如果错误使用，在动物中的残留会很高。理论上，兽医和生产商应该按照规定来使用镇静剂和其他药物，以避免出现严重的兽药残留问题。

很多兽药的用途都不止一个。但要强调的是：作为生长促进剂的抗微生物类药物的使用会使病原菌产生一定的抗药性，因此，应当限制使用，否则可以推测，当动物或人体内的抗药性微生物引起疾病时，抗生素就无法控制疾病了。

二、食品中的兽药残留对人类健康的潜在危害

最近英国对肉类和动物性产品兽药残留的检测结果表明，这些药物有时会残存在食品中。由于这些成分都具有生物效力，因此必须确保食品中的任何残留效力均不会对消费者产生危害。兽药的使用不可避免地会引起食品中药物的微量残留。毒理学安全评估就是测定在何种浓度下，某一特定化学物会对人类健康产生危害。这样就必须确立剂量-反应关系，从而确定对人类健康产生危害的浓度。也就是说，在此浓度下使用这些药物所带来的危害大于其所带来的好处。这是确定每日最大摄入量（ADI 值）及较早推荐停药期的重要过程。本节不详细阐述关于毒性和利害关系。

药物残留并不是经常出现，当其存在于食品中时，它们的危害也只限定在一小部分敏感人群上。然而，尽管如此，为了确保消费者的安全，通过有效实施监督管理体系和加强控制措施，监控食品供应安全仍然是极其必要的。

三、抗微生物药物和抗生素

抗微生物药物和抗生素会有选择性地抑制致病微生物的生长，尤其是细菌。这些药物有些来自细菌的代谢物，有些通过化学合成制得，它们可用于治疗，也可用作预防。促进生长的抗生素在低浓度下对于食品是安全的，因为使用的量与治疗相比是相当低的；因此对它们的残留关注也相应减少了。不过，最近这些药物成分对某些细菌产生抗药性的研究成了关注的焦点。这也导致了在动物饲料中禁止一些特定成分作为生长促进剂使用。其原因是人类（和动物）的健康受到抗药性细菌（沙门菌等）的威胁，从而也引起了对类似药物（如氧喹诺酮）关注的增加。

1. 磺胺类药物

磺胺类药物是一类具有广谱抗菌活性的化学合成药物。由于其疗效好，使用方便，因而在临床上得到广泛应用。临床上常用的磺胺类药物有：磺胺嘧啶、磺胺二甲嘧啶、菌得清、新诺明等（见图 11-2）。

用于全身感染的磺胺类药物（如磺胺嘧啶、磺胺二甲嘧啶等）主要通过口服、注射等方式进入动物体内，用于肠道感染的磺胺类药物主要以口服方式进入动物肠道内，用于局部感染的磺胺药物（如磺胺醋酯）主要在体表使用。因为该类药物费用低，用药方便（口服）且有效，使其在养猪场中的使用尤为普遍。因为它们能控制血液感染所导致的肺炎，避免病猪在冬天几个月内严重的体重减轻。

近年来，磺胺类药物在动物体内的残留现象很严重，如果人摄入超过限量的动物性食品，对人体可产生毒性作用，甚至引起超敏反应和造血系统的反应。

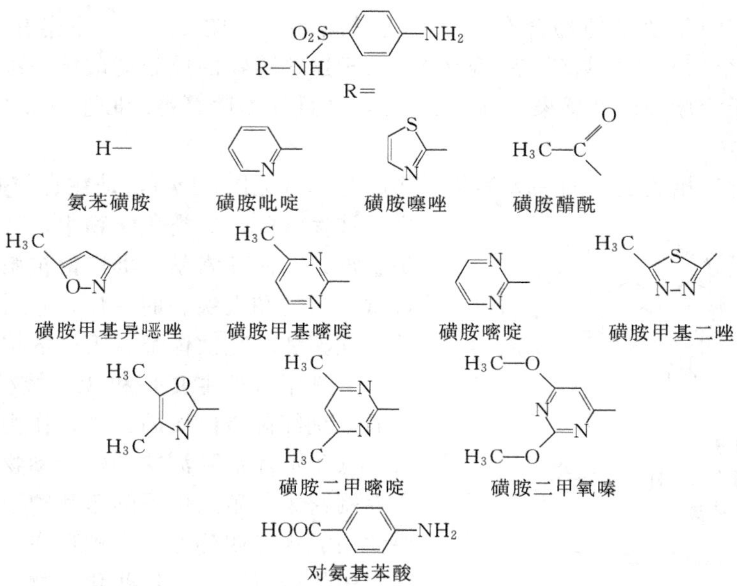

R=
氨苯磺胺
磺胺吡啶
磺胺噻唑
磺胺醋酰
磺胺甲基异噁唑
磺胺甲基嘧啶
磺胺嘧啶
磺胺甲基二唑
磺胺二甲嘧啶
磺胺二甲氧嗪
对氨基苯酸

图 11-2 磺胺类药物分子式

2. β-内酰胺类

最早分离得到β-内酰胺类药物的是 Flemming (1929)，这组抗生素药物是所有抗生素发展的基础，虽然对这种说法还存在争议。青霉素、头孢霉素及它们的半合成衍生物均属于这

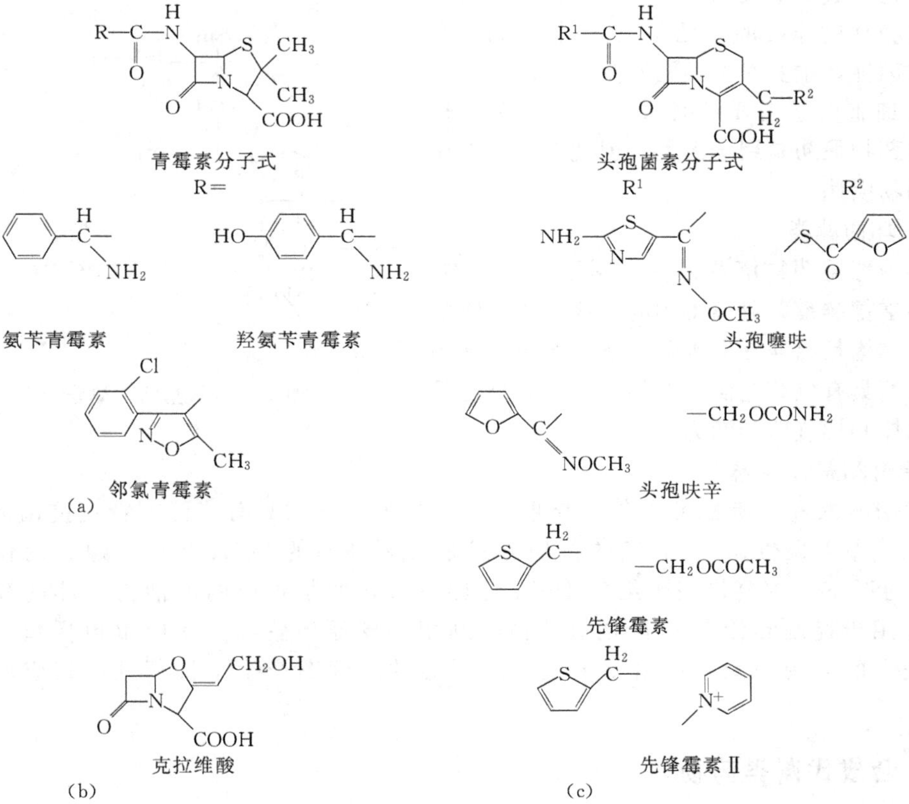

青霉素分子式
R=
头孢菌素分子式
R¹
R²
氨苄青霉素
羟氨苄青霉素
头孢噻呋
—CH₂OCONH₂
邻氯青霉素
(a)
头孢呋辛
—CH₂OCOCH₃
先锋霉素
克拉维酸
(b)
(c)
先锋霉素Ⅱ

图 11-3 β-内酰胺类药物分子式

一类药物，它们的化学结构都含有一个 β-内酰胺环（见图 11-3），并连有一个五元噻唑啉（青霉素）或一个六元硫氮苯环（头孢素）。由于这些药物的成分能破坏细菌的细胞壁，因此它们能广泛用于治疗细菌性感染（如乳腺炎），并且在细菌繁殖最旺盛时期使用其作用最大。

3. 四环素类

四环素是含有相关成分的一大类化学物的总称（见图 11-4），是在青霉素和磺胺类药物之后被发现的。这类化学物中，首先被分离出来的是金霉素。四环素是一类广谱抗菌类药物，能用于畜禽、鱼类和人疾病的治疗，它对革兰阳性菌、革兰阴性菌和立克次体都有很好的抗菌作用。

	R^1	R^2
四环素	H	H
土霉素	H	OH
氯四环素	Cl	H

图 11-4　四环素分子式

其作用机理主要是和 30S 核糖体的末端结合，从而干扰细菌蛋白质的合成。作为生长促进剂使用时，低于治疗剂量添加到喂养动物的饲料中。由于要控制密集养殖条件下鲑鱼和鳟鱼中的疾病传染需要使用大剂量四环素。直到现在，人们才开始关注鱼肉中的残留问题。这些化学物的使用也引起了环境中细菌的抗药性。但是随着控制鱼类疾病疫苗的发展和运用，这些药物的使用已显著减少。

4. 氨基糖苷类

氨基糖苷类化学物从灰色链霉菌分离得到，链霉素是首先分离得到的化学成分，并且是其他相关化学成分形成的基础。这些物质是由氨基糖通过糖苷键连接的（见图 11-5）。它们具有相似的抗菌性，主要对革兰阴性菌起作用，通过干扰细菌细胞壁蛋白质的合成来达到抗菌的目的。该类药物最初是用于人类，但现在广泛地用于治疗动物疾病。

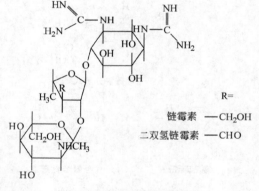

	R=
链霉素	—CH₂OH
二双氢链霉素	—CHO

图 11-5　氨基糖苷类分子式

5. 大环内酯类

大环内酯类药物塔罗素首先用于治疗动物，它是从弗雷德链霉菌分离得到的。这组化学物的典型化学结构是以连在碳水化学物中的内酯环为基础。它们具有抗革兰阴性菌的活性，并且还具有抗支原体和螺旋体的活力。

6. 喹啉和氟代喹啉

除萘四酮酸和萘啶酮酸以外，喹啉和氟代喹啉化学物具有广泛的特定抗菌活性（革兰阳性菌、革兰阴性菌）。它们的作用方式是抑制细菌的 DNA 螺旋，螺旋的作用是维持 DNA 的形态。主要作用于细菌 DNA 螺旋，显著抑制相应的酶活力。环丙沙星等药物广泛地用于控制和治疗所有养殖动物的细菌和支原体感染，其中也包括鱼。尽管它们在农业上的应用广泛，但由于最近发现人类的致病菌产生了抗药性，其应用受到了置疑。

四、合成代谢类药物

用于兽药中的合成代谢药物在自然界中是以甾类化学物出现的，欧盟已禁止使用这类生长促进剂。禁用的原因是担心药物残留会危害人体健康。具有雌激素活力的一组合成代谢药物——均二苯乙烯于1982年被禁用，禁用的原因是担心残留药物的不利影响。人工合成的甾类化学物激素与内源性的雄或雌性激素［雌（甾）二醇、睾甾酮、黄体酮］相同或与它们的结构相似。

激素在动物的生长过程中起重要作用，它能促进肌肉组织生长。将激素类药物植入动物耳朵根部，能提高动物的新陈代谢，从而使饲料利用率提高并促进动物生长。屠宰时丢掉耳朵，以防止药物残留造成食品污染。在英国和欧洲大陆，牛的养殖过程中曾经广泛使用天然的和人工合成的激素类促长剂。阉割后的公牛缺乏内源激素（雄性激素和雌性激素），而激素则可用于刺激正常生长，同时又使公牛具有好斗趋向。对小母牛也施用激素（雄性激素）以促使它们的生长速度达到正常公牛的水平。对未阉割过的公牛使用雌性激素不仅能减少它们的好斗倾向而且提高其生长速度。

从健康方面考虑，未阉割动物体内的内源激素浓度与那些采用上述方法服用激素的动物相同。然而，人们普遍认为阉割后动物体内激素浓度会比未阉割的动物低。如同内源性激素，人工合成类激素可以单独使用或同其他物质共同作用于动物。例如，使用合成雄性激素和雌性激素类药物，能使动物获得成年雄性或雌性动物的生长特征。用含均二苯乙烯和玉米烯酮成分的药物治疗动物后，肌肉内总激素含量比公牛或怀孕母牛体内的低。由于这些化学物不会天然存在于动物体内，监测药物存在与否就很容易，因此，只要有任何的残留都说明使用了违禁药物。

五、驱虫剂

牛羊很大程度上依赖于牧场以满足每日摄食所需，而猪的依赖程度要小一些。放牧就有可能摄取到一些外来物质，因为此时牧场已经被放牧过或被粪便污染了。大多数寄生虫在动物粪便中处于虫卵和幼虫阶段，易被牧场上的动物摄取。三种主要的寄生虫是绦虫、蛔虫和吸虫。

驱虫剂作用机理有多种，例如，影响寄生虫的新陈代谢（如破坏葡萄糖和糖原的新陈代谢）或影响神经肌肉（如影响乙酰胆碱酯酶和有机磷酸酯酶）。通常以口服、注射、添加到饲料中，或以喷洒的方式施药。

驱虫剂中使用的最多成分是左旋咪唑和苯并咪唑，然而伊维菌素类药物以其安全性渐渐取代了上述两类药物，成为了兽医临床上广泛使用的一类广谱抗虫药，该药使用安全，并对动物体内的绦虫、蛔虫和吸虫具有良好的杀菌作用。然而，现在有研究证据证明寄生虫对这些化学成分已产生了一定的抗药性，这一点让人们颇为担忧。

1. 苯并咪唑类

苯并咪唑类药物对控制牛、羊和马的寄生虫感染有重要作用，特别是能有效杀灭幼虫阶段的寄生虫。苯并咪唑对绦虫和吸虫的控制也很有效。苯并咪唑类药物有：噻苯咪唑，丙硫苯咪唑，苯硫咪唑，氧苯咪唑，甲苯咪唑，氟苯咪唑等。这类药物的作用机理是抑制寄生虫的营养吸收，降低其糖原，最后使其因饥饿而死。

2. 四氢化咪噻唑和四氢化嘧啶

左旋咪唑是四氢化咪噻唑类药物，其应用广泛，对于牛羊的胃、肠和肺部寄生虫的控制尤其有效。其分子结构见图11-6。

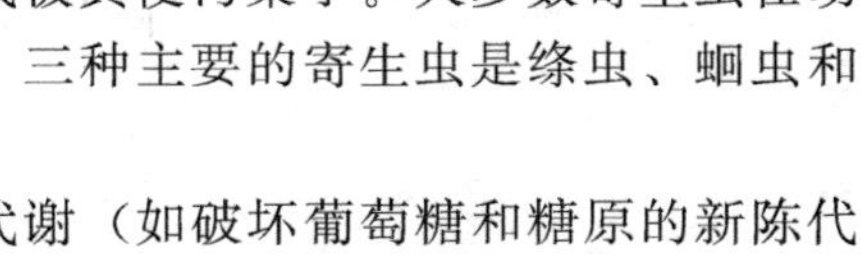

该类药物的作用是作为线虫兴奋剂，使其肌肉收

左旋咪唑　　　　　　甲噻吩嘧啶

图11-6　四氢化咪噻唑和四氢化嘧啶

缩、使机体瘫痪或排出线虫。甲噻吩嘧啶是一种四氢化嘧啶类药物，它能有效地杀灭胃部和肠道蛔虫。其作用机理是作为肌肉神经的阻碍剂，致使线虫机体瘫痪。该类药物的毒性较大，只能作为发病时的治疗药短期使用，不能够长期加在饲料中作为药物添加剂使用。该类药物的施药方式可以是口服、注射或喷洒。

3. 阿维菌素类

阿维菌素高效、广谱、低毒、用量小、无残留，它能有效地杀灭体外和体内寄生虫。它属于大环内酯类抗生素（见图11-7），作用机理是可以刺激节肢动物和线虫的一种神经传导递质——γ-氨基丁酸的释放，从而使寄生虫麻痹。有这种神经传导递质系统的寄生虫，理论上都可以受到阿维菌素的麻痹作用，没有这个成分的寄生虫则对其无效。所以阿维菌素的作用主要是对线虫和体外寄生虫，对没有这种神经传导递质系统的吸虫和绦虫是无效的，这是阿维菌素存在的一个缺陷。同时，对苍蝇效果也不理想。

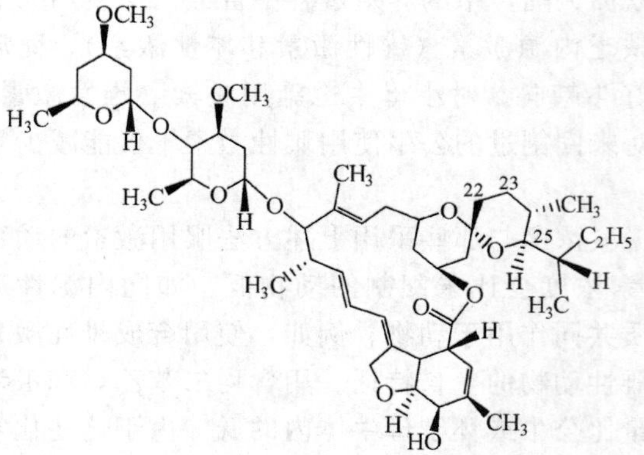

图 11-7 阿维菌素分子式

4. 苯胺和酚类取代物类

研究表明苯胺和酚类取代物类药物对控制肝脏中的吸虫非常有效。其分子式见图11-8。这些药物能进行口服，虽然硝碘酚腈作为一种注射性药物作用效果很好，但由于苯胺和酚类取代物类药物在牛羊中的作用时间更长，因此效果更佳。

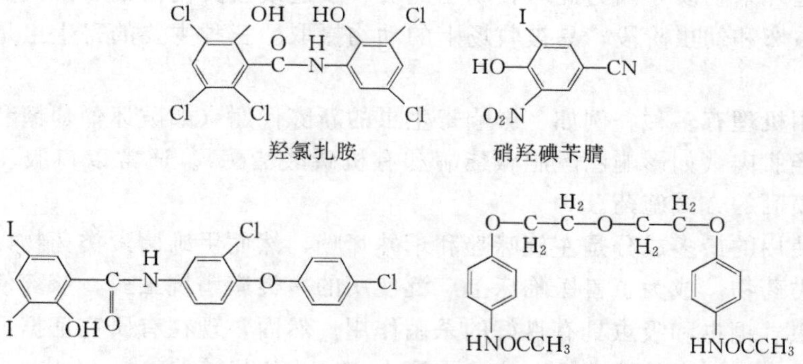

羟氯扎胺　　　　　　硝羟碘苄腈

雷复尼特　　　　　　地芬尼太

图 11-8　苯胺和酚类取代物类

5. 抗球虫剂

球虫常寄生于无脊椎动物及脊椎动物的肠壁细胞、血细胞及肝细胞等中，为细胞内寄生动物。通常可通过粪便传播。当幼年动物处在高度密集型的饲养条件时，感染球虫的危险性最高（如家禽类饲养中）。结果，家禽养殖中造成损失最大的疾病是球虫病，因此球虫病成为全世界整个家禽产业关注的主要问题。

目前，公认的防球虫病的最有效方法是对幼年动物在感染初期进行防治。大多抗球虫剂在寄生虫的第一次或第二次无性繁殖过程中起作用。主要的抗球虫剂有：硫胺类药剂、常山酮、氨丙啉、氯苯胍、喹啉类、尼卡巴嗪（球虫净）、硝酰胺类、羟基吡啶类（氯羟吡啶）、呋喃类、聚醚类离子载体抗生素（莫能菌素、盐霉素、马杜霉素、甲基盐霉素、拉沙洛西钠等），其分子式见图11-9。聚醚类离子载体抗生素是目前应用最广泛的一类，自20世纪70年代初莫能菌素开始应用于抗球虫后，以莫能菌素为代表的离子载体类抗球虫剂迅速占领主要抗球虫剂市场，它主要作用于球虫生活周期早期（子孢子至第一代裂殖体），对球虫有很强的杀灭作用。随着家禽的生长，它们能自然抵抗寄生虫。这一类药物也可用于菜牛作为生长促进剂。

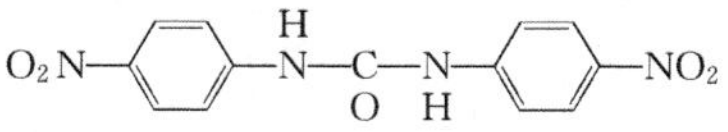

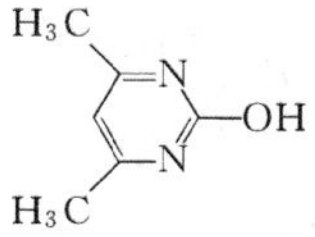

硝卡巴嗪-DNC和HPD的等分子混合物

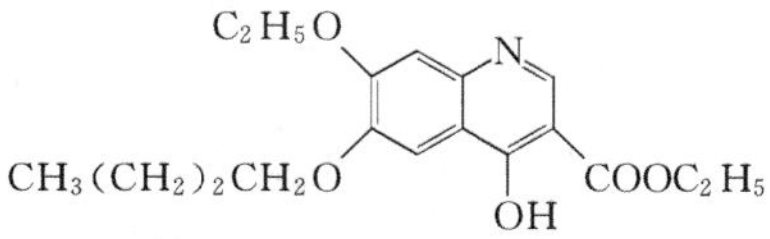

N,N'-双脲

1-羟基-3,5-二甲基嘧啶

癸氧喹酯

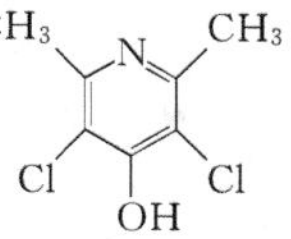

氯羟吡啶

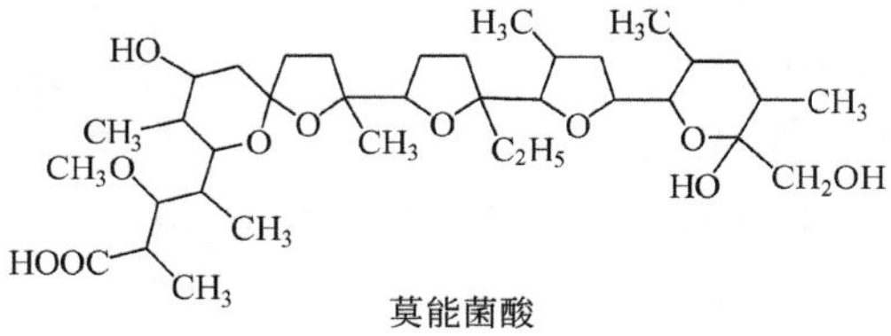

莫能菌酸

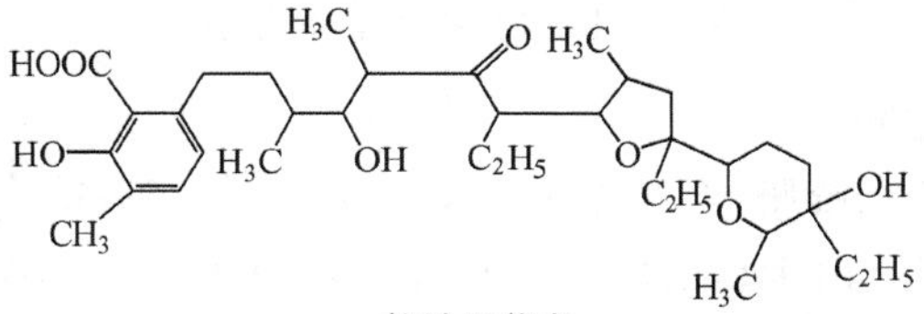

拉沙里菌素

图11-9　抗球虫剂分子式

尼卡巴嗪（nicarbazin）又名硝脲嘧啶、双硝苯脲二甲嘧啶醇，是硝卡巴嗪-DNC和HDP的混合物（如图11-9）。其是20世纪50年代开发的产品，由4,4-二硝基苯缩脲（DNC）和2-羟基-4,6-二甲基嘧啶（HDP）以1:1比例回流而制得的复合物。尼卡巴嗪在鸡的消化道中分解成单体，分别被肠道吸收，吸收较快，但排泄较慢。其抗球虫活性期为球虫生命周期的第二代裂殖子，主要对柔嫩艾氏球虫、堆型艾氏球虫、巨型艾氏球虫、毒害艾氏球虫及波氏艾氏球虫有效。

6. 镇静剂和 β-兴奋剂

镇静剂和 β-肾上腺素能受体阻断剂常常被非法使用，用于减缓动物在运输或屠宰前的压力。尤其是猪，它们对环境的变化相当敏感，而压力的变化会使肉的质量变差。最常用于这一目的的镇静剂是氮派酮、氮佩汀和内吩嗪，见图11-10。β-兴奋剂，如克伦特罗也属于镇静剂，见图11-11。

这类药物通过神经细胞破坏肾上腺素的吸收，刺激心血管系统。当使用超过一定期限，如三或四个月，该类药物会从脂肪进入肌肉组织中进行再分配。在一些欧洲国家，这类药物已被禁用作为饲料的添加剂。并且，使用这些成分的肉类产品的品质相当差。

第六节　食品中的兽药残留

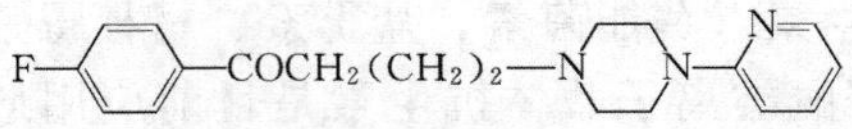

氟哌啶酮

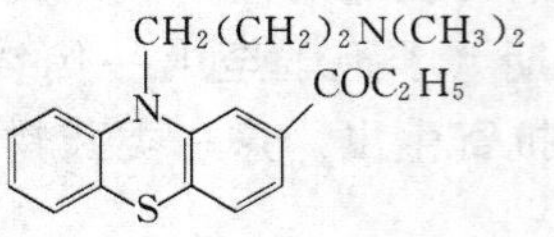

内吩嗪

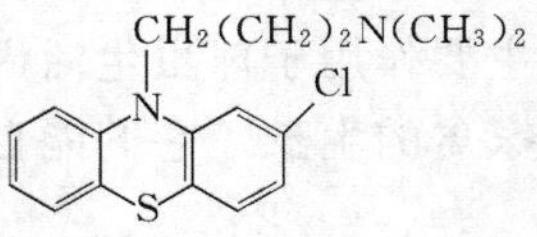

氯丙嗪

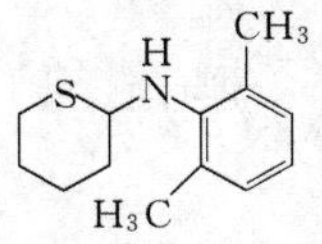

甲苯噻嗪

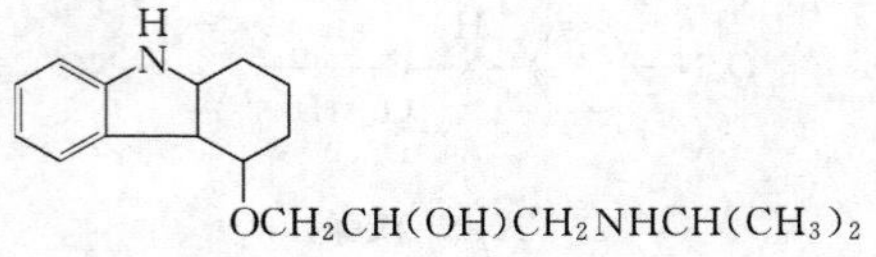

卡拉洛尔

图 11-10　镇静剂分子式

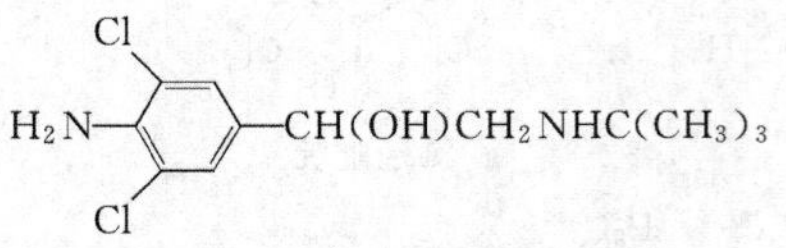

克伦特罗

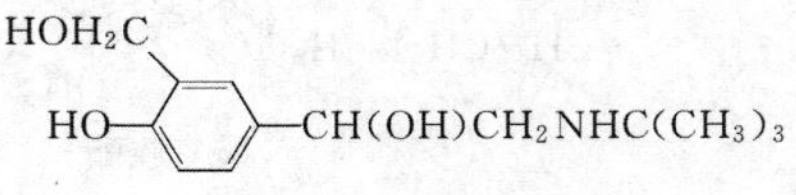

沙丁胺醇

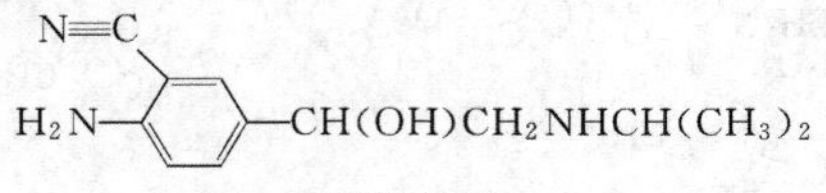

西马特罗

图 11-11　β-兴奋抑制剂分子式

7. 非激素类生长促进剂

非激素类生长促进剂喹喔啉双-N-氧化物、卡巴多司和奥喹多司（见图 11-12）常加在猪饲料中作为添加剂使用。由于这些成分的新陈代谢很快，对其残留测试时，必须测试其主要代谢产物：喹喔啉醋酸和甲基喹喔啉醋酸。

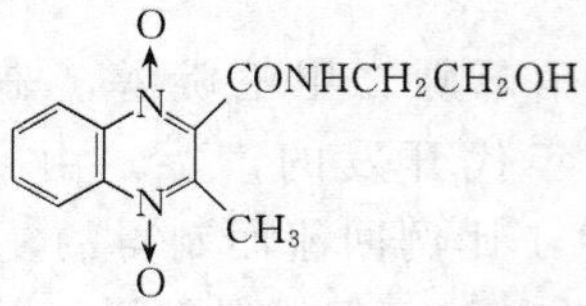

奥喹多司

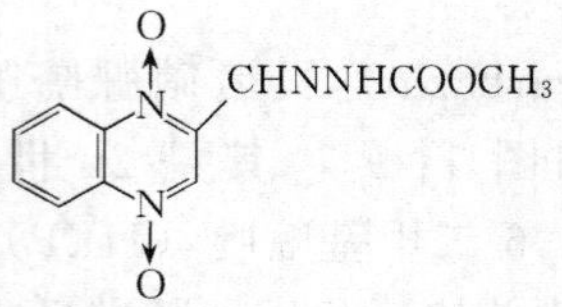

卡巴多司

图 11-12　非激素类生长促进剂

食品中兽药残留的监控有几个目标。包括：①符合国内或国际食品安全标准；②建立有效的许可证制度及其他的控制措施；③兽药残留及违禁药物的检测及获取相关证据；④评估消费者饮食中摄入的兽药残留量。不同的目标决定了不同的监控方法。

在英国，兽残管理局（AGVR）旨在得出监控数据，来证明肉或动物产品中药物残留的浓度在无害水平、兽药使用正确、没有使用违法药物等。通过向毒理学家和兽药专家咨询可以确认哪些食品可能存在药物残留，哪些在理论上会对人类健康存在潜在危害。如果检查到了残留，接着将进一步展开调查，量化这种危害。AGVR 也推荐确定存在区域的调查。通过实验确定在按要求的剂量或停药期用药之后，可能出现的残留浓度。

第七节　食品添加剂

一、食品添加剂的生产概况

食品添加剂（food additive）是现代食品工业的重要支柱。虽然在食品中常常仅加入0.01%～0.1%的食品添加剂，但对改善食品的色、香、味，调整食品的营养结构，提高食品品质，延长食品的保存期限等，有着极其重要的作用。然而食品添加剂不是食品的基本成分，大多数是通过化学合成的，因此有的食品添加剂对人体有着潜在的危害性。食品添加剂在安全性监督管理下，在允许范围内按照要求使用一般来说是安全的。

据统计，目前全球开发的食品添加剂总数已达 1.4 万多种，其中直接使用的品种有3000 余种，常用的有 680 余种。美国是世界上食品添加剂使用量最大、使用品种最多的国家，允许直接使用的有 2300 种以上，消费量已超过 140 万吨（不包括淀粉及其衍生物、香精、香料和调味料）；西欧消费量已近 50 万～75 万吨，其中淀粉及其衍生物的数量高达 40万吨。食品添加剂已继成为医药、农用化学品及饲料添加剂之后的第四类备受人们关注的精细化工品。目前食品添加剂的世界市场价值为 200 亿美元，其中，调味品占 32%、氢化胶体占 17%、酸化剂占 13%、调味增强剂占 12%、甜味剂占 6%、色素占 5%、乳化剂占5%、维生素和矿物质占 5%、酶占 4%、化学防腐剂占 2%、抗氧化剂占 1%，据估计未来 5年内增长率为 2%～3%。全球调味品和香料的市场价值为 120 亿美元，其中调味品约占49%（59 亿美元）。调味品市场中，饮料占 31%、佐料占 23%、奶制品占 14%、其他占32%。需求增长最强劲的食品添加剂将是维生素、矿物质、调味增强剂和脂肪代用品。

二、食品添加剂的使用

食品添加剂行业是食品生产的上游行业，食品添加剂的安全关系到食品安全，所以各国都十分重视对食品添加剂及其使用过程的监督管理。我国的《食品添加剂使用卫生标准》（GB 2760—2007）中对批准使用的食品添加剂的名称、分类、使用范围、用量等都作了明确说明，但是在食品添加剂使用过程中仍然存在着很多问题，不按规定和要求，滥用食品添加剂的现象时有发生，给食品安全带来了许多隐患。人们对食品添加剂的安全性问题仍心存疑虑，这主要是由于食品添加剂超范围、超限量使用，使用化工原料冒充食品添加剂以及使用过期劣质食品添加剂造成的。

三、过量食品添加剂产生的危害

在食品生产加工过程中，为了保持食品的营养成分与质量，改善食品的感官质量，提高产品的储藏性能，适当使用一些食品添加剂是有必要的。在一定范围内使用一定剂量添加剂，对人体也是无害的。但如果不当使用，就可能引起各种形式的毒害作用。食品添加剂引起毒害的主要原因如下所述。

（1）一些食品添加剂代谢转化产物有毒性　食品添加剂加入食品及进入人体以后都有转化问题，有些转化产物有毒性，如赤藓红色素转变成的内荧光素，糖精在体内转化成的环己胺等。

（2）食品添加剂中的某些杂质有毒性　无害添加剂中有害杂质污染常可造成严重的中毒事件。如 1955 年，日本"森永"牌奶粉中由于加入了含砷达 3%～9%的磷酸氢二钠作稳定剂，造成了严重的"森永砷乳"中毒事件。

（3）营养性添加剂过量的毒性效应　食品加工中常加入一些营养物质作为强化剂，如维生素类。有好多种维生素摄入过多都会引起中毒。例如维生素 A 摄入过多，可发生慢性中毒现象，表现为无食欲、头痛、视力模糊、失眠、脱发、皮肤干燥脱屑、鼻出血、贫血等症状；维生素 D 摄食过高会造成婴儿食欲缺乏、呕吐、烦躁、便秘、体重下降、生长停滞。

（4）添加剂引起的过敏反应　一些人在摄食或接触某些食品时会引起一些不良反应，称为过敏反应。日常原因不明的过敏反应疾患中，可能有部分是由食品添加剂所引起的。已知添加柠檬黄合成色素的饮料有引起支气管哮喘、荨麻疹、浮肿等过敏反应。

四、JECFA 对食品添加剂的毒理学评价

一般食品添加剂并不会对人体造成严重危害，但由于食品添加剂是长期少量地随同食品摄入的，这些物质可能在体内产生积累，对人体健康造成潜在的威胁。毒理学评价是制定食品添加剂使用标准的重要依据，共分为四个阶段：一是急性毒性试验，二是蓄积毒性、致突变试验及代谢试验，三是亚慢性毒性试验（包括繁殖、致畸试验），四是慢性毒性试验（包括致癌试验）。凡属新化学物质或污染物，一般要求进行上述四个阶段的试验，证明无害或低毒后方可成为食品添加剂。

●● 第八节　食品加工过程中形成的有毒物质 ●●

食品在不良加工条件下处理，或是不恰当地使用食品添加剂，都可能给食品带来有毒物质。

一、热解产物

食品加工的温度过高或方法不当（一般当食品加热到 190℃以上，即主要通过煎、烤、油炸等方式）时，会产生一些对人体有害的物质。

1. 氨基酸变性

蛋白质中的谷氨酸、色氨酸等在 190℃以上可产生热解物，如杂环胺类化学物（Trp-P-1、Gu-P-1、Gu-P-2），对黏膜有强烈的刺激作用和具有诱变性。

2. 油脂高度氧化

高温使油脂中的甘油变成丙烯醛而使油脂冒烟；高温还会使油脂发生或促进自身氧化而产生过氧化物和低分子分解产物以及高温油脂产生的二聚体、三聚体、羰基、环氧基及其他有害物质等，这些物质除能使油脂颜色变深以及黏度上升外，对人体都有不同程度的急慢性毒性。因此我国《食用植物油煎炸过程中的卫生标准》（GB 7102—2003）规定煎炸油酸价应不大于 5、羰基价应不大于 50meq/kg、极性组分应不大于 27%。

3. 杂环胺类化学物

杂环胺（heterocycic amine）是在烹调蛋白性食物时从蛋白质、肽及氨基酸的热解产物中分离出来的一类具有致突变性和致癌性的化学物质。从结构上看，它们属于氨基咪唑并喹啉、氨基咪唑并喹噁啉、氨基咪唑并吡啶、氨基吡啶并吲哚并喹啉、氨基吡啶并吲哚和氨基二吡啶并咪唑的衍生物。一般来讲，食物直接与明火接触或与灼热的金属表面接触烹调（如火烤、煎、炸）时容易产生杂环胺类化学物。

如上述，杂环胺类主要是在含蛋白质较丰富的食物的高温烹调中产生，如烧烤、煎炸、

烘焙等，加工温度高时则产生这类致癌物的数量增加。总的来说，200℃以下时致癌物产生量很少，300℃以上则生成量高。食物与明火或灼热金属表面接触会提高环胺类的生成量。

对膳食中的杂环胺类含量及其在体内的详细代谢过程尚未完全明了。为了避免杂环胺类化学物的产生，应注意不用过高的温度烹调食物，含蛋白质丰富的食物不应炸焦、烤煳。此外，膳食纤维可吸附致癌物，新鲜蔬菜水果汁液可抑制杂环胺类的致癌性。因此，在膳食中应获取充足的蔬菜、水果和富含膳食纤维的食物。

二、苯并 [a] 芘的污染

苯并 [a] 芘（B[a]P）是一种由五个苯环构成的多环芳烃，许多动物实验和流行病学资料表明其与人类某些癌症的发生有着十分密切的关系，主要产生于各种有机物如煤、柴油、汽油、原油及香烟的不完全燃烧。

食品在烟熏、烧烤或烘焦等制作过程中产生的 B[a]P，主要是由于食品中的脂肪在高温条件下发生热聚而成以及燃料不完全燃烧产生的 B[a]P 直接接触食品而造成污染。一般烧烤肉、烤香肠中 B[a]P 含量为 0.17～0.63μg/kg，而以炭火烤的肉中 B[a]P 可达 2.62～11.2μg/kg，用松木熏的红肠中可高达 88.5μg/kg。烧烤食品温度达 500℃时，食品中可产生 B[a]P 0.14μg/kg，700℃时可产生 B[a]P 12～88.8μg/kg。据国际抗癌研究组织报告，有些熏肉中，苯并 [a] 芘含量可达 107μg/kg。

据报道，在煤烟中含 B[a]P 64000μg/kg，煤烟及大气漂尘中的 B[a]P 降落入土壤和水中，植物可从中吸收 B[a]P 造成食物的间接污染。有人试验将植物根系放入含 B[a]P 1mg/600mL 的营养液中，10d 后茎叶中 B[a]P 可达 5.3mg/kg，20d 后增至 9.1mg/kg。食品在加工储存过程中，有时受到含 B[a]P 的物品如机油、沥青等污染。如在柏油路上晒粮，粮食中 B[a]P 含量较晒前高 8.37 倍。将牛奶在涂石蜡的容器中存放，石蜡中的 B[a]P 可全部转移至牛奶中。

防止 B[a]P 污染的主要措施是在食品加工过程中油温不要超过 170℃，可选用电炉和间接热烘熏食品，不要使食品与炭火直接接触；同时要避免机油对食品的污染，包装材料使用的石蜡油，应先除去石蜡油中的多环芳烃族化学物；严格执行食品中苯并 [a] 芘限量卫生标准（GB 7104—94），如烧烤猪肉（鸭、鹅、鸡）、叉烧、羊肉串、火腿、板鸭、烟熏鱼、熏猪肉（肚子、小肚）、熏鸡、熏马肉、熏牛肉、熏红肠、香肠等食品中 B[a]P 的含量均不得超过 5μg/kg。

已经污染 B[a]P 的植物油可采用吸附方法除去，如椰子油加 0.5％活性炭，在 90～95℃下搅拌，可去除油中含有的大部分 B[a]P；浸出法菜籽油中加 0.3％～0.5％的活性炭，在 90℃下搅拌 30min，或在 14℃、93.3kPa（700mmHg）真空下处理 4h，B[a]P 可分别去除 89.18％或 94.73％。

三、亚硝胺的污染

N-亚硝基化学物的前体主要是亚硝酸盐、氮氧化物、胺和其他含氮物质，这些前体在适宜条件下可形成亚硝胺或亚硝酰胺。不同种类的 N-亚硝基化学物在毒性上相差很大，其急性毒性主要是造成肝脏的损害；慢性毒性主要为致癌性。

食品污染的主要途径为：①腌制菜时使用的粗制盐中含有硝酸盐，可被细菌还原成亚硝酸盐，同时蛋白质可分解为各种胺类，而成亚硝胺。②使用食品添加剂亚硝酸盐或硝酸盐直接加入鱼、肉中作为发色剂，在适当条件下，均可形成亚硝胺。

防止措施主要是改进食品加工方法，在加工腌制肉或鱼类食品时，最好不用或少用硝酸盐，一定要用时在成品中的亚硝酸盐残留量不得超过 70mg/kg，辅助使用维生素 C 或茶多酚等功能因子，阻隔亚硝胺的最终形成。

我国规定了香肠、火腿、腊肉、熏肉等肉制品（GB 9677—88）和啤酒（GB 2758—81）中的 N-亚硝胺均不得超过 $3\mu g/kg$。

四、铅、砷等有害物质的污染

造成食品铅、砷等有害金属污染的途径主要有：①使用工业级添加剂；②加工的金属机械、容器、管道等设备中所含金属毒物的迁移；③使用不符合卫生要求的包装材料中有害物质的溶出和迁移；④不合理使用化学洗消剂等。

五、微生物、病毒等生物性污染

在食品加工中的生物性污染的主要途径是：①生熟不分；②不洁的容器；③从业人员不洁的手；④从业人员为带菌（病毒）者；⑤空气中尘埃；⑥未经消毒或消毒不彻底的设备；⑦未消毒或未彻底消毒的包装材料；⑧地面污染；⑨其他不洁物品。

【复习思考题】

1. 简述食物原料中天然有害成分的种类、性质及去除方法。
2. 什么是微生物毒素，它对人类产生哪些危害？
3. 食品加工过程产生的有害成分有哪些？应该怎样防止？

第十二章 实 验

实验一 实验动物的分组、染毒及生物材料的收集

一、目的和意义

毒理学研究的目的和意义在于获得所需要的信息，为评价外源化学物的安全性提供依据。毒性试验有体内试验（*in vivo* test）和体外试验（*in vitro* test），不仅体内试验仍在发展，而且由于生命科学迅速发展和生物技术的巨大进步，体外试验发展更为迅速，已经从器官水平、细胞水平、亚细胞水平进展到分子水平，其研究模型标本有离体脏器、组织切片、原代细胞、传代培养细胞、组织匀浆和亚细胞组分等。但体外试验的发展尚不能代替体内试验，必须将两者相互结合、相互验证、相互补充，才能为毒理学研究提供坚实的科学基础。目前，在毒理试验中体内试验仍占有相当重要的地位。通过对动物试验的观察和分析可获得外源化学物的毒性、毒作用的特点、剂量-反应关系以及毒作用机制等资料，因此，动物试验仍然是毒理学研究中的重要手段之一。

本实验主要学习毒理学试验中有关动物试验的基本操作技术，重点掌握实验动物的选择、分组、标记、染毒途径以及生物材料的收集等方法。

二、内容

1. 健康实验动物的选择和性别鉴定；
2. 实验动物的分组；
3. 实验动物的标记；
4. 实验动物的染毒技术。

三、试剂和材料

（1）实验动物　成年健康小鼠若干。

（2）材料　染料：结晶紫或苦味酸酒精饱和液或中性红染色液；棉签；动物秤或电子天平。

四、实验方法和步骤

1. 健康动物的选择

毒理学研究中，无论应用何种属和何品系的实验动物或靶动物，都必须是健康的动物。健康动物的选择，重点检查下述项目。

（1）外观　体形丰满，被毛浓密光顺，行动敏捷，反应灵活。

（2）眼睛　明亮，瞳孔清晰、双侧等圆，眼内无分泌物，眼睑无肿胀、发红。

（3）耳　耳道无分泌物溢出，耳壳无脓疮、糜烂。

（4）鼻　无喷嚏，无浆性黏液分泌物。

（5）皮肤　无创伤、脓疮、疥癣、湿疹。

（6）头颈部　姿势端正。颈项歪斜提示可能存在内耳疾患，不能用于实验。

（7）消化道　无呕吐、便秘、腹泻，粪便成形，肛门附近被毛洁净。必要时取粪便检查

寄生虫。

（8）神经系统　无震颤、麻痹、运动失调，如有转圈动作或倒提时呈圆圈摆动，不能用于实验。

（9）四肢及尾　四肢、趾及尾无红肿及溃疡。

（10）食欲及营养　食欲及营养状况良好。

2. 实验动物的性别鉴定

由于性激素和肝微粒体酶的活性的影响，使不同性别的动物对同一种外源化学物的敏感性存在差异，毒理学研究中要根据试验要求选择不同性别的动物，若无特殊要求，动物应雌雄各半。动物性别鉴别按动物不同方法不同。

（1）大鼠、小鼠　主要观察肛门与生殖孔的间距，雄性间距大，而雌性间距小；雄鼠夏天或卧位可见睾丸，雌鼠腹部有明显乳头，大鼠6对，小鼠5对。

（2）豚鼠　扒开生殖孔附近的皮肤，雄鼠生殖孔呈圆形，轻压时圆孔中有阴茎突出；雌鼠生殖孔呈三角形间隙，成年雌鼠后腹有两个乳头。

3. 实验动物的称重、编号和标记

（1）称重　根据不同试验要求，选择不同体重的动物。在同一组内，同性别动物体重差异应小于平均体重的10%，组间同性别动物体重均值应小于5%。称量大、小鼠体重时，天平的感量要求在0.1g以下。

（2）编号和标记

① 染色法。一般采用不同颜色的染料涂搽于动物不同部位的被毛染色，表示不同号码，此法适用于大鼠、小鼠和豚鼠。常用的染料有苦味酸酒精饱和液（黄色）、甲基紫酒精饱和液（紫色）或美蓝溶液（蓝色）、0.5%中性红或品红溶液（红色）等。具体方法为：a. 按右上肩、右肋、右后肢、颈部、背中、尾根、左前肢、左肋、左后肢顺序分别为1～9号，不染色为10号 [图12-1(a)]；b. 以头部为1号，按顺时针方向依次在右耳、右前肢、右后肢、颈部、背中、尾根、左耳、左前肢、左后肢染色，分别为2～10号 [图12-1(b)]。如果实验动物数量较多，需要编10～100号时，可在上述动物相同部位涂染另一种颜色染料表示十位。

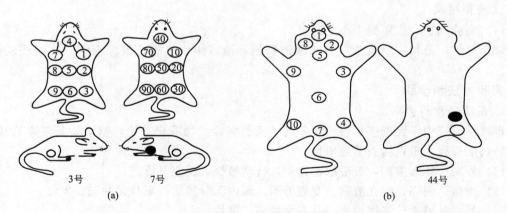

图12-1　大鼠和小鼠染色标号法

可在上述动物相同部位涂染另一种颜色染料表示十位。例如用苦味酸（黄色）染色标记作为个位数，用品红（红色）染色标记作为十位数。个位数的染色标记方法同单色涂染法；十位数的染色标记方法参照单色涂染法，即左前肢为10号、左侧腹部20

号、左后肢 30 号、头部 40 号、背部 50 号、尾根部 60 号、右前肢 70 号、右侧腹部 80号、右后肢 90 号，第 100 号不作染色标记。比如标记第 12 号实验动物，在其左前肢涂染品红（红色），在其左侧腹部涂上苦味酸（黄色）即可。双色染色法可标记 100 位以内的号码。

② 耳缘孔口法。大、小鼠常用此法。在耳缘不同部位（图 12-2）用针穿孔和剪刀剪口，穿孔和剪口后，用墨黑酒精液涂抹，使其着色，不易脱失。常以右耳代表个位，左耳代表十位。孔表示 1 号、2 号、3 号和 10 号、20 号、30 号，一道口为 4 号、5 号、6 号和 40 号、50 号、60 号，二道口为 7 号、8 号、9 号和 70 号、80 号、90 号。穿孔和剪口配合，也可编1～99 号，不穿不剪为 100 号。

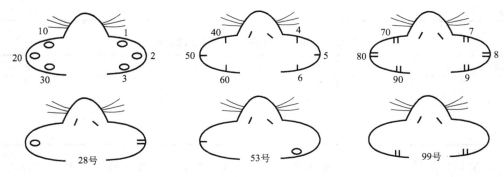

图 12-2　耳缘孔口标号法

③ 烙印法。适用于兔以上的动物。耳部消毒后，用刺数钳在动物耳上刺号，再以墨黑酒精液着色。也可用铸铁号码烧红后烙在动物体表部位，留下标记。这种方法可较长时间保留记号，适用于大动物标记。

④ 号牌法。适用于大动物。将金属或塑料牌号固定在该动物的耳上或颈下，也可挂在饲养动物的笼上。

4. 实验动物的分组

试验中为减少动物个体差异对试验结果的影响，应将动物按统计学原则随机分组，使非处理因素最大限度地保持一致，提高每组实验动物间的均衡性。随机分组常用的有完全随机和随机区组设计，现将两种方法简述如下。

(1) 完全随机设计　将实验动物编号，从随机数字表（见附录二）上任意横行或纵行或斜行的任意数字开始，顺序取下数字，标于每个动物号下，然后用计划组数去除随机数字，所得余数即为所属组别。如表 12-1，将 20 只动物分为 4 组，从随机数字表的第四行开始，横行顺序取 20 个数字，用 4 除的余数即为所属组别。这样分组的结果往往是各组动物数不等。欲使各组动物数相等，则要把多余的动物从该组中取出，放到动物数不足的另一组中。取哪一只动物？仍然采用随机原则。方法是继续从随机表上取下数字，用该组的动物数除第一个随机数字，余数就是按顺序排号应取出的动物；余下的动物数除第二个随机数字，以此类推，即可使各组的动物数相等。从表 12-2 中可见，要在第四组中取 2 只动物放到第二组，便从随机数字区上继续取两个数字，88 和 26，用第四组动物数 7 除 88（88/7）余 4，再用余下动物数除 26（26/6）余 2，将第四组按顺序排第四的 7 号动物和排列第二的 2 号动物取出放到第二组，调整后各组动物数相等，见表 12-3。

表 12-1　20 只动物的完全随机分配

动物编号	1	2	3	4	5	6	7	8	9	10	11	12	13	14	15	16	17	18	19	20
随机数字	12	56	85	99	26	96	96	68	27	31	05	03	72	93	15	57	12	10	14	21
用 4 除的余数	0	0	1	3	2	0	0	0	3	3	1	3	1	0	3	1	0	2	2	1
所属组别	四	四	一	三	二	四	四	四	三	三	一	三	一	四	三	一	四	二	二	一

表 12-2　完全随机分配后各组所属动物号

组别		动物号			
一	3	11	14	16	20
二	5	18	19		
三	4	9	10	12	15
四	1	2	6	7	8	13	17

表 12-3　20 只动物完全随机分配的结果

组别		动物号			
一	3	11	14	16	20
二	2	5		18	19
三	4	9	10	12	15
四	1	6	8	13	17

（2）随机区组设计　将 20 只雌性大鼠随机分成 4 组，其分配方法为，取大鼠称重，按体重顺序依次排列编号，每 5 只为一区组，每一区组大鼠的体重相近。再从随机数字表上任意按顺序抄下 20 个随机数字，如第六横行的数字，依次标在每只大鼠的编号下，然后将每一区组的大鼠随机数字按顺序分别除以 4、3、2、1，再按余数分组。见表 12-4。

表 12-4　20 只小鼠按随机区组设计分组表

动物编号	1	2	3	4	5	6	7	8	9	10	11	12	13	14	15	16	17	18	19	20
随机数字	16	22	77	94	39	49	54	43	54	82	17	37	93	23	78	87	35	20	96	43
除数	4	3	2	1	4	3	2	1	4	3	2	1	4	3	2	1	4	3	2	1
余数	0	1	1	0	3	1	0	0	2	1	1	0	1	2	0	0	3	2	0	0
分配组别	四	一	三	二	三	一	四	二	三	一	二	四	一	二	三	四	三	二	四	一

分组时，一般原则是余数即为所属组别，余数 0 属最后一组。当同一区组中有相同余数时，非 0 余数按顺序分配至未分配动物的首位组，而 0 余数则按顺序分配至未分配动物的末尾组。如表 12-4 的第一区组中，第一个余数是 0，将 1 号大鼠分到第四组；第二个余数为 1，2 号大鼠分到第一组；第三个余数仍为 1，未分配动物的第二组居首位，故将 3 号大鼠分到第二组；余下 4 号大鼠则分到第三组。这样分组的优点是，各组的动物数目相等，动物平均体重相近，可以减少实验误差；动物数目较多时比完全随机法快。随机区组分配后的结果见表 12-5。

表 12-5　随机分配到各组的动物

组别		动物编号			
一	2	6	10	13	20
二	3	8	9	14	18
三	4	5	11	16	17
四	1	7	12	15	19

5. 实验动物的被毛去除法

(1) 剪毛 用毛剪剪去拟染毒部位的被毛，剪毛时剪刀紧贴皮肤，不可用手提起被毛，以免剪破皮肤。

(2) 拔毛 兔耳缘静脉注射或采血时，以及大鼠、小鼠尾静脉注射时，用手拇指和食指拔去局部被毛。

(3) 剃毛 先将被毛剪短，浸湿后用剃须刀剃去被毛，适用于较大动物，如猫、犬、猪、羊等。

(4) 脱毛 用化学药品脱去被毛。先将被毛剪短，然后在所需部位涂上一层脱毛剂，2～3min后用玻璃棒刮去脱掉的被毛，并用温水洗净脱毛剂，纱布擦干。几种常用脱毛剂配方如下：

① 硫化钠10.0g，生石灰15.0g，溶于100mL水中。用于大动物，如犬等。

② 硫化钠10.0g，洗衣粉1.0g，淀粉7.0g，加适量水调成糊状。

③ 硫化钠10.0g，淀粉7.0g，糖4.0g，甘油5.0g，硼砂1.0g，水75mL。

④ 硫化钠8.0g，溶于100mL水中。

②、③、④可用于中、小动物，如兔、鼠等。

6. 实验动物的染毒途径和方法

(1) 动物的禁食和复食 由于外源化学物进入胃内后易受胃内容物作用而降低毒性，胃充盈时其内容物还可影响受试溶液的灌入和吸收，因此灌胃前应禁食6～10h，使动物既保持空腹状态，又不至禁食时间过长，否则动物长期饥饿会影响肝脏，进而影响实验结果。动物灌胃后至少2～3h后才能复食，灌服油剂比水剂要求复食时间更长。

(2) 灌胃液浓度和容量 相同剂量的受试化学物，若给以不同浓度可能会产生不同的死亡情况，已如前述。灌服体积大小亦可影响试验结果，体积太小、太浓，可能产生局部刺激或其他损伤；体积太大，可能引起胃部机械性损伤，影响正常生理功能。经口急性毒性试验中，常常是固定受试化学物体积，根据试验设计的剂量用$1:K$系列稀释法将受试化学物配制成不同浓度剂型灌胃。其灌胃体积以体重的1%～2%计算，最多不超过3%，即10g体重灌胃0.1～0.2mL，最多不超过0.3mL。根据实际经验得出灌胃量的极限是：小鼠0.5～1mL；大鼠1～4mL；豚鼠1～5mL；家兔5mL；鸡10mL/kg和犬50mL/kg。

(3) 灌胃操作技术 方法主要有小鼠、大鼠及豚鼠灌胃法。用带有灌胃器的适当容积注射器吸取所需的受试液（溶液、混悬液、乳液）备用。

① 小鼠保定。一手紧抓住耳后、颈部皮肤，用无名指、小指和大鱼际肌压紧尾根部。

② 大鼠、豚鼠保定。一手抓住大鼠、豚鼠双耳后至背部皮肤。

将动物固定成垂直体位，腹部面向操作者，使上消化道固定呈一直线。另一手持注射器，将灌胃针头由动物口腔侧插入，避开牙齿，沿咽后壁缓缓滑入食道。若遇阻力，可轻轻上下滑动探索，当感到阻力消失时，即将针头深入至胃部。如动物挣扎，止进针或将针头拔出，千万不能强行插入，以免损伤、穿破食道，甚至误入气管，导致动物立即死亡。

进针深度一般是小鼠2.5～4cm，大鼠或豚鼠4～6cm。为验明灌胃针是否正确地插入胃部，可轻轻回抽注射器，如无气泡抽出，表明已在胃中，推入受试液。

实验二　实验动物生物材料的采集和制备

一、目的和意义

毒理学研究中，常常需要采集动物的血液、尿液或组织，测定外源化学物的原型或其代谢物的浓度，因此，生物材料的采集和制备是毒理学研究中极为重要的基本操作技术。

二、内容

1. 实验动物的采血方法；

2. 实验动物血清与血细胞分离技术；

3. 大鼠尿液收集方法；

4. 肝组织匀浆制备技术；

5. 学习动物处死的方法。

三、试剂和材料

(1) 实验动物　成年健康小鼠、大鼠、家兔。

(2) 器材　鼠笼，大鼠代谢笼，大、小鼠固定板。手术剪，镊子，儿科小骨钳，塑料离心管（2～10mL），玻璃毛细管（内径1～1.5mm），注射器（1mL、2mL和5mL），吸管，滴管，匀浆器。离心机，电子天平。

(3) 试剂

① 抗凝剂。0.5％肝素生理盐水溶液。

② 溶液。生理盐水或某种缓冲液。

(4) 其他　碘酒，酒精棉球，干棉球，滤纸。

四、实验方法和步骤

1. 采血

(1) 鼠尾采血　适用于用血量较少的试验。固定动物后，将鼠尾浸入45～50℃温水，使尾静脉充血，擦干，用酒精棉球消毒。将尾尖剪去约0.2～0.3cm，拭去第一滴血，用血色素吸管（吸管内加与不加抗凝剂，依试验需要而定）吸取定量尾血，然后用干棉球压迫止血。如需要多次采血，可用火棉胶涂封，下次采血时去掉火棉胶。鼠尾采血亦可用1mL注射器连接5～6号针头直接刺入尾静脉定量采血。

(2) 眼眶静脉丛采血　操作者以一手拇指、食指抓住鼠两耳之间的皮肤，并轻压颈部两侧使眼球充分外突、眶后静脉丛充血。为防止动物窒息死亡，用力要恰当。另一手持玻璃毛细管（长7～10cm，内径1～1.5cm）从一侧眼内眦部以45°角向眼后方向刺入，捻转前进。如无阻力使继续刺入，有阻力则抽出玻璃毛细管调整方向后再刺入，直至出血为止，小鼠大约2～3mm，大鼠约4～5mm。收集血液后，拔出毛细管，用干棉球压迫止血。本法短期内可重复采血，采血量小鼠一般为0.2～0.3mL、大鼠0.5～1mL。

(3) 摘眼球采血　保定方法同(2)，动物倒立，使眼球外突充血，用小镊子迅速摘掉眼球，将血液滴入事先备好的容器内。此法用于鼠类大量采血，仅适用1次。

(4) 腹主动脉或股动（静）脉采血　此法适用于用血量较多的试验，且为一次性采血方法。动物用乙醚吸入或巴比妥类药物（2％硫喷妥钠腹腔注射25～50mg/kg；2％戊巴比妥钠腹腔注射30～45mg/kg）麻醉后，仰卧位固定，剖开腹腔，剥离暴露腹主动脉或股动（静）脉，用注射器刺入采血。此法优点是采血量大，400g大鼠可采10mL、成年小鼠0.8～1mL，放血干净彻底；组织内无残存血，器官称量准确；不会因空气栓塞或淤血影响病理学检查。

(5) 断头采血　操作者一手握住动物，另一手持剪刀或断头钳快速断头，倒立动物将血液滴入容器，注意防止断毛落入容器中。

(6) 心脏采血　麻醉、固定同腹主动脉采血。胸部常规消毒，在心搏最明显处，进针刺入右心室采血，然后用干棉球压迫止血。如为一次性采血，也可在麻醉下剖开胸腔暴露心脏，直接进针采血。

实验动物每次采血量不能过多，表12-6是最大安全采血量。

表 12-6 实验动物安全采血量

动物	最大安全采血量/mL	最小致死采血量/mL	动物	最大安全采血量/mL	最小致死采血量/mL
小鼠	0.1	0.3	豚鼠	5.0	10.0
大鼠	1.0	2.0	家兔	10.0	40.0

2. 血清与血细胞分离

（1）血清的制备　将全血置37℃温箱保温1h，4℃冰箱中保存3～4h，以3000～4000r/min离心15min，取上清液低温保存备用。血清呈淡黄色，如呈淡红色或红色，表明有溶血，可能影响许多指标的测定，一般应废弃。

（2）血细胞分离　将血液采集在经抗凝剂处理的容器中，混匀，2000r/min离心20min，小心吸出血浆。血浆与红细胞之间有一薄层白细胞，需要时小心吸出置另一离心管中，不需要时可弃去。离心管中的沉淀为红细胞，加入等体积生理盐水，轻轻混匀，使红细胞悬浮，再次离心，弃上清液。如此重复3次，直至上清液无色透明为止，即获得红细胞。白细胞可依同法洗涤处理。

3. 尿液收集

为使收集的尿液满足试验需要，可在试验前给动物灌服一定量水，如大鼠可灌胃1～5mL水或生理盐水，常用的方法有以下几种。

（1）代谢笼法　适用于大、小鼠，尿液通过代谢笼的大小便分离漏斗与粪便分开。因大、小鼠尿量较少，操作中有损失和蒸发可造成较大的误差，故一般要采集5h以上的尿液，取平均值。

（2）反射排尿法　适用于小鼠，提起小鼠，可反射性排尿。

4. 组织匀浆的制备

制备组织匀浆是用玻璃匀浆器或高速匀浆机等将组织细胞破碎，其基本操作步骤如下。

（1）动物处死　处死方法有多种，详见5.，应根据试验要求选择合适的方法，如制备肺组织匀浆时不能用断头法处死，因易引起肺淤血。

（2）脏器制备　动物处死后快速取出所需完整脏器，迅速置冰浴中，用冷生理盐水洗去血污，必要时用冷生理盐水灌流以除去血液。剥去脏器外膜，用滤纸吸干脏器表面水分，称重、定位留取所需组织备用或置冰箱（或液氮）中冻结保存。

（3）匀浆制备　定量称取脏器、剪碎，置匀浆机中，按设计要求加入一定量比例的溶液（生理盐水、缓冲液、有机溶剂等），在一定转速下研磨一定时间，有时需在冰浴中研磨，如制备肝匀浆S9上清液或分离细胞组分，全部操作均应在低温（0～10℃）下进行。

5. 实验动物的处死方法

（1）颈椎脱臼法　多用于小鼠。一手按住鼠头，另一只手抓住鼠尾猛力向后拉，使动物颈椎脱臼，立即死亡。

（2）空气栓塞法　多用于兔、犬、猴等。用注射器向动物静脉内迅速注入一定量的空气，形成气栓栓塞肺动脉、冠状动脉等血管，导致循环障碍而死。

（3）断头法　用于大鼠和小鼠。保定者一手按住鼠头，另一手握住背部，露出颈部，助手持大剪刀或断头器剪断颈部，使之死亡。此法不引起血浆皮质酮、儿茶酚胺升高，常用于血液及化学成分、组织酶测定。

（4）急性大失血法　用于大鼠、小鼠。操作同动物采血方法，使眼眶动、静脉大量失血死亡。也可麻醉后，在股三角横切 10mm 切口放血致死，后者多用于大鼠。

（5）击打法　适用于较小的动物。抓住鼠尾提起，用力摔打其头部，痉挛后立即死亡；也可用器具击打动物头部，使其致死。前法多用于小鼠，后法多用于大鼠和家兔。

（6）药物致死法　适用于兔、犬等，方法是给动物静脉注射 10％KCl 或 10％甲醛溶液等药物使动物致死，也可用 CO、CO_2、N_2 等非麻醉性气体。

（7）麻醉致死法　用乙醚等静式吸入麻醉或用巴比妥类或水合氯醛等静脉注射麻醉，使动物致死。

（8）其他　电击法、枪击法、微波法等。

动物处死方法多种多样，原则是根据试验需要进行选择，同时尽量消除动物在试验过程中所致的疼痛和不适，遵守动物试验的职业道德。

实验三　经口急性毒性试验

一、目的和原理

将外源化学物经口染毒求出 LD_{50} 是毒理学研究中重要的基本技术和基础工作之一。通过该试验，学习外源化学物急性毒性试验的设计原则，掌握大、小鼠经口灌胃技术和求算 LD_{50} 的方法。

急性毒性试验的原理是动物一次或 24h 内多次接触外源化学物后，观察急性毒性反应及其程度，以及中毒死亡的原因及特征，了解受试动物毒性反应的剂量-反应关系，求出 LD_{50}。

二、内容

1. 掌握经口灌胃染毒的方法；
2. 掌握 LD_{50} 的测定方法。

三、试剂和材料

（1）实验动物　成年健康小鼠 18～22g，大鼠 180～200g。

（2）器材　注射器、吸管、容量瓶、烧杯、灌胃器、电子天平（感量 0.1g 和 0.0001g）、外科手术剪、镊子、饲养笼。

（3）试剂　受试化学物（亚硝酸钠）、苦味酸酒精饱和液和中性红染色液。

四、实验方法和步骤

1. 改良寇氏法（Karber）

（1）健康动物的选择和性别鉴定（见实验一）

（2）动物称重、编号与随机分组（见实验一）

（3）预试验　经预试求出受试化学物的大致致死范围（0～100％），按等比级数设计 5～7 个剂量组。

（4）正式试验

① 取小鼠 50 只，体重（20±2）g，♀♂各半，随机分为 5 组，10 只/组。

② 剂量按等比级数增减，相邻两剂量比值 1：(0.6～0.9)，设 4～5 个剂量组。

③ 灌胃：亚硝酸钠溶液，5 个剂量组。

④ 统计按改良寇氏法公式进行计算。

$$LD_{50} = \lg^{-1}[X_m - i(\sum P - 0.5)] \tag{12-1}$$

式中　X_m——最大剂量组剂量对数值；

　　　i——相邻两组剂量高剂量与低剂量之比的对数（相邻两组对数剂量的差值）；

　　　P——各组动物死亡率，用小数表示（如果死亡率为80%应写成0.80）；

　　$\sum P$——各组动物死亡率之总和。

$$S_{x50} = i \times \sqrt{\sum \frac{pq}{n}} \tag{12-2}$$

式中　S_{x50}——lgLD$_{50}$的标准误；

　　　n——每组动物数。

$$X_{50} = \lg LD_{50} \tag{12-3}$$

$$LD_{50}的95\%可信限 = \lg^{-1}(X_{50} \pm 1.96S_{x50}) \tag{12-4}$$

$$LD_{50}的平均可信限 = LD_{50} \pm (LD_{50}的95\%可信限的高限 - 低限)/2 \tag{12-5}$$

⑤ 计算每只动物实际灌胃量

$$每只动物实际灌胃量 = 0.02mL/g \times 该鼠体重（g） \tag{12-6}$$

⑥ 中毒症状观察。观察要点见第六章相关内容。染毒后认真观察中毒发生、发展过程，以及中毒特点和毒作用靶器官。观察期间每3d称重一次。对死亡动物和实验结束时的存活动物全部称重，作大体病理学检查，取病变组织做病理组织学为亚慢性、慢性和其他毒性试验剂量和观察指标选择提供参考依据，并按表12-7做好记录。

表 12-7　急性毒性试验观察记录表

组别	动物编号	性别	体重 /g	染毒剂量 /(mg/kg)	染毒时间	症状及出现时间	死亡时间	体重记录/g		

2. 霍恩氏法（Horn）

霍恩氏法的特点为：可采用两个固定的剂量系列，每组4只或5只动物。一般在预实验中使用较大的剂量公比，估计出LD$_{50}$的大致范围。然后选择只是实验的剂量系列。

（1）剂量设计　经预试，小鼠亚硝酸钠经口灌胃的0～100%的大致范围40～450mg/kg。若实验分四组，本次实验按2.15倍系列，则剂量选择46.4mg/kg、100mg/kg、215mg/kg、464mg/kg四个实验剂量。

（2）配制各剂量组药物浓度　药液浓度计算：本实验采用1.5%灌胃剂量（10g体重灌0.15mL），最高剂量组464mg/kg，应配的药液浓度为 $cv = 464mg/kg \div 15mL/kg = 30.9mg/mL$。

由于各组剂量的组间公倍数为2.15，故以下各组药液浓度只要将该药依次稀释2.15倍即可。

（3）计算每只动物实际灌胃量

$$每只动物实际灌胃量 = 0.15mL/10g \times 该鼠体重(g) \tag{12-7}$$

（4）灌胃

（5）观察记录　同前。

（6）试验结果　查 Horn 氏表即可（附录一）。

五、结果评定

根据实验动物的中毒症状、死亡时间、LD$_{50}$及急性毒作用特点，按受试化学物种类分别参照相应化学物经口急性毒性分级标准进行评定，初步判断该受试化学物的毒性大小及毒性特征。

六、注意事项

1. 正确捉拿动物，防止咬伤。防止操作者中毒。剩余受试化学物应在教师指导下销毁。

2. 不要一味将注意力集中在高剂量组的动物，因为这些动物往往死亡很快，反而不容易观察到中毒的发展过程。

3. 观察记录应尽量完整、具体。

实验四 大鼠肝微粒体制备及有关酶活性的测定

一、目的和意义

肝微粒体中含有多种代谢酶，这些酶在化学毒物的代谢中起着主要作用。已知许多化学毒物可诱导或抑制其代谢酶的活性，从而影响化学毒物在体内的代谢转化和毒性作用。因此，肝微粒体组分的分离及有关活性测定是毒理学研究中的一个重要内容。

通过本次试验，使学生熟悉大鼠肝微粒体制备技术及其有关酶活性的测定方法。

二、内容

1. 大鼠肝微粒体的制备；

2. 苯胺羟化酶活力测定；

3. 细胞色素 P450 含量测定。

三、大鼠肝微粒体制备（钙沉淀法）

1. 原理

所谓微粒体，是指肝细胞在匀浆过程中被广泛破碎后其内质网膜的碎片卷曲形成闭合的囊泡。肝细胞匀浆经离心去除细胞核和线粒体后，加入 Ca^{2+} 有助于肝微粒体颗粒的形成和沉淀，在一定离心力的作用下，即可分离出肝微粒体组分。

2. 器材

大剪刀、手术直剪、手术镊、量筒（50mL）、吸管（1mL、2mL、5mL）、烧杯（25mL、50mL）、天平（感应量 0.1g）、电动搅拌器、玻璃匀浆器、高速冷冻离心机。

3. 试剂和动物

（1）NaCl 溶液 称取氯化钠 8.5g，用蒸馏水溶解并稀释至 1000mL。使用前放置于冰箱中预冷。

（2）蔗糖-Tris·HCl 缓冲液（pH7.4） 称取蔗糖 85.6g、三羟甲基氨基甲烷 1.21g，溶解于约 800mL 蒸馏水中，用盐酸调 pH 至 7.4，最后再用蒸馏水定容至 1000mL。放置于冰箱中保存备用。

（3）KCl-Tris·HCl 缓冲液（pH7.4） 称取氯化钾 11.2g、三羟甲基氨基甲烷 1.21g，溶于约 800mL 蒸馏水中，用盐酸调 pH 至 7.4，最后再用蒸馏水定容至 1000mL。放置于冰箱中保存备用。

（4）氯化钙（$CaCl_2$）溶液 称取氯化钙 5.0g，用蒸馏水溶解并稀释至 100mL。

（5）大鼠 体重 200～250g。

4. 操作步骤

大鼠停食 24h 后，断头处死，放尽血液，迅速剖开腹腔取出肝脏，用预冷的生理盐水洗净血污，并用滤纸吸干表面水分。将肝脏称重后置于烧杯中用手术直剪剪碎，按每克肝脏

2mL 的比例加入蔗糖-Tris·HCl 缓冲液，用电动搅拌器带动的玻璃匀浆器制备匀浆，转速 $600 \sim 1000 r/min$，研杵上下移动 $8 \sim 10$ 次。将匀浆倒入量筒，用缓冲液洗涤匀浆管并将其倒入量筒中，最后缓冲液体积加至约 $3mL/g$ 组织。

将肝匀浆转移到离心管中，平衡离心管，以 $600g$ 离心 $5min$，弃去沉淀部分（细胞碎片和细胞核），上清液以 $12000g$ 离心 $10min$，弃去沉淀部分（线粒体）。量取去除线粒体的上清液的总体积，加入 $CaCl_2$ 溶液，使其终浓度为 $8mmol/L$，以 $25000g$ 离心 $15min$，弃去上清液，沉淀部分即为粉红色、半透明状的微粒体。将微粒体沉淀混悬于 KCl-Tris·HCl 缓冲液中，并用玻璃匀浆器充分混匀，再经 $25000g$ 离心 $15min$，其沉淀即为经清洗的微粒体。最后将制备所获微粒体混悬于 KCl-Tris·HCl 缓冲液（缓冲液用量约为 $1mL/g$ 组织）中，用玻璃匀浆器充分混匀并分装后放置于液氮或 $-80℃$ 冰箱中保存。使用前可按 Lowry 法测定微粒体蛋白含量。

5. 注意事项

① 动物处死前应禁食 24h，以尽量减轻肝糖原对微粒体分离的干扰，提高制备微粒体的回收率。

② 操作的全过程及所用器械、溶液均应维持在 $0 \sim 4℃$ 范围内，匀浆器始终应浸在冰水浴中，以避免肝微粒体酶因热变性而失活。微粒体在液氮中保存半年，其酶活性无明显改变。

③ 微粒体的制备除钙沉淀法外，还可采用超速离心沉淀法、凝胶过滤法和等电点沉析法等。

④ 为提高肝微粒体酶的活性，可在处死动物前 5d，采用 $300mg/g$ 剂量的多氯联苯腹腔注射一次，以诱导肝微粒体酶。

⑤ 制备无菌微粒体，需对使用的全部器材和溶液进行灭菌处理。

四、苯胺羟化酶活力测定

1. 原理

在微粒体苯胺羟化酶的催化下，苯胺可被代谢生成对氨基酚，其可与苯酚形成蓝色靛酚复合物，并在 630nm 波长处显示最大吸收峰值。因此，可用代谢产生的对氨基酚量来间接判定苯胺羟化酶的活力。

2. 器材

试管（10mL）、吸管（0.5mL、1.0mL、5.0mL、10.0mL）、试管架和吸管架、恒温水浴振荡器、分光光度计。

3. 试剂

(1) HCl 溶液　取浓盐酸 8.4mL，用蒸馏水稀释至 100mL。

(2) 0.1mol/L 的 Tris·HCl 缓冲液（pH7.4）　称取三羟甲基氨基甲烷 1.21g，加约 80mL 蒸馏水溶解，用 HCl 溶液调 pH 至 7.4，最后用蒸馏水定容至 100mL。

(3) 过氧化羟基异丙苯溶液　称取过氧化羟基异丙苯 0.65g，用蒸馏水溶解并定容至 100mL。

(4) 盐酸苯胺溶液　称取 1.29g 盐酸苯胺，用蒸馏水溶解并稀释至 100mL。

(5) 70% 三氯乙酸溶液　称取三氯乙酸 70g，用蒸馏水溶解并稀释至 100mL。

(6) 碳酸钠（Na_2CO_3）溶液　称取 10.6g 无水碳酸钠，用蒸馏水溶解并稀释至 100mL。

(7) 氢氧化钠（NaOH）溶液　称取氢氧化钠 4g，用蒸馏水溶解并稀释至 200mL。

(8) 酚试剂　取苯酚溶液 2mL，加 NaOH 溶液至 100mL。

（9）0.25mmol/L 的对氨基酚标准液　精确称取 27.2mg 对氨基酚，用少量蒸馏水溶解后移入 1000mL 容量瓶中，加水定容至 1000mL。

（10）大鼠肝微粒体混悬液　以每毫升含微粒体蛋白 10～15mg 较为适合。

4. 操作步骤

（1）标准曲线制作　取清洁干燥试管按表 12-8 加入各试剂。

表 12-8　标准曲线的制作

试管编号	1	2	3	4	5	6	7	8	9
缓冲液	1.5	1.4	1.3	1.2	1.1	1.0	0.9	0.7	0.5
对氨基酚标准液/mL	0	0.1	0.2	0.3	0.4	0.5	0.6	0.8	1.0
相当于对氨基酚/nmol	0	25	50	75	100	125	150	200	250

将上述各管置于 37℃ 水浴预温 3min 后，按顺序每管加入过氧化羟基异丙苯溶液 0.1mL，继续水浴振荡 3min，再按顺序每管加入三氯乙酸溶液 0.3mL、微粒体混悬液 0.5mL。经 2000r/min 离心 10min 后，分别将各管的全部上清液取于另一试管中，加入 1mL 碳酸钠溶液并充分混匀，再加入 1mL 酚试剂，室温下反应 30min。以 1 号管作为参比，在 630nm 处比色测定，以所测光密度值为纵坐标，对氨基酚含量（nmol）为横坐标绘制标准曲线。

（2）样品测定　取清洁干燥的试管按表 12-9 加入各试剂。

表 12-9　样品测定　　　　　　　　　　　　　　　　单位：mL

试　剂	空白对照管	样品测定管
微粒体	0.5	0.5
缓冲液	1.4	1.4
苯胺溶液	—	0.1
蒸馏水	0.1	—

以下的操作除不加微粒体外，其余步骤与标准曲线操作相同。以空白管作为参比，用样品管测得的光密度值从标准曲线上查出对应的对氨基酚含量（nmol），并按下式计算苯胺羟化酶的活力：

$$苯胺羟化酶活力[nmol 对氨基酚/(mg 蛋白 \cdot min)] = \frac{生成的对氨基酚含量(nmol)}{微粒体蛋白浓度(mg/mL) \times 0.5 \times 3}$$

(12-8)

微粒体蛋白浓度按 Lowry 方法进行测定。

5. 注意事项

① 应按一定时间间隔将各样品管置于水浴中，并按相同的时间间隔加入各种试剂以至结束反应，以保证各管有相同的实验条件。

② 三氯乙酸不宜过量，以免影响实验的显色过程。

五、细胞色素 P450 含量测定

1. 意义和原理

肝微粒体混合功能氧化酶是一些位于肝细胞内质网上的膜结合酶，其功能在于催化体内的许多代谢过程。许多外来化学毒物和内源性化学物，如环境污染物、药物、杀虫剂、致癌物、甾体类激素、脂肪酸和胆汁酸等，在体内的代谢过程都与肝微粒体混合功能氧化酶有关。细胞色素 P450 是微粒体混合功能氧化酶中最主要的功能成分，其含量的高低基本上可以反映混合功能氧化酶的活力大小。

细胞色素 P450 在还原条件下，可与一氧化碳结合，在 450nm 波长处显示最大吸收峰，490nm 处为最低吸收。根据二者的差值和吸收系数，即可求得细胞色素 P450 的含量。

2. 器材

试管（10mL）、吸管（10mL）、双光束单波长紫外扫描分光光度计。

3. 试剂

（1）一氧化碳气体

（2）连二亚硫酸钠

（3）HCl 溶液 取浓盐酸 8.4mL，用蒸馏水稀释至 100mL。

（4）0.1mol/L 的 Tris·HCl 缓冲液（pH8.0） 称取三羟甲基氨基甲烷 1.21g，加约 80mL 蒸馏水溶解，用 HCl 溶液调 pH 至 8.0，最后用蒸馏水定容至 100mL。

（5）大鼠肝微粒体混悬液

4. 操作步骤

取清洁干燥试管 1 支，加入 1mL 微粒体混悬液（约含 15～20mg 微粒体蛋白）和 5mL 0.1mol/L 的 Tris·HCl 缓冲液（pH8.0）。混匀后，分装于两个 3mL 的比色杯中，一个作为样品杯，另一个作为参比杯，于 100～500nm 波长范围扫描，应得到较为平直的基线。然后在样品杯中通入一氧化碳气体约 30s，再在样品杯和参照杯中加入约 1mg 的连二亚硫酸钠，混匀后立即在前述波长范围内进行扫描。

5. 计算

$$\text{Cyt P450 含量}(\text{nmol/mg}) = \frac{\Delta A}{cr} \times \frac{1000}{91} \times \text{稀释倍数} \qquad (12\text{-}9)$$

式中 ΔA——450nm 处光密度值与 490nm 光密度值之差；

　　91——Cyt P450 的消光系数，$cm^2/mmol$；

　　r——比色杯光径长度，cm；

　　c——微粒体制备物的蛋白浓度，mg/mL。

实验五　小鼠精子畸形试验

一、目的

精子畸形试验是检测受试化学毒物能否破坏哺乳动物精子正常形态的实验方法。通过该实验，学习和掌握小鼠精子畸形试验的原理和步骤。

二、原理

精子畸形是指精子的形状异常和异常精子数量的增多。生殖系统对化学毒物的作用十分敏感，在其他系统还未出现毒性反应前，生殖系统可能已出现了损害作用。正常情况下，哺乳动物的精液中也存在少量的畸形精子，但在某些化学毒物的作用下，特别是在可引起生殖细胞遗传性损伤的化学毒物作用下，哺乳动物睾丸产生的畸形精子数量可大量增加。因此，可以用检查雄性动物接触化学毒物后精子畸形率的高低来反映该化学毒物的生殖毒性和对生殖细胞潜在的致突变性。

化学毒物引起精子畸形的机制尚未完全清楚。正常情况下，精子的成熟和正常形态发生过程受多种基因调控。一旦这些基因中的一个或多个在化学毒物的作用下发生突变，就会导致畸形精子数量的大量增加。一般认为，常染色体上的基因控制精子畸形，Y 性连锁基因控制畸形精子的表现。某些特异的染色体重排，如性、常染色体易位，是化学毒物诱发哺乳动物精子畸形率增高的主要机制。

三、器材和试剂

（1）器材　眼科剪、眼科镊、玻璃平皿、生物显微镜、擦镜纸、带橡皮头吸管。

（2）试剂　磷酸盐缓冲液（称取 NaCl 8.0g、KCl 0.2g、KH_2PO_4 0.12g、Na_2HPO_4 0.91g，用蒸馏水溶解并定容至 1000mL）、生理盐水、甲醇（分析纯）、甲基磺酸甲酯或甲基磺酸乙酯或环磷酰胺、2%伊红水溶液。

四、操作步骤

1. 动物选择

成年大鼠、小鼠均可使用。一般采用雄性小鼠，年龄宜在 6～8 周。因小鼠较为经济，且有大量实验证实小鼠在该试验系统中对化学毒物最为敏感。

2. 剂量与分组

试验至少应设 3 个以上剂量级，并同时设立阳性对照组和阴性对照组。接触化学毒物后每组至少应存活 5 只动物。最高剂量组 5d 总剂量应能使部分动物死亡。

一般可采用 LD_{50} 的 2～4 倍剂量，或预先做 5d 给予化学毒物的 LD_{50}，求得最高总剂量，然后以它的 1/2（或 1/5、1/10）作为下一剂量组的接触剂量，依此类推。

阳性对照可用环磷酰胺 20mg/kg 或甲基磺酸甲酯 75mg/kg 或甲基磺酸乙酯 60mg/kg 进行腹腔注射，每天 1 次，连续 5d。阴性对照选用与受试化学毒物相同体积的溶剂。

对于不稳定或稳定性不详的受试化学毒物，应每天新鲜配制。

3. 染毒与采样

可采用 1 次或每天 1 次连续 5d 的方法进行染毒。染毒途径多用腹腔注射，也可采用与人体实际接触化学毒物相同的途径，如经口、吸入和皮肤接触等。

一般认为精原细胞后期或初级精母细胞早期对化学诱变剂较为敏感，在接触化学毒物后 4～5 周精子畸形率最高，故选择在第一次染毒后第 35d 进行采样。也可在染毒后第 1、第 4 和第 10 周分 3 次采样，或者在染毒后每周采样 1 次，连续进行动态观察，直至精子形态恢复正常。

4. 制片

用颈椎脱臼法处死小鼠，剪开腹腔，分离并摘取双侧附睾，将附睾放入有约 1mL 磷酸盐缓冲液或生理盐水的小平皿中，用眼科剪将附睾剪成小块，用吸管将悬浮液反复吹打 5～6 次，静置 3～5min，用 4 层擦镜纸过滤除组织碎片，吸取此精子滤液滴于清洁载玻片上，均匀推片，待玻片晾干后用甲醇固定 5min，干燥后即可镜检观察精子形态。也可用 2% 的伊红水溶液染色 1～2h 后再作镜检。

5. 镜检

在低倍镜下找到背景清晰、精子重叠较少的部位，高倍镜下检查精子形态（可加上蓝色或绿色滤光片）。每只小鼠检查完整的精子 200～500 条，每个剂量组至少检查 1000 条精子。精子有头无尾（轮廓不清）或头部与其他精子碎片重叠，或明显人为剪碎者，均不计算。

精子畸形主要表现在精子的头部，可分为：无钩、香蕉形、无定形、双头、胖头、尾折叠及双尾等形态。但在镜检时，要特别区分两条精子部分重叠所造成的假双头或假双尾精子。头部重叠或全部重叠的精子、无尾精子不进行计数。并分别记录异常类型，以便统计精子畸形率及精子畸形的构成比。

图 12-3～图 12-7 为部分精子畸形（瑞氏染色）图。

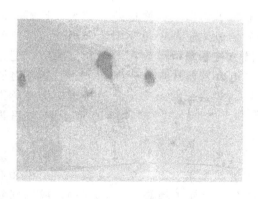

图 12-3　精子头部不规则畸形（人）

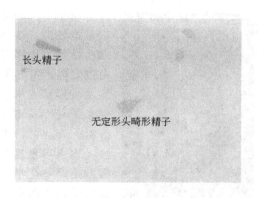

图 12-4　精子头部畸形（人）

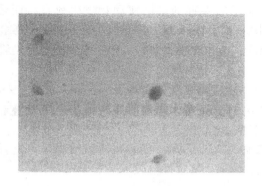

图 12-5　精子头部畸形——大头精子（人）

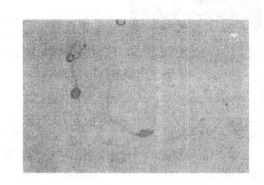

图 12-6　精子头部畸形——小头精子（人）

精子畸形类型和精子畸形率统计见表 12-10 和表 12-11。

表 12-10　精子畸形类型统计

剂量组	无钩	香蕉形	无定形	胖头	尾折叠	双头	双尾	合计
空白对照组								
低剂量组								
中剂量组								
高剂量组								
阳性对照组								

注：每只动物检查 1000 个精子，每组 5 只动物。

表 12-11　精子畸形率统计

剂量组	畸形精子数	正常精子数	合计	畸形率/%
空白对照组				
低剂量组				
中剂量组				
高剂量组				
阳性对照组				

五、结果分析与评价

分别计算各剂量组的精子畸形发生率。各剂量组的精子畸形率与阴性对照组之间进行非参数等级秩和检验，也可按 χ^2 检验法计算各组精子畸形率的差异显著性。

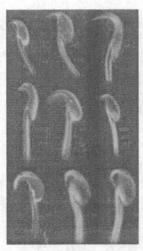

图 12-7　啮齿类动物
精子头部

由于不同品系小鼠的精子畸形率本底值差异较大，且影响的因素也较多，故在结果分析时，应首先观察阳性和阴性对照组的试验结果。阳性对照组精子畸形率增高应在本实验室的历史记录范围之内，并与阴性对照组有显著性差异（$P<0.01$），阴性对照组的畸形精子率也应与自己实验室的历史记录相接近，否则所得结果不可靠，试验应重做。一般阴性对照组的精子异常率为 $0.8\%\sim3.4\%$，供参考。

出现可重复的剂量-反应关系时，可判断试验结果为阳性。即要判定某一化学毒物为精子畸形诱变剂，至少应该有两个相邻剂量组的精子畸形率比阴性对照组显著增高（$P<0.01$）；或达到阴性对照组的 2 倍或 2 倍以上，并且试验结果能够重复，则也可认为试验结果阳性，如果试验组的染毒剂量已使动物发生死亡，而精子畸形仍未见增加，则可判定试验结果为阴性。在受试化学毒物的毒性作用较低而不至于引起动物死亡时，应当记录最大的染毒剂量。

六、注意事项

1. 在镜检时要注意鉴别制片过程中人为造成的精子损伤。特别要注意由于精子重叠和交叉所造成的如多头、双头、双尾及多尾畸形等假象。

2. 在结果判定时，要注意排除机体某些如缺血、变态反应、感染和体温增高等可能导致精子畸形率增高的因素，以免造成假阳性结果。

实验六　小鼠骨髓细胞微核试验

一、目的

主要通过检测哺乳动物骨髓细胞中嗜多染红细胞（PCE）的微核出现率，间接反映骨髓细胞染色体畸变发生率的高低，从而判断受试动物是否具有致突变作用。主要用于测试干扰细胞有丝分裂的物质。

二、原理

微核试验是用于染色体损伤和干扰细胞有丝分裂的化学毒物的快速检测方法。微核是指存在于细胞中主核之外的一种颗粒，大小相当于细胞直径的 $1/20\sim1/5$，呈圆形或杏仁状，其染色与细胞核一致，在间期细胞中可以出现一个或多个。一般认为微核是细胞内染色体断裂或纺锤丝受影响而在细胞有丝分裂后期滞留在细胞核外的遗传物质。所以微核试验能检测化学毒物或物理因素诱导产生的染色体完整性改变和染色体分离改变这两种遗传学终点。

微核可以出现在多种细胞中，但在有核细胞中较难与正常核的分叶及核突出物相区别。红细胞在成熟之前最后一次分离后数小时可将主核排出，而仍保留微核于 PCE 细胞中，因此通常计数 PCE 细胞中的微核。

三、器材与试剂

1. 器材

手术刀、手术剪、无齿镊、小型弯止血钳、干净纱布、带橡皮头吸管、台式离心机、刻度离心管、晾片架、电吹风机、玻璃染色缸、2mL 注射器及针头、载玻片及推片、定时钟、带油镜头显微镜、细胞计数器。

2. 试剂

甲醇（分析纯）、甘油（分析纯）、小牛血清、生理盐水。

(1) 吉姆萨（Giemsa）储备液　取 Giemsa 染料 1g，甘油 66mL，甲醇 60mL。先将染料置于研钵内，加入小量甘油混合研细，再分次倾入剩余的甘油继续研磨，然后转移至烧杯内，盖上玻璃表面皿，置 60℃ 水浴 2h，取出待冷却后加入甲醇，混合静置 2 周后，过滤于棕色瓶内，存放阴凉处。该储备液存放的时间越长，染色效果越好。临用时用 pH6.4 的磷酸盐缓冲液配制为 10% 的应用液。

(2) 磷酸盐缓冲液

① 甲液——1/15mol/L 磷酸氢二钠（Na_2HPO_4）。称取无水 Na_2HPO_4 9.47g 溶于 1000mL 蒸馏水；含 2 份、7 份和 12 份结晶水时，则分别称取 11.87g、17.87g 和 23.88g。

② 乙液——1/15mol/L 磷酸二氢钾（KH_2PO_4）。称取 KH_2PO_4 9.08g 溶于 1000mL 蒸馏水。

为配制吉姆萨染液和吖啶橙染液，需配制以下 3 种磷酸盐缓冲液：

① pH6.24 磷酸盐缓冲液，取甲液 20mL 和乙液 80mL 混合即可；

② pH6.47 磷酸盐缓冲液，取甲液 30mL 和乙液 70mL 混合即可；

③ pH6.8 磷酸盐缓冲液，取甲液 49.5mL 和乙液 50.5mL 混合即可。

各种 pH 的磷酸盐缓冲液配成后，可用 pH 计加以校准，调节至所需的 pH。

(3) 吖啶橙染液

① 吖啶橙储备液。以 0.1% 吖啶橙水溶液作为储备液。称取吖啶橙 0.1g 溶于 100mL 蒸馏水中。置褐色瓶内，在 4℃ 下可保存数周。

② 吖啶橙工作液。以 0.24mmol/L 吖啶橙磷酸盐缓冲液作为工作液，临用时配制。取 2 份 0.1% 吖啶橙储备液，30 份 1/15mol/L pH6.8 磷酸盐缓冲液混匀即得。

四、操作步骤

1. 动物

一般选用 7～12 周龄、体重 20～30g 的小鼠，也可选用体重 150～200g 的大鼠。每个剂量组至少用两种性别的动物各 5 只。若需多次采样，则每组的动物数需增加，每个采样时间至少有 8 只动物。

2. 剂量及分组

根据受试物的理化性质（尤其是溶解度、水溶性或脂溶性）确定溶剂。一般采用水或食用植物油，不溶者可用淀粉制成混悬液。

一般在受试物的 1/2～1/30 LD_{50} 范围内选择 3～4 个剂量组。也可采用急性毒性试验中出现中毒而不致死的剂量作为染毒最高剂量组，以实验动物的可能摄入量作为最低剂量组，中间插入 1～2 个剂量组，同时设对照组，即空白对照、溶剂对照和阳性对照。阳性对照组用环磷酰胺生理盐水溶液一次腹腔注射 30～50mg/kg，或以环磷酰胺水溶液 80～120mg/kg，经口染毒两次，间隔 24h。

3. 染毒途径

根据受试物的性质及接触方式不同，可分别选用灌胃、腹腔注射、皮下或肌内注射等染毒途径。

4. 染毒方法

一般采用 2 次染毒方法，两次间隔 24h。

5. 制片

(1) 骨髓细胞液的制备　在第二次给予受试物 6h 后，小鼠脱颈椎处死。取下小鼠两侧股骨，剔去肌肉，用滤纸或纱布擦去血污和肌肉，剪去股骨两端。用配有 6 号针头 1mL 注射器吸取小牛血清约 0.05mL 冲洗骨髓腔数次，将冲洗物滴在载玻片上。

（2）涂片　将玻片上的冲洗物调匀后，推片若干张。迅速干燥，可在酒精灯上短时烘烤。

（3）固定　将干燥的涂片置甲醇液中固定 5～10min，取出晾干。当日不染色的涂片亦应固定后保存。

（4）染色　固定好的涂片用 1∶10 的吉姆萨-磷酸盐缓冲液（pH6.4）染色 15～30min。用蒸馏水冲洗，干燥，待检。

为了便于判断，可选用吖啶橙染色法。固定好的涂片放入 0.24mmol/L 吖啶橙磷酸盐缓冲液内，染色 2～3min。用 pH6.8 磷酸盐缓冲液冲洗 3 次，每次 1～2min。晾干后在荧光显微镜下观察，如微核带红色荧光，可再冲洗数分钟，直至发黄绿色荧光。在染色、干燥过程中均应避光，以防荧光减弱或消失。

（5）封片　染色干燥后的涂片，若需长时间保存，可放入二甲苯透明 6min，取出后趁湿滴上适量中性树脂胶，盖上盖玻片，平置。待干后则可收入盒内备检。若在短时内进行观察，涂片不需制成封片。

（6）镜检　先以低倍镜、高倍镜粗检，选择细胞完整、分布均匀和染色良好的区域，再以油镜检查计数。可用细胞形态是否完好作为判断制片优劣的标准。嗜多染红细胞（PCE）呈灰蓝色，成熟的正染红细胞（NCE）呈粉红色。

每只动物需计数 1000 个嗜多染红细胞，并计算含微核的嗜多染红细胞数，列入表 12-12。在一个嗜多染红细胞中出现两个或多个微核，仍按一个微核细胞计算。微核率按下式计算，并以千分率表示。微核率列入表 12-13。另外，在计数 PCE 时，计数见到的 NCE 数，求出 PCE/NCE 的比值。

表 12-12　出现微核的嗜多染红细胞数统计

性　　别		空白对照组	低剂量组	中剂量组	高剂量组	阳性对照组
雄鼠 N∶	1					
	2					
	3					
	4					
	5					
雌鼠 N∶	1					
	2					
	3					
	4					
	5					

注：表内数据是观察每个鼠的 1000 个嗜多染红细胞而发现的微核的细胞数。

表 12-13　微核率统计

剂量组	动物数	检查细胞总数	含微核细胞数	微核率/%
空白对照组				
低剂量组				
中剂量组				
高剂量组				
阳性对照组				

注：检查细胞总数＝检查鼠数×1000。

嗜多染红细胞微核率＝有微核的嗜多染红细胞总数/检查嗜多染红细胞数×100％

五、结果分析与评价

本试验中只计数 PCE 中的微核，微核率以千分率表示。每只动物为一观察单位。每组的雌、雄动物分别计算微核 PCE 的均值。雌、雄动物之间无明显的性别差异时可合并计算结果，否则应分别进行计算。

正常的 PCE/NCE 比值约为 1（正常范围为 0.6～1.2）。如比值小于 0.1，则表示 PCE 形成受到严重抑制；如比值小于 0.05，则表示受试化学毒物的剂量过大，试验结果不可靠。

阴性对照组和阳性对照组的微核发生率应与试验所用动物种属及品系的文献报道结果或者是与研究的历史数据相一致。

微核试验所获数据资料的频数分布尚无定论，多种统计学方法（如泊松分布、三项分布、χ^2 检验等）均被用于试验结果的分析。但在样本含量较小的情况下，资料的分布属性难以确定，多种统计学分析方法均可得到相同的分析结果。

实验七　骨髓细胞染色体畸变分析试验

一、目的

学习动物骨髓细胞染色体标本制作，了解动物体内染色体及染色体畸变类型。

二、原理

染色体畸变的产生与微核的形成原理相同，观察终点不同，染色体畸变只能在细胞分裂中期相进行观察和分析。为收集足够的中期相细胞，在收获细胞前，用秋水仙碱或乙酰甲基秋水仙碱处理，以阻断微管蛋白的聚合，抑制细胞分裂时纺锤体的形成，使分裂间期和前期的细胞停留在中期相。细胞通过低渗，使染色体均匀散开，然后固定、染色，可在油镜下观察。

三、器材与试剂

1. 器材

小剪刀、镊子、10mL 离心管、滴管、载玻片、离心机、水浴箱、生物显微镜（具100×物镜）、注射器（5mL）。

2. 试剂

（1）秋水仙素和 KCl 液　500mg/L 秋水仙素，0.075mol/L KCl 液。

（2）固定液　甲醇 3 份、冰醋酸 1 份混匀，临用时配制。

（3）吉姆萨（Giemsa）储备液　取 Giemsa 染料 1g，逐渐加入少许甘油在研钵中研细溶解，共加入甘油 60mL 混匀。于 60℃ 水浴中保温 2h，冷却后再加 66mL 甲醇混匀，于室温中静置 1～2 周，过滤置棕色瓶保存备用。

（4）pH6.8 磷酸盐缓冲液　取甲液 49.5mL，乙液 50.4mL 混匀即可。

甲液——1/15mol/L Na_2HPO_4：称取 Na_2HPO_4 9.48g 溶于 1000mL 蒸馏水中。

乙液——1/15mol/L KH_2PO_4：称取 KH_2PO_4 9.07g 溶于 1000mL 蒸馏水中。

若 Na_2HPO_4 或 KH_2PO_4 含有结晶水，应重新计算称取量。

（5）环磷酰胺或丝裂霉素 C

（6）PBS 缓冲液　称取 Na_2HPO_4 1.15g、KH_2PO_4 0.2g、KCl 0.2g、NaCl 8.0g 溶于1000mL 蒸馏水中。

四、实验设计

（1）动物　一般选用成年大、小鼠，每组 6～10 只，最好雌雄各半。

（2）染毒与取样时间　一般染毒一次或多次，多次更为合理。研究证明，即使损伤的细胞不会积累，化学物质也需在靶器官蓄积至一定的浓度才有诱变作用。一般在末次染毒后24h处死动物，收获细胞。

（3）剂量选择　最高剂量应达最大耐受剂量或毒物的 30%～80% LD_{50} 剂量。低毒物质应以最大给药量或大于人使用剂量的 50～100 倍。一般设 3～5 个剂量组，剂量跨度在 10^2～10^3 或更大。阴性对照组给予溶剂；阳性对照组给予 30～50mg/kg 环磷酰胺，经腹腔注射 1 次或 2 次。

（4）给药途径　尽量采用受试物进入机体途径，或根据毒物的性质、研究目的而定，一般采用经口、皮、呼吸道或腹腔等。

五、操作步骤

（1）收获细胞　处死动物前 2～4h，腹腔注射秋水仙素，小鼠剂量为 4mg/kg，大鼠剂量为 1mg/kg。小鼠用颈椎脱位法处死，大鼠用动静脉放血法处死，迅速取出双侧股骨，去肌肉，擦净血污，剪开两端关节面，用注射器及 PBS 液 5mL 冲出骨髓于离心管中，用 1500r/min 离心 10min，弃上清液。

（2）低渗　打散沉淀物，加入预温 37℃ 的 0.075mol/L KCl 约 6mL，混匀，于 37℃ 低渗 15～20min，再加固定液 1～2mL 混匀，立即于 1000r/min 离心 10min，弃上清液。

（3）固定　使细胞重新悬浮，加入固定液 4mL 混匀，室温静置 10～20min，然后 1000r/min 离心 10min，弃上清液。同样方法再固定一次，弃上清液，留约 0.5mL。

（4）制片染色　使细胞悬浮，将细胞悬液滴于冰冻的载玻片上，干燥，用 10% Giemsa 染色液染色 10～20min，取出清洗、自然干燥。

（5）镜检　在低倍镜下选择分散良好、细胞未破裂的中期分裂相细胞观察并记录染色体结构异常和数目异常细胞。

染色体结构畸变包括染色体型和染色单体型的断裂、缺失、断片和重排（三射体、四射体或复杂结构）以及环状染色体（有着丝点和无着丝点）和粉碎性染色体。

染色体数目畸变有整倍体性畸变（多倍体 $3n$，$4n$）和非整倍体性畸变（$2n\pm1/\pm2/\pm3$）。

六、结果分析与评价

以每只动物为观察单位，每只动物观察 100 个中期分裂相细胞，计算其畸变细胞率，阴性和阳性对照组的畸变率应与所用动物的种属及有关资料相符。

实验结果的数据可用泊松分布、二项分布、Dunnet t 检验、χ^2 检验等多种统计方法分析，所得结果是相同的。各实验组畸变细胞串与阴性对照组相比较，差别有显著性意义，并有剂量-反应关系，或某一剂量组呈现可重复的并有统计学意义的增加，则此受试物的小鼠骨髓染色体畸变实验阳性。

七、注意事项

低渗是本实验的关键，控制好低渗时间，做好分散良好的染色体标本，关系到实验结果的准确性。

实验八　鼠伤寒沙门菌回复突变试验

一、目的

鼠伤寒沙门菌回复突变试验（简称 Ames 试验）是遗传毒理学体外试验，遗传学终点是基因突变，用于检测受试物能否引起鼠伤寒沙门菌基因组碱基置换或移码突变。

二、原理

鼠伤寒沙门菌的突变型（即组氨酸缺陷型）菌株在无组氨酸的培养基上不能生长，在有组氨酸的培养基上可以正常生长。致突变物可使沙门菌突变型回复突变为野生型（表现型），因而在无组氨酸培养基上也能生长。故可根据在无组氨酸的培养基上菌落的生成数量，检查受试物是否为致突变物。对于间接致突变物，可用经多氯联苯（PCB）诱导的大鼠肝匀浆制备的 S9 混合液作为代谢活化系统。

三、器材和试剂

1. 器材

低温高速离心机，低温冰箱（－80℃）或液氮罐，超净工作台，恒温培养箱，恒温水浴，蒸汽压力锅，匀浆器等实验室常用设备。

2. 试剂

（1）培养基制备　培养基成分或试剂除说明外，应是化学纯，无诱变性。避免重复高温处理，选择适当保存温度和期限。

① 营养肉汤培养基

牛肉膏	2.5g
胰胨（或混合蛋白胨）	5.0g
氯化钠	2.5g
磷酸氢二钾（$K_2HPO_4 \cdot 3H_2O$）	1.3g

加蒸馏水至 500mL。加热溶解，调 pH 至 7.4，分装后 0.103MPa 20min 灭菌，4℃保存备用。

② 营养肉汤琼脂培养基　用作基因型（rfa 突变，R 因子，pAQ1 质粒，ΔuvrB）鉴定。

琼脂粉	1.5g
营养肉汤培养基	100mL

加热熔化后调 pH 为 7.4，0.103MPa 20min 灭菌。

③ 底层培养基

a. 磷酸盐储备液（Vogel-Bonner，VB 盐储备液）

磷酸氢铵钠（$NaNH_4HPO_4$）	17.5g
柠檬酸（$C_6H_8O_7 \cdot H_2O$）	10.0g
磷酸氢二钾（K_2HPO_4）	50.0g
硫酸镁（$MgSO_4 \cdot 7H_2O$）	1.0g

配制：先将前三种成分加热溶解后，再将溶解的硫酸镁缓缓倒入容量瓶中，加蒸馏水至 100mL，否则易析出沉淀。于 0.103MPa 下高压灭菌 30min。储于 4℃冰箱。

b. 40%葡萄糖溶液

葡萄糖	40.0g

加蒸馏水至 100mL，0.055MPa 20min 灭菌。

c. 底层培养基（1.5%琼脂培养基）

琼脂粉	6.0g
蒸馏水	400mL

熔化后 0.103MPa 20min 灭菌。趁热（80℃），在灭菌琼脂培养基中（400mL）依次无菌操作加入：

磷酸盐储备液	8mL

40％葡萄糖溶液 20mL

充分混匀，待凉至80℃左右时倒入平皿，每皿（内径90mm）25mL，37℃培养过夜以除去水分及检查有无污染。

④ 顶层培养基

a. 顶层琼脂

琼脂粉 3.0g

氯化钠 2.5g

加蒸馏水至500mL。

b. 0.5mmol/L组氨酸生物素溶液（诱变试验用）

D-生物素（相对分子质量244） 30.5mg

L-组氨酸（相对分子质量155） 17.4mg

加蒸馏水至250mL。

配制：将上述成分加热，以溶解生物素，然后在0.068MPa下高压灭菌20min。储于4℃冰箱。

（2）鉴定菌株基因型用试剂

① 0.1mol/L组氨酸-0.02mol/L D-生物素溶液（鉴定菌株用，无菌配制）。称取L-盐酸组氨酸（相对分子质量191.17）191.17mg、D-生物素12.2mg，溶于10mL蒸馏水，0.103MPa 20min灭菌，保存于4℃冰箱。

② 8mg/mL氨苄西林溶液（鉴定菌株用，无菌配制）。称取氨苄西林40mg，用0.02mol/L氢氧化钠溶液5mL溶解，保存于4℃冰箱。

③ 8mg/mL四环素溶液（鉴定菌株用，无菌配制）。称取40mg四环素，用0.02mol/L盐酸5mL溶解，保存于4℃冰箱。

④ 1mg/mL结晶紫溶液（鉴定菌株用）。称取结晶紫10mg，溶于10mL蒸馏水。

（3）活化系统的制备

① 大鼠肝S9的诱导和制备。选健康雄性成年SD或Wistar大鼠，体重150g左右，周龄5～6周。将多氯联苯（Aroclor1254或国产PCB——五氯）溶于玉米油中，以200mg/kg一次腹腔注射，5d后断头处死动物，取出肝脏称重后，用预冷的0.15mol/L氯化钾溶液冲洗肝脏数次。每克肝（湿重）加预冷的0.15mol/L氯化钾溶液3mL，连同烧杯移入冰浴中，用消毒剪刀剪碎肝脏，用匀浆器（低于4000r/min，1～2min）制成肝匀浆。以上操作需注意无菌和局部冷环境。

将制成的肝匀浆在低温（0～4℃）高速离心机上，以9000r/min离心10min，吸出上清液为S9组分，分装。最好用液氮或-80℃低温保存。S9应经无菌检查，蛋白含量测定（Lowry法），及间接致突变剂鉴定其生物活性合格。

② S9混合液的配制

a. 0.4mol/L氯化镁-1.65mol/L氯化钾。称取$MgCl_2 \cdot 6H_2O$ 8.1g，KCl 12.3g，加蒸馏水稀释至100mL。0.103MPa 20min灭菌或滤菌。

b. 0.2mol/L磷酸盐缓冲液（pH7.4）。每500mL由以下成分组成。

磷酸氢二钠（Na_2HPO_4 14.2g/500mL） 440mL

磷酸二氢钠（$NaH_2PO_4 \cdot H_2O$ 13.8g/500mL） 60mL

调pH至7.4，0.103MPa 20min灭菌或滤菌。

c. 10％S9混合液的配制。每10mL由以下成分组成，临用时配制。

灭菌蒸馏水	3.8mL
磷酸盐缓冲液 （0.2mol/L，pH7.4）	5.0mL
1.65mol/L 氯化钾-0.4mol/L 氯化镁溶液	0.2mL
葡萄糖-6-磷酸溶液 （0.05mol/L）	$40\mu L$
辅酶Ⅱ溶液 （0.05mol/L）	$50\mu L$
肝 S9 液	1.0mL

混匀，置冰浴待用。

四、菌株及增菌培养

1. 试验菌株

采用四株鼠伤寒沙门突变型菌株 TA97、TA98、TA100 和 TA102。TA97 和 TA98 可检测移码型诱变剂；TA100 可检测碱基置换型诱变剂；TA102 检出移码型和碱基置换型诱变剂。为了谨慎，在做出阴性结论之前可加试 TA1535 和 TA1537。

2. 增菌培养

取灭菌的 25mL 三角烧瓶，加入营养肉汤 10mL，从试验菌株母板上刮取少量细菌，接种至肉汤中。37℃振荡培养 10h。存活细菌密度可达 $1\times10^9\sim2\times10^9$ 个/mL。

五、菌株鉴定和保存

四种标准试验菌株必须进行基因型鉴定、自发回变数测定及对鉴别性致突变物的反应鉴定，合格后才能用于致突变试验。

1. 菌株基因型鉴定

（1）组氨酸需求试验　取两个底层培养基组，于培养基表面涂加 0.1mL 0.1mol/L 组氨酸-0.5mmol/L 生物素溶液，另一个仅加 0.1mL 0.5mmol/L 生物素溶液。将试验菌株在此两组培养基上划线接种，经 37℃培养 24~48h，观察生长情况。此 4 种菌株应在补充有组氨酸的培养基上有生长，而在无组氨酸的培养基上不能生长。

（2）深粗糙型（rfa）突变鉴定（结晶紫抑菌试验）　深粗糙型突变的细菌，缺失脂多糖屏障，因此分子量较大的物质能进入菌体。用移液器吸 1mg/mL 结晶紫溶液 $20\mu L$，在肉汤平板表面涂成一条带，待结晶紫溶液干后，在与结晶紫带方向垂直划线接种 4 种试验菌株。经 37℃培养 24~48h，观察生长情况。此 4 种菌株在结晶紫溶液渗透区出现抑菌，证明试验菌株有 rfa 突变。

（3）uvrB 缺失的鉴定（紫外线敏感试验）　uvrB 缺失即切除修复系统缺失。鉴定方法为：取受试菌液在营养肉汤琼脂平板上划线。用黑纸覆盖培养皿的一半，然后在 15W 的紫外线灭菌灯下，距离 33cm 照射 8s。37℃培养 24h，对紫外线敏感的 3 个菌株（TA97、TA98、TA100）仅在没有照射过的一半生长，而菌株 TA102 在没有照射过的一半和照射过的一半均能生长。

（4）R 因子和 pAQ1 质粒的鉴定　带有 R 因子的菌株具有抗氨苄西林的特性。TA102 菌株含 pAQ1 质粒具有抗四环素的特性。用结晶紫抑菌试验方法，在 2 个肉汤平板上分别滴加氨苄西林溶液 $20\mu L$ 和四环素溶液 $20\mu L$，并在肉汤平板表面涂成一条带，待溶液干后，垂直划线接种 4 种试验菌株。经 37℃培养 24~48h，观察生长情况。4 个菌株生长应不受氨苄西林抑制，证明它们都带有 R 因子。TA102 菌株生长应不受四环素抑制，证明有 pAQ1 质粒。

2. 自发回变数测定

取已融化并在 45℃水浴中保温的顶层培养基 1 管（2mL），加入测试菌菌液 0.05~

0.2mL，迅速混匀，倒在底层培养基上，转动平皿使顶层培养基均匀分布在底层上，平放固化。37℃培养48h观察结果。计数回变菌落数。每株的自发回变率应落在表 12-14 所列正常范围内。

表 12-14 菌株基因型鉴定结果

菌　　株	TA97	TA98	TA100	TA102
His⁻	+	+	+	+
rfa	+	+	+	+
R	+	+	+	+
pAQ1	−	−	−	+
uvrB	−	−	−	+
自发回变数范围	90～180	30～50	120～200	240～320

3. 鉴别性致突变物的反应

试验菌株对不同致突变物的反应不同，应该在有和没有代谢活化的条件下鉴定各试验菌株对致突变物的反应。可按下述的点试验或平皿掺入试验的方法进行。各试验菌株对鉴别性致突变物的反应见表 12-15。

表 12-15 鉴别性阳性致突变物试验结果

菌株		TA97		TA98		TA100		TA102	
S9		−	+	−	+	−	+	−	+
浓度	点试验 /(μg/10μL)	MNNG 10	2-AF 20	MNNG 10	2-AF 20	MNNG 10	2-AF 20	MNNG 10	2-AF 20
	掺入试验 /(μg/100μL)	AF 5	2-AF 10	2,7-AF 20	2-AF 10	NaN₃ 1.5	2-AF 10	MMC 0.5	2-AF 10

4. 菌株保存

鉴定合格的菌种应加入二甲基亚砜（DMSO）作为冷冻保护剂，保存在 −80℃ 或液氮（−196℃），或者冰冻干燥制成干粉，4℃保存。

六、实验设计

受试物最低剂量为每平皿 0.1μL，最高剂量为 5mg 或出现沉淀的剂量，或对细菌产生最小毒性剂量。一般选用 4～5 个剂量，进行剂量-反应关系研究，每个剂量应做 2 个或 3 个平行平皿。溶剂可选取水-二甲基亚砜（每皿不超过 0.4mL）或其他溶剂。每次实验应有同时进行的阳性对照和阴性（溶剂）对照。

七、操作步骤

实验方法有平板掺入法和点试法，一般先用点试法作预试验，以了解受试物对沙门菌的毒性和可能的致突变性，平板掺入法是标准试验法。

1. 平板掺入法

在底层培养平皿上写上记号。取已融化并在 45℃ 水浴中保温的顶层培养基一管（2mL），依次加入受试物溶液 0.1mL、测试菌液 0.05～0.2mL（需活化时加 10％ S9 混合液 0.5mL），迅速混匀，倒在底层培养基上，转动平皿使顶层培养基均匀分布在底层上，平放固化，37℃培养48h观察结果。

2. 点试法

在底层培养平皿上写上记号。取已融化并在 45℃ 水浴中保温的顶层培养基一管（2mL），依次加入受试物溶液 0.1mL、测试菌液 0.05～0.2mL（需活化时加 10％ S9 混合液 0.5mL），迅速混匀，倒在底层培养基上，转动平皿使顶层培养基均匀分布在底层上，平放固化。取无菌滤纸圆片（直径 6mm）小心放在已固化的顶层培养基的适当位置上，用移液器取适量受试物（如 10μL）点在纸片上，或将少量固体受试物结晶加到纸上或琼脂表面，37℃ 培养 48h 观察结果。

八、结果与评价

① 点试法。凡在点样纸片周围长出一圈密集的 His⁻ 回变菌落者，该受试物即为致突变物质。如在平板上出现少数散在自发回变菌落，则为阴性。如在滤纸片周围见到抑菌圈，说明受试物具有细菌毒性。记录受试物各剂量组、空白对照（自发回变）、溶剂对照以及阳性诱变剂对照的每皿回变菌落数，并求平均值和标准差。

② 掺入法计数培养基上的回变菌落数。如在背景生长良好的条件下，受试物每皿回变菌落数增加 1 倍以上（即回变菌落数等于或大于 2 乘以空白对照数），并有剂量-反应关系或至少某一测试点有重复的并有统计学意义的阳性反应，即可认为该受试物为诱变阳性。当受试物浓度达到 5mg 每皿仍为阴性者，可认为是阴性。

③ 报告的试验结果应是两次以上独立实验的重复结果。如果受试物对四种菌株（加和不加 S9）的平皿掺入试验均得到阴性结果，可认为此受试物对鼠伤寒沙门菌无致突变性。如受试物对一种或多种菌株（加或不加 S9）的平皿掺入试验得到阳性结果，即认为此受试物是鼠伤寒沙门菌的致突变物。

④ 结果。以列表方式报告受试物的 Ames 实验结果（表 12-16）。

表 12-16　Ames 试验菌株的回变结果（平均值±标准差）

组别	剂量 /(mg/皿)	TA97		TA98		TA100		TA102	
		−(S9)	+(S9)	−(S9)	+(S9)	−(S9)	+(S9)	−(S9)	+(S9)
受试物									
自发回变									
溶剂对照									
阳性物对照									

九、注意事项

1. 所有操作均应无菌。

2. 应有专门的实验室，应有良好的通风设备。

3. 试验者必须注意个人防护，尽量减少接触污染的机会。

4. 受试的致癌物与致突变物的放弃处理，原则上按同位素放弃物处理方法进行。

5. 所用沙门菌试验菌株一般毒性较低，具有 R 因子的危害更小。但要防止沙门菌污染动物饲养室。

附　录

●●● 附录一　霍恩氏法（Horn）LD_{50}值计算用表 ●●●

表1　霍恩氏法（Horn）LD_{50}值计算（剂量递增法测定 LD_{50} 计算用表）

A1　表 A1 用于每组 5 只动物，其剂量递增公比为 $\sqrt[3]{10}$，意即 $10\times\sqrt[3]{10}=21.5$，$21.5\times\sqrt[3]{10}=46.4$……余此类推。此剂量系列排列如下：

$$\left.\begin{array}{l}100\\21.5\\4.62\end{array}\right\}\times10^t \quad t=0,\pm1,\pm2,\pm3\cdots$$

表 A1

组1	组2	组3	组4	剂量1=0.464, 剂量2=1.00, 剂量3=2.15, 剂量4=4.64 $\}\times10^t$		剂量1=1.00, 剂量2=2.15, 剂量3=4.64, 剂量4=10.0 $\}\times10^t$		剂量1=2.15, 剂量2=4.64, 剂量3=10.0, 剂量4=21.5 $\}\times10^t$	
组1	组3	组2	组4（或）	LD_{50}	95%可信限	LD_{50}	95%可信限	LD_{50}	95%可信限
0	0	3	5	2.00	1.37～2.91	4.30	2.95～6.26	9.26	6.36～13.5
0	0	4	5	1.71	1.26～2.33	3.69	2.71～5.01	7.94	5.84～10.8
0	0	5	5	1.47	～	3.16	～	6.81	～
0	1	2	5	2.00	1.23～3.24	4.30	2.65～6.98	9.26	5.70～15.0
0	1	3	5	1.71	1.05～2.78	3.69	2.27～5.99	7.94	4.89～12.9
0	1	4	5	1.47	0.951～2.27	3.16	2.05～4.88	6.81	4.41～10.5
0	1	5	5	1.26	0.926～1.71	2.71	2.00～3.69	5.84	4.30～7.94
0	2	2	5	1.71	1.01～2.91	3.69	2.17～6.28	7.94	4.67～13.5
0	2	3	5	1.47	0.862～2.50	3.16	1.86～5.38	6.81	4.00～13.5
0	2	4	5	1.26	0.775～2.05	2.71	1.69～4.41	5.84	3.60～9.50
0	2	5	5	1.08	0.741～1.57	2.33	1.60～3.99	5.01	3.44～7.30
0	3	3	5	1.26	0.740～2.14	2.71	1.59～4.62	5.84	3.43～9.95
0	3	4	5	1.03	0.665～1.75	2.33	1.43～3.78	5.01	3.08～8.14
1	0	3	5	1.96	1.22～3.14	4.22	2.63～6.76	9.09	5.66～14.6
1	0	4	5	1.62	1.07～2.43	3.48	2.31～5.24	7.50	4.98～11.3
1	0	5	5	1.33	1.05～1.70	2.87	2.26～3.65	6.19	4.87～7.87
1	1	2	5	1.96	1.06～3.60	4.22	2.29～7.75	9.09	4.94～16.7
1	1	3	5	1.62	0.866～3.01	3.48	1.87～6.49	7.50	4.02～16.7
1	1	4	5	1.33	0.737～2.41	2.87	1.59～5.20	6.19	3.42～11.2
1	1	5	5	1.10	0.661～1.83	2.37	1.42～3.95	5.11	3.07～8.51
1	2	2	5	1.62	0.818～3.19	3.48	1.76～6.37	7.50	3.80～14.8
1	2	3	5	1.33	0.658～2.70	2.87	1.42～5.82	6.19	3.05～12.5

| 组1 | 组2 | 组3 | 组4 | 剂量1=0.464, 剂量2=1.00, 剂量3=2.15, 剂量4=4.64 ×10^t | | 剂量1=1.00, 剂量2=2.15, 剂量3=4.64, 剂量4=10.0 ×10^t | | 剂量1=2.15, 剂量2=4.64, 剂量3=10.0, 剂量4=21.5 ×10^t | |
组1	组3	组2	组4	LD$_{50}$	95%可信限	LD$_{50}$	95%可信限	LD$_{50}$	95%可信限
1	2	4	5	1.10	0.550~2.20	2.37	1.19~4.74	5.11	2.55~10.2
1	3	3	5	1.10	0.523~2.32	2.37	1.13~4.99	5.11	2.43~10.8
2	0	3	5	1.90	1.00~3.58	4.08	2.16~7.71	8.80	4.66~16.6
2	0	4	5	1.47	0.806~2.67	3.16	1.74~5.76	6.81	3.74~12.4
2	0	5	5	1.14	0.674~1.92	2.45	1.45~4.13	5.28	3.13~8.89
2	1	2	5	1.90	0.839~4.29	4.08	1.81~9.23	8.80	3.89~19.9
2	1	3	5	1.47	0.616~3.50	3.16	1.33~7.53	6.81	2.86~16.2
2	1	4	5	1.14	0.466~2.77	2.45	1.00~5.98	5.28	2.16~12.9
2	2	2	5	1.47	0.573~3.76	3.16	1.24~8.10	6.81	2.66~17.4
2	2	3	5	1.14	0.406~3.18	2.45	0.875~6.85	6.28	1.89~14.8
0	0	4	4	1.96	1.18~3.26	4.22	2.53~7.02	9.09	5.46~15.1
0	0	5	4	1.62	1.27~2.05	3.48	2.74~4.42	7.50	5.90~9.53
0	1	3	4	1.96	0.978~3.92	4.22	2.11~8.44	9.09	4.54~18.2
0	1	4	4	1.62	0.893~2.92	3.48	1.92~6.30	7.50	4.14~13.6
0	1	5	4	1.33	0.885~2.01	2.87	1.91~4.33	6.19	4.11~9.33
0	2	2	4	1.96	0.930~4.12	4.22	2.00~8.88	9.09	4.31~19.1
0	2	3	4	1.62	0.797~3.28	3.48	1.72~7.06	7.50	3.70~15.2
0	2	4	4	1.33	0.715~2.49	2.87	1.54~5.36	6.19	3.32~11.5
0	2	5	4	1.10	0.686~1.77	2.37	1.48~3.80	5.11	3.19~8.19
0	3	3	4	1.33	0.676~2.63	2.87	1.46~5.67	6.19	3.14~12.2
0	3	4	4	1.10	0.599~2.02	2.37	1.29~4.36	5.11	2.78~9.39
1	0	4	4	1.90	0.969~3.71	4.08	2.09~7.99	8.80	4.50~17.2
1	0	5	4	1.47	1.02~2.11	3.16	2.20~4.54	6.81	4.74~9.78
1	1	3	4	1.90	0.757~4.75	4.08	1.63~10.2	8.80	3.51~22.0
1	1	4	4	1.47	0.654~3.30	3.16	1.41~7.10	6.81	3.03~15.3
1	1	5	4	1.14	0.581~2.22	2.45	1.25~4.79	5.28	2.70~10.3
1	2	2	4	1.90	0.706~5.09	4.08	1.52~11.0	8.80	3.28~23.6
1	2	3	4	1.47	0.564~3.82	3.16	1.21~8.24	6.81	2.62~17.7
1	2	4	4	1.14	0.454~2.85	2.45	0.977~6.13	5.28	2.11~13.2
1	3	3	4	1.14	0.423~3.05	2.45	0.912~6.57	5.28	1.97~14.2
2	0	4	4	1.78	0.662~4.78	3.83	1.43~10.3	8.25	3.07~22.2
2	0	5	4	1.21	0.583~2.52	2.61	1.26~5.42	5.62	2.71~11.7
2	1	3	4	1.78	0.455~6.95	3.83	0.980~15.0	8.25	2.11~32.3
2	1	4	4	1.21	0.327~4.48	2.61	0.705~9.66	5.62	1.52~20.8
2	2	2	4	1.78	0.410~7.72	3.83	0.883~16.6	8.25	1.90~35.8
2	2	3	4	1.21	0.266~5.52	2.61	0.573~11.9	5.62	1.23~25.6
0	0	5	3	1.90	1.12~3.20	4.08	2.42~6.89	8.80	5.22~14.8
0	1	4	3	1.90	0.777~4.63	4.08	1.67~9.97	8.80	3.60~21.5
0	1	5	3	1.47	0.806~2.67	3.16	1.74~5.76	6.81	3.74~12.4
0	2	3	3	1.90	0.678~5.30	4.08	1.46~11.4	8.80	3.15~24.6
0	2	4	3	1.47	0.616~3.50	3.16	1.33~7.53	6.81	2.86~16.2
0	2	5	3	1.14	0.602~2.15	2.45	1.30~4.62	5.28	2.79~9.96
0	3	3	3	1.47	0.573~3.76	3.16	1.24~8.10	6.81	2.66~17.4
0	3	4	3	1.14	0.503~2.57	2.45	1.08~5.54	5.28	2.33~11.9
1	0	5	3	1.78	0.856~3.69	3.83	1.85~7.96	8.25	3.98~17.1
1	1	4	3	1.78	0.481~6.58	3.83	1.04~14.2	8.25	2.23~30.5
1	1	5	3	1.21	0.451~3.25	2.61	0.972~7.01	5.62	2.09~15.1
1	2	3	3	1.78	0.390~8.11	3.83	0.840~17.5	8.25	1.81~37.6
1	2	4	3	1.21	0.310~4.74	2.61	0.668~10.2	5.62	1.44~22.0
1	3	3	3	1.21	0.279~5.26	2.61	0.602~11.3	5.62	1.30~24.4

A2 表 A2 用于每组 5 只动物，其剂量递增公比为 $\sqrt{10}$，意即 $10\times\sqrt{10}=31.6$，$31.6\times\sqrt{10}=100$……余此类推。此剂量序列可排列如下：

$$\left.\begin{array}{l}1.00\\3.16\end{array}\right\}\times10^{t}\qquad t=0,\pm1,\pm2,\pm3\cdots$$

表 A2

| 组 1 | 组 2 | 组 3 | 组 4 | 剂量 1=0.316 ⎫
剂量 2=1.00 ⎬×10^t
剂量 3=3.16 ⎪
剂量 4=10.0 ⎭ | | 剂量 1=1.00 ⎫
剂量 2=3.16 ⎬×10^t
剂量 3=10.0 ⎪
剂量 4=31.6 ⎭ | |
组 1	组 3	或 组 2	组 4	LD_{50}	95%可信限	LD_{50}	95%可信限
0	0	3	5	2.82	1.60～4.95	8.91	5.07～15.7
0	0	4	5	2.24	1.41～3.55	7.08	4.47～11.2
0	0	5	5	1.78	～	5.62	～
0	1	2	5	2.82	1.36～5.84	8.91	4.30～18.5
0	1	3	5	2.24	1.08～4.64	7.08	3.42～14.7
0	1	4	5	1.78	0.927～3.41	5.62	2.93～10.8
0	1	5	5	1.41	0.891～2.24	4.47	2.82～7.08
0	2	2	5	2.24	1.01～4.97	7.08	3.19～15.7
0	2	3	5	1.78	0.801～3.95	5.62	2.53～12.5
0	2	4	5	1.41	0.682～2.93	4.47	2.16～9.25
0	2	5	5	1.12	0.638～1.97	3.55	2.02～6.24
0	3	3	5	1.41	0.636～3.14	4.47	2.01～9.92
0	3	4	5	1.12	0.542～2.32	3.55	1.71～7.35
1	0	3	5	2.74	1.35～5.56	8.66	4.26～17.6
1	0	4	5	2.05	1.11～3.80	6.49	3.51～12.0
1	0	5	5	1.54	1.07～2.21	4.87	3.40～6.98
1	1	2	5	2.74	1.10～6.82	8.66	3.48～21.6
1	1	3	5	2.05	0.806～5.23	6.49	2.55～16.5
1	1	4	5	1.54	0.632～3.75	4.87	2.00～11.9
1	1	5	5	1.15	0.537～2.48	3.65	1.70～7.85
1	2	2	5	2.05	0.740～5.70	6.49	2.34～18.0
1	2	3	5	1.54	0.534～4.44	4.87	1.69～14.1
1	2	4	5	1.15	0.408～3.27	3.65	1.29～10.3
1	3	3	5	1.15	0.378～3.53	3.65	1.20～11.2
2	0	3	5	2.61	1.01～6.77	8.25	3.18～21.4
2	0	4	5	1.78	0.723～4.37	5.62	2.29～13.8
2	0	5	5	1.21	0.554～2.65	3.83	1.75～8.39
2	1	2	5	2.61	0.768～8.87	8.25	2.43～28.1
2	1	3	5	1.78	0.484～6.53	5.62	1.53～20.7
2	1	4	5	1.21	0.318～4.62	3.83	1.00～14.6
2	2	2	5	1.78	0.434～7.28	5.62	1.37～23.0
2	2	3	5	1.21	0.259～5.67	3.83	0.819～17.9
0	0	4	4	2.74	1.27～5.88	8.66	4.03～18.6
0	0	5	4	2.05	1.43～2.94	6.49	4.53～9.31
0	1	3	4	2.74	0.968～7.75	8.66	3.06～24.5
0	1	4	4	2.05	0.843～5.00	6.49	2.67～15.8
0	1	5	4	1.54	0.833～2.85	4.87	2.63～9.01
0	2	2	4	2.74	0.896～8.37	8.66	2.83～26.5
0	2	3	4	2.05	0.711～5.93	6.49	2.25～18.7

组1	组2 或 组3	组3 组2	组4 组4	剂量1＝0.316 剂量2＝1.00 ×10^t 剂量3＝3.16 剂量4＝10.0		剂量1＝1.00 剂量2＝3.16 ×10^t 剂量3＝10.0 剂量4＝31.6	
				LD$_{50}$	95％可信限	LD$_{50}$	95％可信限
0	2	4	4	1.54	0.604～3.92	4.87	1.91～12.4
0	2	5	4	1.15	0.568～2.35	3.65	1.80～7.42
0	3	3	4	1.54	0.555～4.27	4.87	1.76～13.5
0	3	4	4	1.15	0.463～2.88	3.65	1.47～9.10
1	0	4	4	2.61	0.953～7.15	8.25	3.01～22.6
1	0	5	4	1.78	1.03～3.06	5.62	3.27～9.68
1	1	3	4	2.61	0.658～10.4	8.25	2.08～32.7
1	1	4	4	1.78	0.528～5.98	5.62	1.67～18.9
1	1	5	4	1.21	0.442～3.32	3.83	1.40～10.5
1	2	2	4	2.61	0.594～11.5	8.25	1.88～36.3
1	2	3	4	1.78	0.423～7.48	5.62	1.34～23.6
1	2	4	4	1.21	0.305～4.80	3.83	0.966～15.2
1	3	3	4	1.21	0.276～5.33	3.83	0.871～16.8
2	0	4	4	2.37	0.539～10.4	7.50	1.70～33.0
2	0	5	4	1.33	0.446～3.99	4.22	1.41～12.6
2	1	3	4	2.37	0.307～18.3	7.50	0.970～58.0
2	1	4	4	1.33	0.187～9.49	4.22	0.592～30.0
2	2	2	4	2.37	0.262～21.4	7.50	0.830～67.8
2	2	3	4	1.33	0.137～13.0	4.22	0.433～41.0
0	0	5	3	2.61	1.19～5.71	8.25	3.77～18.1
0	1	4	3	2.61	0.684～9.95	8.25	2.16～31.5
0	1	5	3	1.78	0.723～4.37	5.62	2.29～13.8
0	2	3	3	2.61	0.558～12.2	8.25	1.76～38.6
0	2	4	3	1.78	0.484～6.53	5.62	1.53～20.7
0	2	5	3	1.21	0.467～3.14	3.83	1.48～9.94
0	3	3	3	1.78	0.434～7.28	5.62	1.37～23.0
0	3	4	3	1.21	0.356～4.12	3.83	1.13～13.0
1	0	5	3	2.37	0.793～7.10	7.50	2.51～22.4
1	1	4	3	2.37	0.333～16.9	7.50	1.05～53.4
1	1	5	3	1.33	0.303～5.87	4.22	0.958～18.6
1	2	3	3	2.37	0.244～23.1	7.50	0.771～73.0
1	2	4	3	1.33	0.172～10.3	4.22	0.545～32.6
1	3	3	3	1.33	0.148～12.1	4.22	0.467～38.1

附录二　随机数字表

编号	1	2	3	5	6	6	7	8	9	10	11	12	13	14	15	16	17	18	19	20	21	22	23	24	25
1	03	47	43	73	86	36	96	47	36	61	46	98	63	71	62	33	26	16	80	45	60	11	14	10	95
2	97	74	24	67	62	42	81	14	57	20	42	53	32	37	32	27	07	36	07	51	24	51	79	89	73
3	16	76	62	27	66	56	50	26	71	07	32	90	79	78	53	13	55	38	58	59	88	97	54	14	10
4	12	56	85	99	26	96	96	68	27	31	05	03	72	93	15	57	12	10	14	21	88	26	49	81	76

编号	1	2	3	5	6	6	7	8	9	10	11	12	13	14	15	16	17	18	19	20	21	22	23	24	25
5	55	59	56	35	64	38	54	82	46	22	31	62	43	09	90	06	18	44	32	53	23	83	01	30	30
6	16	22	77	94	39	49	54	43	54	82	17	37	93	23	78	87	35	20	96	43	84	26	34	91	64
7	84	42	17	53	31	57	24	55	06	88	77	04	74	47	67	21	76	33	50	25	83	92	12	06	76
8	63	01	63	78	59	16	95	55	67	19	98	10	50	71	75	12	86	73	58	07	44	39	52	38	79
9	33	21	12	34	29	78	64	56	07	82	52	42	07	44	38	15	51	00	13	42	99	66	02	79	54
10	57	60	86	32	44	09	47	27	96	54	49	17	46	09	62	90	52	84	77	27	08	02	73	43	28
11	18	18	07	92	46	44	17	16	58	09	79	83	86	19	62	06	76	50	03	10	55	23	64	05	05
12	26	62	38	97	75	84	16	07	44	99	83	11	46	32	24	20	14	85	88	45	10	93	72	88	71
13	23	42	40	64	74	82	97	77	77	81	07	45	32	14	08	32	98	94	07	72	93	85	79	10	75
14	52	36	28	19	95	50	92	26	11	97	00	56	76	31	38	80	22	02	53	53	86	60	42	04	53
15	37	85	94	35	12	83	39	50	08	30	42	34	07	96	88	54	42	06	87	98	35	85	29	48	39
16	70	29	17	12	13	40	33	20	38	26	13	89	51	03	74	17	76	37	13	04	07	74	21	19	30
17	56	62	18	37	35	96	83	50	87	75	97	12	25	93	47	70	33	24	03	54	97	77	46	44	80
18	99	49	57	22	77	88	42	95	45	72	16	64	36	16	00	04	43	18	66	79	94	77	24	21	90
19	16	08	15	04	72	33	27	14	34	09	45	59	34	68	49	12	72	07	34	45	99	27	72	95	14
20	31	16	93	32	43	50	27	89	87	19	20	15	37	00	49	52	85	66	60	44	38	68	88	11	80
21	68	34	30	13	70	55	74	30	77	40	44	22	78	84	26	04	33	46	09	52	68	07	97	06	57
22	74	57	25	65	76	59	29	97	68	60	71	91	38	67	54	13	58	18	24	76	15	54	55	95	52
23	27	42	37	86	53	48	55	90	65	72	96	57	69	36	10	96	46	92	42	45	97	60	49	04	91
24	00	39	68	29	61	66	37	32	20	30	77	84	57	03	29	10	45	65	04	26	11	04	96	67	24
25	29	94	98	94	24	68	49	69	10	82	53	75	91	93	30	34	25	20	57	27	40	48	73	51	92
26	16	90	82	66	59	83	62	64	11	12	67	19	00	71	74	60	47	21	29	68	02	02	37	03	31
27	11	27	94	75	06	06	09	19	74	66	02	94	37	34	02	76	70	90	30	86	38	45	94	30	38
28	35	24	10	16	20	33	32	51	26	38	79	78	45	04	91	16	92	53	56	16	02	75	50	95	98
29	38	23	16	86	38	42	38	97	01	50	87	75	66	81	41	40	01	74	91	62	48	51	84	08	32
30	31	96	25	91	47	96	44	33	49	13	34	86	82	53	91	00	52	43	48	85	27	55	26	89	62
31	66	67	40	67	14	64	05	71	95	86	11	05	65	09	68	76	83	20	37	90	57	16	00	11	66
32	14	90	84	45	11	75	73	88	05	90	52	27	41	14	86	22	98	12	22	08	07	52	74	95	80
33	68	05	51	18	00	33	96	02	75	19	07	60	62	93	55	59	33	82	43	90	49	37	38	44	59
34	20	46	78	73	90	97	51	40	14	02	04	02	33	31	08	39	54	16	49	36	47	95	93	13	30
35	64	19	58	97	79	15	06	15	93	20	01	90	10	75	06	40	78	73	89	62	02	67	74	17	33
36	05	26	93	70	60	22	35	85	15	13	92	03	51	59	77	59	56	78	06	83	52	91	05	70	74
37	07	97	10	88	23	09	98	42	99	64	61	71	62	99	15	06	51	29	16	93	58	05	77	09	51
38	68	71	86	85	85	54	87	66	47	54	73	32	08	11	12	44	95	92	63	16	29	56	24	29	48
39	26	99	61	65	53	58	37	78	80	70	42	10	50	67	42	32	17	55	85	74	94	44	67	16	94
40	14	65	52	68	75	87	59	36	22	41	26	78	63	06	55	13	08	27	01	50	15	29	39	39	43
41	17	53	77	58	71	71	41	61	50	72	12	41	94	96	26	44	95	27	36	99	02	96	74	30	83

编号	1	2	3	5	6	6	7	8	9	10	11	12	13	14	15	16	17	18	19	20	21	22	23	24	25
42	90	26	59	21	19	23	52	23	33	12	96	93	02	18	39	07	02	18	36	07	25	99	32	70	23
43	41	23	52	55	99	31	04	49	69	96	10	47	48	45	88	13	41	43	89	20	97	17	14	49	17
44	60	20	50	81	69	31	99	73	68	68	35	81	33	03	76	24	30	12	48	60	18	99	10	72	34
45	91	25	38	05	90	94	58	28	41	36	45	37	59	03	09	90	35	57	29	12	82	62	54	65	60
46	34	50	57	74	37	98	80	33	00	91	09	77	93	19	82	74	94	80	04	04	45	07	31	66	49
47	85	22	04	39	43	73	81	53	94	79	33	62	46	86	28	08	31	54	46	31	53	94	13	38	47
48	09	79	13	77	48	73	82	97	22	21	05	03	27	24	83	72	89	44	05	60	35	80	39	94	88
49	88	75	80	18	14	22	95	75	42	49	39	32	82	22	49	02	48	07	70	37	16	04	61	67	87
50	90	96	23	70	00	39	00	03	06	90	55	85	78	38	36	94	37	30	69	32	90	89	00	76	33

参考文献

[1] 李寿祺. 毒理学原理与方法. 成都：四川大学出版社，2003.

[2] 夏世钧，吴中亮. 分子毒理学基础. 武汉：湖北科学技术出版社，2001.

[3] Curtis D Klaassen 著. 毒理学. 黄吉武，周宗灿译. 北京：人民卫生出版社，2005.

[4] 刘宁，沈明浩. 食品毒理学. 北京：中国轻工业出版社，2005.

[5] 李建科. 食品毒理学. 北京：中国计量出版社，2007.

[6] 梁运霞. 外源化学物的毒作用机制. 肉品卫生，2005，3：30-33.

[7] 付立杰. 现代毒理学及其应用. 上海：上海科学技术出版社，2001.

[8] 祝寿芬. 现代毒理学基础. 北京：中国协和医科大学出版社，2003.

[9] 杨洁彬，王晶，王伯琴等. 食品安全性. 北京：中国轻工业出版社，1999.

[10] 陈丙卿. 营养与食品卫生学. 第 4 版. 北京：人民卫生出版社，2000.

[11] 金泰廙. 毒理学基础. 北京：人民卫生出版社，2003.

[12] 江泉观. 基础毒理学. 北京：化学工业出版社，1991.

[13] 宋怿. 食品风险分析理论与实践. 北京：中国标准出版社，2005.

[14] 许牡丹. 食品安全性与分析检测. 北京：化学工业出版社，2003.

[15] 吴永宁. 现代食品安全科学. 北京：化学工业出版社，2003.

[16] 史贤明. 食品安全与卫生学. 北京：中国农业出版社，2003.

[17] 《食品卫生学》编写组. 食品卫生学. 北京：中国轻工业出版社，2000.

[18] 吕莹. 营养与食品卫生学. 开封：河南大学出版社，1999.

[19] 孙文基，绳金房. 天然活性成分简明手册. 北京：中国医药科技出版社，1998.

[20] 林崇德. 中国少年儿童百科全书：自然环境卷. 杭州：浙江教育出版社，1990.

[21] 国家旅游局人事劳动教育司编. 营养与食品卫生学（修订版）. 北京：旅游教育出版社，2000.

[22] 张志杰. 环境污染生态学. 北京：中国环境科学出版社，1989.

[23] 王连生. 环境健康化学. 北京：科学出版社，1994.

[24] 郑鹏然，周树南. 食品卫生全书. 北京：红旗出版社，1996.

[25] [日] 食品卫生协会编. 食品卫生检验手册 [M]. 天津：天津科技翻译出版社，1993.

[26] 武汉医学院主编. 营养与食品卫生学 [M]. 北京：人民卫生出版社，1985.

[27] Adams M R, Omoss. M. Food Microbiology [M]. Published by the Royal Society of chemistry，1997.

[28] 甘肃农业大学，南京农业大学主编. 动物性食品卫生学. 北京：中国农业出版社，1992.

[29] 刘逸浓，杨居荣，马太和. 农业与环境. 北京：化学工业出版社，1998.

[30] 曾庆孝，许喜林. HACCP 的原理与应用. 广州：华南理工大学出版社，2001.

[31] 张力，郑中朝主编. 饲料添加剂手册. 北京：化学工业出版社，1992.

[32] 庄无忌. 各国食品和饲料中的农药、兽药残留限量大全. 北京：中国对外经济贸易出版社，1995.

[33] 周炯亮，符立梧，廖肇浩等. 毒物所致肝细胞钙稳态失调规律探讨 [J]. 中国药理学与毒理学杂志，1997，11（2）：83-84.

[34] 姜美霞. 氧化损伤研究进展. 国外医学卫生学分册，1999，26（3）：147-150.

[35] 李芳红. 线粒体 DNA 的氧化损伤. 国外医学卫生学分册，2000，27（1）：33-36.

[36] 施畅. 某些化学物致肝损伤机制的研究进展 [J]. 卫生毒理学杂志，2004，18（3）：162，196，199.

[37] 韩驰. 中国食品毒理学的现状和发展 [J]. 中国食品卫生杂志，2003，15（6），481-483.

[38] Jones M. Food Safety, st. Paul. USA, Eagan Press，1992：69.

[39] 杨丁. 禽的真菌病和真菌毒素中毒 [J]. 宜宾科技，1996，(1-2)：74-76.

[40] 孟昭赫. 真菌毒素分子生物学进展 [J]. 国外医学：卫生学分册，1991，18（3）：147-153.

[41] 陈永红. 玉米赤霉烯酮的研究概括 [J]. 中国公共卫生学报，1994，13（6）：369-371.

[42] 刘宁，任志鸿. T-2 毒素致 DNA 损伤研究 [J]. 中国地方病学杂志，1998，17（2）：72-74.

[43] 李群伟. T-2 霉素代谢研究近况 [J]. 中国地方病防治杂志，1996，(5)：282-286.

[44] 李斌，郭红卫. 脱氧雪腐镰孢烯醇毒理学研究进展. 国外医学卫生学分册，1998，25（2）：97-100.

[45] 章红，李勇. 腐马素的研究概况 [J]. 微生物学通报，1997，24（1）：37-41.

［46］ 钟秋芳，肖希龙. 腐马素的研究进展［J］. 中国兽医杂志，2000，26（6）：37-38.

［47］ 董平祥，侯水生. 禽霉菌毒素中毒［J］. 动物科学与动物医学，1999，16（5）：56.

［48］ 任建党. 食品化学性污染的来源. 食品研究与开发，1994，（1）：1-4.

［49］ 孔凡哲. 农业环境污染问题与对策. 徐州师范学院学报，1995，（2）：17-21.

［50］ 沈建中. 动物生长激素及其应用. 中国兽医杂志，2000，37（1），38.

［51］ 吴维平. 亚硝胺化合物的致癌防治. 肉品卫生，1997，2：21.

［52］ 贺晓龙. 仔猪黄痢的病原分离与药敏试验. 畜禽业，1999：17.

［53］ 沈明珠等. 蔬菜中的硝酸盐. 农业环境保护，1982，2：23.

［54］ The Medical Impact of the Use of Antimicrobials in Food Animals. Report of a WHO Meeting，Berlin，13-17 October 1997.

［55］ Tsuji S，Kohsake M，Morita Y. Naturally occurring of nitrite and nitrate existing in various raw and processed food. J Food Hyg Soc Japan，1993，34，294.

［56］《食品安全性毒理学评价程序》GB 15193.1—2003.

［57］ 朱蓓蕾. 动物毒理学. 上海：上海科技出版社，1989.

［58］ 沈建忠. 动物毒理学：动物医学专业用. 北京：中国农业出版社，2002.